Kohlhammer

Der Herausgeber

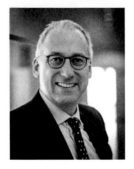

Prof. Dr. med. Christian G. Bien ist Facharzt für Neurologie und Direktor der Universitätsklinik für Epileptologie, Krankenhaus Mara, am Epilepsie-Zentrum Bethel in Bielefeld sowie W3-Professor für Epileptologie an der Medizinischen Fakultät der Universität Bielefeld.

Er erfuhr seine neurologische und epileptologische Weiterbildung am Nervenzentrum des Universitätsklinikums Bonn, wo er sich auch habilitierte. Seine wissenschaftlichen Schwerpunkte liegen bei den Autoimmun-Enzephalitiden, der prächirurgischen Epilepsiediagnostik und chirurgischen Epilepsietherapie sowie der kognitiven Neurowissenschaft im Kontext der Epileptologie.

Christian G. Bien (Hrsg.)

Allgemeine Epileptologie

Das Bethel-Praxisbuch

Verlag W. Kohlhammer

1. Auflage 2021

Alle Rechte vorbehalten
© W. Kohlhammer GmbH, Stuttgart
Gesamtherstellung: W. Kohlhammer GmbH, Stuttgart

Print:
ISBN 978-3-17-035074-8

E-Book-Formate:
pdf: ISBN 978-3-17-035075-5
epub: ISBN 978-3-17-035076-2
mobi: ISBN 978-3-17-035077-9

Autorenverzeichnis

Prof. Dr. med. Christian G. Bien
Direktor
Krankenhaus Mara
Maraweg 17–21
33617 Bielefeld
christian.bien@mara.de

Dr. med. Christian Brandt
Leitender Abteilungsarzt
Krankenhaus Mara
Maraweg 17–21
33617 Bielefeld
christian.brandt@mara.de

Ingrid Coban, M.A.
Dipl. Sozialarbeiterin/Sozialpädagogin, Klinische Sozialarbeiterin
Leiterin der Sozialtherapeutischen Dienste
Krankenhaus Mara
Maraweg 17–21
33617 Bielefeld
ingrid.coban@mara.de

PD Dr. med. Susanne Fauser
Oberärztin, Leiterin der prächirurgischen Diagnostik für Erwachsene
Krankenhaus Mara
Maraweg 17–21
33617 Bielefeld
susanne.fauser@mara.de

Dr. med. Matthias Hoppe
Leitender Abteilungsarzt
Krankenhaus Mara
Maraweg 17–21
33617 Bielefeld
matthias.hoppe@mara.de

Dr. Kirsten Labudda, Dipl-Psych.
Leitende Psychotherapeutin
Klinik für Seelische Gesundheit und Präventivmedizin
Evangelische Klinken Gelsenkirchen
Munckelstraße 27
45879 Gelsenkirchen
labudda@evk-ge.de

Dr. med. Birgitt Müffelmann
Leitende Oberärztin
Krankenhaus Mara
Maraweg 17–21
33617 Bielefeld
birgitt.mueffelmann@mara.de

Dr. med. Reinhard Schulz
ehem. Leitender Oberarzt
Bethelweg 56
33617 Bielefeld
rsh@netic.de

Dr. med. Ulrich Specht
Leitender Arzt
Krankenhaus Mara
Maraweg 17–21
33617 Bielefeld.
ulrich.specht@mara.de

Nadine Vietmeier, M. Sc.
Psychologische Psychotherapeutin
Artur-Ladebeck-Str. 4 (Hinterhaus)
33602 Bielefeld
nadine.vietmeier@uni-bielefeld.de

Dr. med. Friedrich G. Wörmann
Leitender Abteilungsarzt
Krankenhaus Mara
Maraweg 17-21
33617 Bielefeld
friedrich.woermann@mara.de

Inhalt

Vorwort

Christian G. Bien

Dieses Epilepsie-Praxisbuch stammt aus Bethel. Bethel, eine diakonische Stiftung, wurde 1867 durch die Innere Mission der Evangelischen Kirche als »Heil- und Pfleganstalt für Epileptische« vor den Toren Bielefelds gegründet. Längst sind die *von Bodelschwinghschen Stiftungen* ein prägender Teil dieser Stadt geworden, und »Bethel« bezeichnet sowohl die Stiftung als auch die Ortschaft, quasi einen Stadtteil Bielefelds. Die Stiftung hat sich inzwischen über die Stadtgrenzen hinaus ausgedehnt und ist in acht Bundesländern für Menschen tätig, die auf Hilfe, Unterstützung oder Assistenz angewiesen sind. Die Betreuung epilepsiekranker Menschen war der Gründungsgedanke Bethels, und sie ist bis heute ein Schwerpunkt seiner Arbeit. Anfangs folgte man einem theologisch-rehabilitativem Ansatz, später traten die Möglichkeiten der wissenschaftlichen Medizin hinzu. Die Errichtung des Epilepsie-Krankenhauses »Mara« in den Jahren 1931/32 trug dieser Entwicklung Rechnung. Heute sprechen wir vom Epilepsie-Zentrum Bethel, das die klinische Epileptologie, aber auch die Rehabilitation, Ausbildung und Seelsorge für epilepsiekranke Menschen umfasst. Viele sehen das Krankenhaus Mara, die Klinik für Epileptologie, als ein Gravitationszentrum der Epilepsiearbeit in Bethel. Hier betreuen verschiedene Berufsgruppen auf Augenhöhe und mit ihren spezifischen Kompetenzen die Patienten. Mara bietet die klinische Epileptologie in ihrer ganzen Breite aus einer Hand: die konservative Epileptologie, die prächirurgische Diagnostik und Epilepsiechirurgie (seit 1991), die Kinderepileptologie (seit 1978 als eigener Bereich), die Behandlung junger Erwachsener (seit 1985), die Psychotherapie für Anfallskranke (seit 1990), die Behandlung mehrfach behinderter Menschen mit Epilepsie sowie die medizinische und berufliche Rehabilitation (seit 1997). Das Krankenhaus Mara ist seit 2020 Universitätsklinik für Epileptologie im Universitätsklinikum Ostwestfalen-Lippe der Universität Bielefeld. In Mara sind ein einzigartiges Erfahrungswissen und ein besonderes Gespür für Epilepsien entstanden. »Epilepsie verstehen« ist kein bloßer Werbeslogan, sondern echter Anspruch: Er drückt unser Bestreben aus, die Bedeutung der Epilepsie für den einzelnen Patienten zu erfassen und zugleich die Ursachen und Bedingungen ihrer Entstehung zu begreifen. In diesem Buch wollen wir den Versuch machen, unsere Erfahrungen und unsere Kenntnisse auf dem Gebiet der »Allgemeinen Epileptologie« weiterzugeben. Gemeint ist der nichtchirurgische Teil der Erwachsenen-Epileptologie. Das Buch ist von Angehörigen verschiedener Berufsgruppen verfasst, die aktuell oder bis vor kurzem in Mara in Medizin, Psychologie oder Sozialdienst tätig waren. Es will eine Lücke zwischen Lehrbüchern und Leitlinien schließen. Lehrbücher bieten gesicherte Fakten, aber keine Handlungsempfehlung. Leitlinien liefern durch Daten abgesicherte Handlungsempfehlungen, sind aber lückenhaft, da es nicht für alle klinischen Situationen Studiendaten gibt. Auch gelten Leitlinien oft nicht für besondere Patientengruppen (z. B. alte oder behinderte Menschen, obwohl in beiden Gruppen Epilepsien besonders häufig vorkommen). Manche Themen entziehen sich weithin üblichen wissenschaftlichen Studienansätzen und sind doch im Alltag relevant (z. B. die Nutzung der Medikamentenspiegel). Viele nützliche Standards entstehen – wie in anderen Fachgebieten der Medizin auch – durch Erfahrung und häufige Übung, ohne dass sie in »PubMed«, einem Lehrbuch oder einer Leitliniensammlung zu finden wären. Anderes wiederum erschließt sich erst bei einer breiten Kenntnis der Literatur aus mehreren Jahrzehnten (z. B. beim Thema »erster Anfall«). Solche Einsichten und Handlungsempfehlungen aus unserer täglichen Arbeit wollen wir in diesem ersten »Bethel-Praxisbuch« vorlegen.

1 Erster unprovozierter epileptischer Anfall[1]

Christian G. Bien und Ulrich Specht

Fallbeispiel 1.1

Ein 57-jähriger Vertriebsleiter erlitt einen erstmaligen unprovozierten tonisch-klonischen Anfall von ca. drei Minuten Dauer ohne beobachteten oder erinnerten fokalen Beginn. Es dauerte 20 Minuten, bevor der Patient kognitiv wiederhergestellt war. Während das postiktuale EEG frei von epilepsietypischer Aktivität war, zeigten die cerebrale Computertomografie (cCT) und die Magnetresonanztomografie (MRT) eine rechts frontal kortikale Läsion, die kein Kontrastmittel aufnahm. Die neuroradiologische Diagnose lautete »Rindenastrozytom« (► Abb. 1.1).

Die erstbehandelnde Klinik dosierte zur Senkung des durch den Tumor erhöhten Anfallsrisikos Levetiracetam 1.000 mg/d ein. Eine Resektion des Tumors (um eine Histologie zur besseren Prognoseabschätzung zu erhalten, um das Tumorvolumen zu verkleinern und das Anfallsrezidivrisiko zu senken, also neurochirurgisch-epileptologische »Mischindikation«) lehnte der Patient ab. Wegen der besonderen beruflichen Problematik – zentraler Anteil seiner beruflichen Tätigkeit war das Autofahren – nahm der Patient das Angebot einer epilepsiespezifischen Rehabilitation in Bethel an. Hier wurde wegen der langen postiktualen Umdämmerung Gefährdungskategorie D nach den berufsgenossenschaftlichen Beurteilungsleitlinien festgestellt. Das Reha-Team stellte fest, dass angesichts des erhöhten Rezidivrisikos durch den Tumor für mindestens ein Jahr nach dem Anfall keine Fahreignung bestand und schlug verschiedene Alternativen zum Autofahren vor (Fahrassistenz, Innendienst, Bahnfahren, vorgezogener Ruhestand, und andersartige berufliche Nebentätigkeit). Er wurde wegen der fehlenden Fahreignung arbeitsunfähig entlassen.

Der Patient trat in den Vorruhestand und übernahm eine Dozententätigkeit. Er kam einmal jährlich in die epileptologische Sprechstunde. Unter fortgesetzter Levetiracetamtherapie mit durch Blutspiegelkontrollen belegter guter Adhärenz kam es vier Jahre später zu einem zweiten tonisch-klonischen Anfall. Das EEG blieb bei mehreren Wiederholungen unauffällig. Der Tumor wuchs nicht weiter. Die jüngste Verlaufsuntersuchung fand sieben Jahre nach dem ersten Anfall statt. Der Patient war beschwerdefrei und mit seiner sozialen und medizinischen Situation zufrieden.

---

1 Dieses Kapitel beruht zu großen Teilen auf folgender Publikation: Specht U, Bien CG (2018) Erster epileptischer Anfall im erwerbsfähigen Alter: Prognose-adaptiertes Management. Akt Neurol 45, 737–748.

Abb. 1.1:
(A) axiale Computerto-
mogramm; der Tumor
im rechten Frontallap-
pen ist mit einem Pfeil
markiert; (B) koronare
Magnetresonanztomo-
grafie (MRT), Sequenz:
Fluid-attenuated inver-
sion recovery (FLAIR);
(C) axiale
T1-gewichtete MRT
mit Kontrastmittel (der
Tumor nimmt kein
Kontrastmittel auf);
(D) axiale FLAIR-MRT

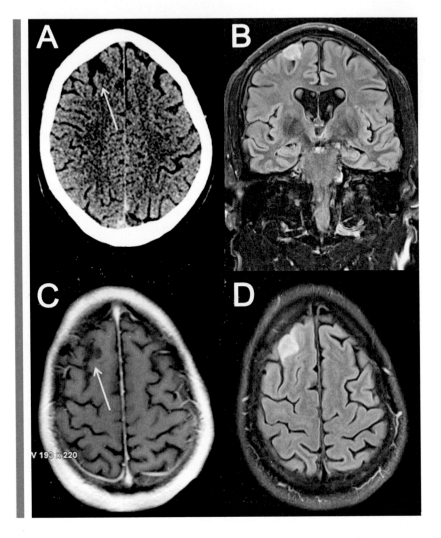

1.1   Diagnostisches Vorgehen nach dem ersten Anfall

Nach einem ersten Anfall sind nach Bast et al. (2017) die in Abbildung 1.2 dargestellten Fragen zu beantworten. Die in Tabelle 1.1 genannten Unter-suchungen beantworten diese.

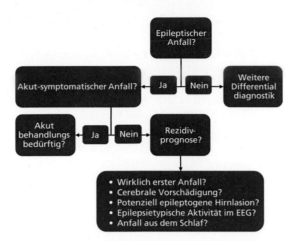

Abb. 1.2:
Fragen, die nach einem erstmaligen Anfall zu beantworten sind (Specht und Bien 2018, © Georg Thieme Verlag KG)

Tab. 1.1:
Checkliste Basisdiagnostik erster Anfall

Thema	Fragen, Untersuchungen

Anfallsanamnese	• fokale Anfallszeichen:
	  – zu Beginn: Aura? fokal-motorischer Beginn?
	  – postiktual: Parese? Aphasie?
	• Anfall aus dem Schlaf?
	• Überzeugender Provokationsfaktor?
	• Cerebrale Vorschädigung bekannt?
	• unmittelbar vorausgehende »kleine« Anfälle (Absencen, myoklonische oder psychomotorische Anfälle)?
	(Frühere Anfälle bedeuten die Diagnose einer Epilepsie.)

körperliche Untersuchung	• (lateraler) Zungenbiss? Einnässen? petechiale Blutungen periorbital/Gesicht? • fokal-neurologische Abweichungen (postiktual; als Hinweis auf ggf. zurückliegende cerebrale Schädigung)
EEG	• ideal: innerhalb von 72 Stunden postiktual • Fotostimulation und Hyperventilation • ggf. wiederholte Ableitungen +/- Schlafentzug.
MRT	• in Standard-Orientierung: T1 sagittal, T2-TSE axial, FLAIR axial & koronar, T1 koronar • Orientierung temporal anguliert: T2-TSE koronar. • nicht erforderlich: 3-Tesla-Technik
Labor (zum ggf. Nachweis einer akut-symptomatischen Anfallsgenese)	• Basislabor (inkl. Glucose, Elektrolyte, Harnstoff/Kreatinin) • Toxikologie nur bei entsprechendem Verdacht (z. B. Kokain, andere Stimulantien) • Lumbalpunktion: bei Hinweisen auf eine Enzephalitis • im *Verlauf* nach 24–48 Std: Kreatinkinase (CK): Erhöhung bis >1.000 U/l

Oft kann bereits nach der Anfallsbeschreibung und körperlichen Untersuchung ein epileptischer Anfall diagnostiziert werden. Eine Hirnbildgebung (akut cCT, im Intervall MRT) und (ggf. mehrere) EEG sind ergänzend immer erforderlich. Die kraniale Bildgebung dient einerseits zur Erkennung behandlungsbedürftiger Ursachen eines akut-symptomatischen Anfalls (z. B. Sinusvenenthrombose), wozu in der Regel eine CT ausreicht. Andererseits trägt die Bildgebung zur Abschätzung der Wahrscheinlichkeit eines Rezidivanfalls mit seinen weitreichenden sozialen Konsequenzen bei (Krumholz et al. 2007; Krumholz et al. 2015). Hierfür ist die sensitivere MRT besser geeignet. Sie wird von der DGN-Leitlinie in ≤ 4 mm dicken Schichten in Standardangulierung (soweit nicht anders angegeben) mit den folgenden Sequenzen empfohlen (Bast et al. 2017):

- T1 sagittal und koronar
- T2 axial und koronar (Letztere temporal anguliert)
- FLAIR axial und koronar

Die Ausbeute an epilepsietypischer Aktivität steigt, wenn das EEG innerhalb von 72 Stunden nach einem ersten unprovozierten Anfall abgeleitet wird (Debicki 2017) oder der Patient in Leichtschlaf fällt (Hoppe et al. 2007a). Das vielfach geübte Vorgehen, hierzu einen vorherigen Schlafentzug zu verordnen, birgt das Risiko einer Anfallsprovokation und ist daher nur bei negativem Routine-EEG inklusive Schlafaufzeichnung vertretbar (Bast et al. 2017). Nach mehr als vier Routine-EEGs ohne epilepsietypische Potentiale ist die Chance, mit einer weiteren Routine-Ableitung epilepsietypische Potentiale zu erfassen, nur noch gering (Debicki 2017).

Differentialdiagnosen

Zwei häufige Differenzialdiagnosen: Synkope und psychogener nichtepileptischer Anfall

Die Merkmale der beiden wichtigsten Differenzialdiagnosen (Synkope und psychogener nichtepileptischer Anfall) sind in Tabelle 1.2 aufgelistet. Bei diagnostischer Unsicherheit hinsichtlich der Einordnung des ersten Anfallsereignisses sollte eine Vorstellung in einer spezialisierten Einrichtung erfolgen (Bast et al. 2017).

Tab. 1.2: Checkliste bezüglich der beiden wichtigsten Differenzialdiagnosen epileptischer Anfälle

Die drei wesentlichen anamnestisch erhebbaren Merkmale …	
psychogener nichtepileptischer Anfälle	**(neurokardiogener) Synkopen**
fluktuierende Symptomatik, von außen modifizierbar	häufige Prodromi (unsystematischer Schwindel, Blässe, »die Sinne schwinden«)
geschlossene Augen	oft Auslöser: langes Stehen, Schmerz, Ekel u. a.
Dauer >10 Minuten	rasche Reorientierung (<30 Sekunden)

1.2 Entscheidung über antiepileptische Pharmakotherapie

1.2.1 Gespräch mit dem Patienten

Die Vermittlung der Diagnose »epileptischer Anfall« ist von zentraler Bedeutung für die medizinische und soziale Prognose. Der Patient sollte verstanden haben,

- dass der Anfall Folge einer pathologischen neuralen Erregbarkeit war.
- dass dabei (laienhaft oft als Erklärung angeführte) psychosomatische Faktoren (»Stress«) allenfalls nachrangigen Einfluss hatten.
- dass grundsätzlich ein gegenüber der Allgemeinbevölkerung erhöhtes Rezidivrisiko besteht, dessen Höhe von der Ätiologie des Anfalles und der Befundkonstellation abhängt.

Bei einem unprovozierten Anfall sollte mit dem Patienten besprochen werden, welche Argumente – einschließlich persönlicher Präferenzen – für oder gegen eine Medikation sprechen (▶ Kasten 1.1). Eine Pharmakotherapie ist die einzige wissenschaftlich belegte Maßnahme, die das Rezidivrisiko senken kann (Wiebe et al. 2008). Über die ersten zwei Jahre hinweg beträgt diese Senkung 7 %. Mit anderen Worten: Man muss 14 Patienten nach einem ersten Anfall behandeln, um einen von ihnen zusätzlich vor einem Rezidiv zu bewahren. Die Effizienz einer Pharmakotherapie nimmt mit der Anzahl risikoerhöhender Befunde zu: zerebrale Vorschädigung, epilepsietypische Aktivität, potenziell epileptogene Läsion (Bonnett et al. 2014; Kim et al. 2006), ▶ Abb. 1.3 E und F, ▶ Hintergrundinformationen 1). Bei niedrigem Rezidivrisiko lässt sich kein Effekt einer antiepileptischen Therapie belegen, wohl aber bei höherem Risiko (Kim et al. 2006). Anfallsfreie Mindestfristen in Bezug auf berufliche Eignung und Fahreignung können durch eine antiepileptische Medikation verkürzt werden (▶ Kasten 1.1, ▶ Tab. 1.3, Bundesanstalt für Straßenwesen 2019, Deutsche Gesetzliche Unfallversicherung e. V. (DGUV) (Hrsg.) 2015). Man sollte dem Patienten für den Akzeptanz- und ggf. Entscheidungsprozess bezüglich einer medikamentösen Therapie Zeit geben (stationär: z. B. bis zum Folgetag; Praxis: Wiedervorstellungstermin vereinbaren).

> *Entscheidung über antiepileptische Behandlung zusammen mit dem Patienten treffen.*

> *Pharmakotherapie ist die einzige Maßnahme, um das Rezidivrisiko nach unprovoziertem Anfall zu mindern.*

- Merkmale/Merkmalskombinationen für ein erhöhtes Rezidivrisiko
  - epilepsietypische Aktivität im EEG
  - potenziell epileptogene Läsion
  - fokale Anfallssemiologie
  - Anfall aus dem Schlaf
- Alter
- Gute Prognose auf Anfallsfreiheit unter Antiepileptika

> *Kasten 1.1:
> Argumente zugunsten einer antiepileptischen Pharmakotherapie*

- Berufliche Risiken (z. B. zur Verkürzung von anfallsfreien Wartefristen)
- Notwendigkeit Auto zu fahren
- Gefährdung im Falle anfallsbedingter Stürze (z. B. Osteoporose, Marcumarisierung)
- persönliche Präferenz (z. B. Stigmatisierungsbefürchtungen beruflich/ privat)
- kein aussichtsreicher Ansatz für nichtmedikamentöse Maßnahmen (z. B. Lebensstil-Änderung wie Vermeidung von drastischem Schlafmangel)

1.2.2 Auswahl des ersten Antiepileptikums

Auswahl des ersten Medikaments von nachrangiger Wichtigkeit

Die Frage nach der geeigneten antiepileptischen Substanz ist – angesichts weitgehend fehlender Wirksamkeitsunterschiede – zweitrangig im Vergleich zu einer sorgfältigen und tragfähigen Entscheidung des Patienten für oder gegen eine antiepileptische Medikation, zumal dieser die Substanzauswahl meist dem Arzt überlassen wird. Unsere Empfehlungen sind Lamotrigin (erste Zieldosis: 300 mg/d, langsame Aufdosierung, siehe Fachinformation), Levetiracetam (1.000 mg/d, in einer Woche aufzudosieren) oder Lacosamid (300 mg/d, in wenigen Tagen aufzudosieren) bei Hinweisen für eine fokale Iktogenese und Valproinsäure (1.000 mg/d, in wenigen Tagen aufzudosieren), Lamotrigin oder Levetiracetam (wie zuvor) bei Hinweisen auf einen generalisierten Anfallsbeginn.

Tab. 1.3: Fahreignungsleitlinien und berufliche Leitlinien nach erstem epileptischem Anfall (vereinfachte Darstellung, zu Einzelheiten siehe Bundesanstalt für Straßenwesen 2019; Deutsche Gesetzliche Unfallversicherung e.V. (DGUV) (Hrsg.) 2015)

Fahreignung für Kfz	Gruppe 2	Gruppe 1	Nicht relevant für Kfz-Leitlinien	Nicht relevant für Kfz-Leitlinien
Berufliche Eignung: Schwere des Verletzungsrisikos bzw. der Fremdgefährdung im Falle eines Rezidivanfalles	**hohes Risiko** Beispiele: • Tätigkeiten in >3m Höhe mit Absturzgefahr • Tätigkeiten mit explosiven Stoffen	**mittleres Risiko** Beispiele: • Tätigkeiten bis 3 m Höhe • Alleinarbeit mit Kindern ≥3 J.	**leichtes Risiko** Beispiele: • Tätigkeiten mit kleinen Handwerkzeugen • Alleinarbeit mit Erwachsenen	**kein relevantes Risiko** Beispiele: • Einfache Montagetätigkeiten, Büro, Verkauf
Anfallsfreie Mindestfrist bei... provoziertem Anfall mit vermeidbarem Provokationsfaktor	6 Monate (ohne AED)	3 Monate	keine	keine
unprovoziertem Anfall *ohne* Hinweise für eine beginnende Epilepsie	2 Jahre (ohne AED)	6 Monate	3 Monate	keine
unprovoziertem Anfall *mit* Hinweisen für eine beginnende Epilepsie	5 Jahre (ohne AED)	• Fahreignung: keine Regelung • Beruf: ein Jahr*	6 Monate	keine

* kann bei Beginn einer Therapie mit Antiepileptika ggf. verkürzt werden.

1.3 Sozialmedizinische und rehabilitative Aspekte

1.3.1 Rehabilitation nach erstem Anfall

Option Epilepsie-Reha

Patienten mit erstem epileptischem Anfall haben ein relevantes Risiko einer nachteiligen sozialen Entwicklung. Bestehen berufliche Schwierigkeiten (drohender Arbeitsplatzverlust, fehlende berufliche Eignung, z. B. bei einem LKW-Fahrer), sollte die Indikation zu einer speziellen medizinischen Rehabilitation für Anfallskranke geprüft werden, insbesondere bei

- ausgeprägten emotionalen Belastungen (z. B. anfallsbezogenen Ängsten, Stigmatisierungserleben)
- Klagen über kognitive Einbußen
- bleibenden Zweifeln des Patienten an der Diagnose
- hohem Informationsbedürfnis

Die entsprechenden Leitlinien der Deutschen Rentenversicherung beschränken medizinische Rehabilitation explizit nicht auf Patienten mit chronifiziertem oder therapieschwierigem Epilepsieverlauf (Deutsche Rentenversicherung 2010).

1.4 Weiterführende ambulante neurologische Betreuung

Ist die Entscheidung zur antikonvulsiven Pharmakotherapie gefallen, beginnt eine langfristige Behandlungsbeziehung zwischen ambulant tätigem Neurologen und dem Betroffenen. Drei große Themenfelder prägen die in der Regel initial halbjährlichen, später weiter auseinanderliegenden Kontakte:

Monitoring der Verträglichkeit

Bei den Natriumkanalblockern sind motorische Nebenwirkungen bei höheren Blutspiegeln möglich, die man durch Prüfung von Halte- und Intentionstremor sowie der Augenfolgebewegungen (sakkadiert? Blickrichtungsnystagmus?) erfasst. Bei anderen Antikonvulsiva sind psychische und kognitive Nebenwirkungen wahrscheinlicher, die durch Erhebung des psychopathologischen Befundes mithilfe kurzer Inventare (z. B. NDDI-E (Brandt et al. 2014), GAD-7 (Löwe et al. 2008)) und Bedside-Testungen (z. B. »EpiTrack«[2]), in Einzelfällen auch eingehendere psychiatrische oder neuro-

---

2 Zu beziehen über Fa. Eisai, Frankfurt Deutschland.

psychologische Untersuchungen erfasst werden. Nicht selten sind allerdings in der Klientel der Neuerkrankten Klagen über »kognitive« Beeinträchtigungen (Konzentration, Gedächtnis etc.) auf emotionale Belastungen zurückzuführen (Velissaris et al. 2009). Regelmäßige Laborkontrollen werden nicht empfohlen; sie sollten bei klinischen Hinweisen auf eine Nebenwirkung erfolgen (z. B. Anfallszunahme oder Übelkeit als mögliche Zeichen einer Hyponatriämie) (Zaccara et al. 2007). Bei jungen Frauen sind die Besonderheiten bei Verhütung, Schwangerschaftsplanung und Schwangerschaft zu beachten (Müffelmann und Bien 2016).

Monitoring der Wirksamkeit

Da das Ausbleiben von Anfällen der einzige Parameter ist, der die Wirksamkeit einer antiepileptischen Therapie widerspiegelt, ist die möglichst zuverlässige Erfassung von Anfällen von zentraler Bedeutung. Viele Patienten registrieren symptomarme Anfälle mit Bewusstseinsstörung (z. B. Absencen, fokale Anfälle mit Automatismen) selber nicht, seltener auch tonisch-klonische Anfälle nicht (Hoppe et al. 2007b). Daher muss eigen- und fremdanamnestisch gezielt auch nach indirekten Anfallshinweisen (z. B. Zungenbiss-Verletzung, Einnässen, anderweitig nicht erklärbare Abgeschlagenheit) gefahndet werden. In Einzelfällen kann man auch mit dem Patienten verabreden, nach einem mutmaßlichen Anfall ein postiktuales EEG ableiten zu lassen und/oder nach 24–48 Stunden einen CK-Wert bestimmen zu lassen (Brigo et al. 2015). Gelegentlich wird auch in einem routinemäßig durchgeführten EEG ein Anfall aufgezeichnet, den der Patient und seine Angehörigen bislang nicht wahrgenommen oder fehlgedeutet haben.

Adhärenz

Gerade bei Patienten, bei denen eine antiepileptische Therapie neu begonnen wurde, sowie bei langen Verläufen ohne Anfallsrezidiv ist die Einnahmetreue bedroht (Specht 2008). Daher ist die Sicherung der Adhärenz zum vereinbarten Therapieregime die vielleicht wichtigste Aufgabe der Begleitung von Patienten nach erstmaligem Anfall. Blutspiegelkontrollen morgens vor Tabletteneinnahme unterstützen die Bearbeitung dieses Themas. Informativer, weniger kränkend und wirksamer als die Frage, ob regelmäßig eingenommen wird, ist die Erkundigung, *wie* der Patient seine Tabletten einnimmt. Die beste Kontrolle hat er mit Verwendung eines Medikamentendosierers (Wochenbox). Beim Gespräch über diese Einnahmehilfe erläutern wir auch unser Prinzip, vergessene Dosen nachzunehmen. Dies steht zwar im Gegensatz zu den Empfehlungen in den Packungsbeilagen vieler Antiepileptika und kann im Einzelfall zu vorübergehenden Nebenwirkungen führen, sichert aber einen ausreichend hohen Blutspiegel (May et al. 2018). Wir thematisieren auch regelmäßig den Vorteil einer Blutspiegeluntersuchung kurz nach einem Rezidivanfall, um einen Spiegelabfall als

Sicherung der Adhärenz: gerade bei langen Verläufen ohne Anfall eine besondere Herausforderung

möglichen ursächlichen Faktor von einer unzureichenden Wirksamkeit des Antiepileptikums unterscheiden zu können (Specht 2008).[3]

1.5 Zusammenfassung

- Nach einem ersten Anfall ist zunächst der Ausschluss oder Nachweis (und ggf. spezifische Behandlung) einer akut-symptomatischen Ursache vordringlich. Wenn es sich um einen unprovozierten Anfall handelt, ist die Abschätzung der individuellen Prognose wichtig, nicht so sehr, ob die Diagnose »Epilepsie« lautet oder nicht.
- Die Rezidivwahrscheinlichkeit wird erhöht durch
  - mehr als einen vorangehenden Anfall
  - epilepsietypische Aktivität im EEG
  - potenziell epileptogene Hirnläsion in der Bildgebung
  - Auftreten des Anfalles aus dem Schlaf
- Die Entscheidung für oder gegen eine antiepileptische Therapie wird gemeinsam mit dem Patienten unter Berücksichtigung seines persönlichen Rezidivrisikos und seiner persönlichen Präferenz getroffen.
- Die Auswahl des Antiepileptikums innerhalb der für fokale oder generalisierte Anfälle empfehlenswerten Substanzen ist nachrangig.
- Entscheidend für die Adhärenz des Patienten ist ein tragfähiges Therapiebündnis, das durch Verlaufsuntersuchungen erneuert und gesichert wird.

Hintergrundinformationen 1
Rezidivrisiko

Akut-symptomatischer vs. unprovozierter Anfall:
unterschiedliche Wiederholungsrisiken

Ein erster epileptischer Anfall zum Zeitpunkt einer als Ursache plausiblen, klar identifizierbaren systemischen gesundheitlichen Störung (z. B. Intoxikation) oder im engen zeitlichen Zusammenhang mit einer akuten cerebralen Schädigung (i. d. R. innerhalb von sieben Tagen; z. B. intracerebrale Blutung) wird »akut-symptomatisch« genannt (obsoleter Begriff: »Gelegenheitsanfall«) (Beghi et al. 2010). Ein akut-symptomatischer Anfall hat ein viel geringeres Wiederholungsri-

---

3 Das Merkblatt für Patienten »Serumspiegeluntersuchung nach Anfallsrezidiv« kann bei der Deutschen Gesellschaft für Epileptologie bezogen werden (E-Mail: office@dgfe.de, Service-Telefon: 0700-13141300).

siko als ein unprovozierter Anfall (Berg und Shinnar 1991; Hesdorffer et al. 2009, ▶ Abb. 3A).

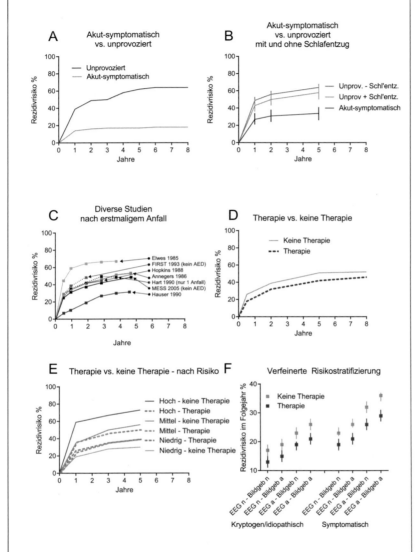

Abb. 1.3: Wiederholungsrisiko epileptischer Anfälle. Hier werden die Kernergebnisse klassischer Studien vereinfacht und schematisiert dargestellt. (A) (Hesdorffer et al. 2009); (B) (Lawn et al. 2014); (C) (Berg und Shinnar 1991); (D) (Marson et al. 2005); (E) (Kim et al. 2006) – normales EEG, keine bestehende neurologische Erkrankung; mittleres Risiko: epileptiforme EEG-Aktivität oder neurologische Erkrankung; hohes Risiko: epileptiforme EEG-Aktivität und neurologische Erkrankung ; (F) (Bonnett et al. 2014) – hier ist das Risiko eines Rezidivs in den folgenden zwölf Monaten dargestellt für Patienten, die nach dem ersten Anfall für ein halbes Jahr anfallsfrei verblieben sind, Bildgeb = kraniale Bildgebung; n = normal, a = abnormal (Specht und Bien 2018, © Georg Thieme Verlag KG).

Fehlt eine akut-symptomatische Ursache, handelt es sich um einen unprovozierten Anfall. Entgegen einer verbreiteten Ansicht sind hierzu auch Anfälle nach »Stress« oder Schlafentzug (Lawn et al. 2014, ▶ Abb. 1.3B) zu zählen. Bei etwa 40 % aller Patienten mit einem ersten unprovozierten Anfall tritt innerhalb von zwei bis vier Jahren ein Anfallsrezidiv auf, ca. zwei Drittel davon im ersten Jahr (▶ Abb. 1.3C). Die Unterschiede zwischen den Studien sind vornehmlich methodisch begründet (Pohlmann-Eden et al. 1994).

Erster unprovozierter Anfall: Einflussfaktoren auf das Rezidivrisiko

Eine Pharmako-
therapie senkt das
Rückfallrisiko nach
erstmaligem Anfall –
je höher die
Wiederholungswahr-
scheinlichtkeit, desto
deutlicher.

Lässt sich ein früherer – auch symptomärmerer – unprovozierter Anfall im Abstand von mindestens 24 Stunden eruieren, liegt eine Epilepsie vor mit einem Rezidivrisiko $> 60\%$ in vier Jahren (Fisher et al. 2014; Hauser et al. 1998). Nach einmaligem unprovozierten Anfall senkt eine antiepileptische Therapie das Risiko eines Rezidivanfalls (▶ Abb. 1.3D). Epilepsietypische Aktivität im EEG, eine potenziell epileptogene Läsion oder Hinweise auf eine zurückliegende Hirnschädigung erhöhen (ebenso wie das Auftreten des Anfalles aus dem Schlaf) das Wiederholungsrisiko, wobei sich mehrere pathologische Befunde additiv auswirken (Bonnett et al. 2014; Bonnett et al. 2010, ▶ Abb. 1.3E und F). Die epidemiologisch relevante Dichotomie »einmaliger unprovozierter Anfall« vs. »Epilepsie« ist klinisch weniger hilfreich. Bei den oben genannten Risikokonstellationen kann das Rezidivrisiko auch nach einem einmaligen Anfall hoch sein und durch eine Medikation reduziert werden. Eine Risikoreduktion ist bei mittlerem und hohem Risiko nach der MESS-Studie gegeben (Kim et al. 2006, ▶ Abb. 1.3E); ähnliche Ergebnisse erzielte eine Metaanalyse (Bonnett et al. 2014, ▶ Abb. 1.3F).

Auswahl des ersten Medikaments

Die Frage nach den zu bevorzugenden Substanzen bei neu diagnostizierten Epilepsien ist von verschiedenen Gruppen unterschiedlich beantwortet worden. Grund hierfür sind die unterschiedlichen Bewertungskriterien. Eine Metaanalyse sieht bei fokalen Anfällen Lamotrigin, Carbamazepin und Oxcarbazepin in Führung (Tudur Smith et al. 2007). Demgegenüber folgte aus einer US-amerikanischen Metaananalyse hochwertiger Studiendaten bei fokalen Anfällen eine Klasse-A-Empfehlung für Phenytoin, Carbamazepin, Zonisamid und Levetiracetam (Glauser et al. 2006). Das britische National Institute for Health and Care Excellence (NICE) empfiehlt auf Grund klinischer und ökonomischer Aspekte bei fokalen Anfällen Carbamazepin oder Lamotrigin; wenn diese intolerabel oder ineffektiv sind, Levetiracetam, Oxcarbazepin, Valproinsäure (NICE 2012). Die deutsche Leitlinie schließlich orientiert sich bei fokalen Anfällen an einer Studie unter realistischen Alltagsbedingungen (Marson et al. 2007) und hebt pharmakokinetische Aspekte hervor. Damit gelangt sie zu einer Empfehlung von Levetiracetam und Lamotrigin (Bast et al. 2017).

Dieser Überblick belegt, dass es keine eindeutige Antwort auf die Frage nach dem »besten ersten Medikament« gibt, sodass individuelle Vorlieben und spezifische Patienteneigenschaften die Auswahl bestimmen können.

Literatur

Annegers JF, Shirts SB, Hauser WA, Kurland LT (1986) Risk of recurrence after an initial unprovoked seizure. Epilepsia 27(1), 43-50.

Bast T, Bauer J, Berkenfeld R, Elger CE, Hamer H, Malter M, Mayer T, von Podewils F, Runge U, Schmidt D, Steinhoff B, Baumgartner C, von Oertzen TJ, Krämer G, Seeck M, Beyenburg S, Vatter H (2017) Erster epileptischer Anfall und Epilepsien im Erwachsenenalter. Akt Neurol 44, 603-636.

Beghi E, Carpio A, Forsgren L, Hesdorffer DC, Malmgren K, Sander JW, Tomson T, Hauser WA (2010) Recommendation for a definition of acute symptomatic seizure. Epilepsia 51(4), 671-675.

Berg AT, Shinnar S (1991) The risk of seizure recurrence following a first unprovoked seizure: a quantitative review. Neurology 41(7), 965-972.

Bonnett LJ, Marson AG, Johnson A, Kim L, Sander JW, Lawn N, Beghi E, Leone M, Smith CT (2014) External validation of a prognostic model for seizure recurrence following a first unprovoked seizure and implications for driving. PLoS One 9(6), e99063.

Bonnett LJ, Tudur-Smith C, Williamson PR, Marson AG (2010) Risk of recurrence after a first seizure and implications for driving: further analysis of the Multicentre study of early Epilepsy and Single Seizures. BMJ 341, c6477.

Brandt C, Labudda K, Illies D, Schondienst M, May TW (2014) Schnelle Erkennung einer depressiven Storung bei Menschen mit Epilepsie: Validierung einer deutschsprachigen Version des NDDI-E. Nervenarzt 85, 1151-1155.

Brigo F, Igwe SC, Erro R, Bongiovanni LG, Marangi A, Nardone R, Tinazzi M, Trinka E (2015) Postictal serum creatine kinase for the differential diagnosis of epileptic seizures and psychogenic non-epileptic seizures: a systematic review. J Neurol 262 (2), 251-257.

Bundesanstalt für Straßenwesen (2019) Begutachtungs-Leitlinien zur Kraftfahreignung, Berichte der Bundesanstalt für Straßenwesen, Reihe »Mensch und Sicherheit« Heft M 115 (https://www.bast.de/BASt_2017/DE/Verkehrssicherheit/Fachthemen/U1-BLL/Begutachtungsleitlinien.html, Zugriff am 10.03.2020). Bergisch Gladbach: Bundesanstalt für Straßenwesen.

Debicki DB (2017) Electroencephalography after a single unprovoked seizure. Seizure 49, 69-73.

Deutsche Gesetzliche Unfallversicherung e.V. (DGUV) (Hrsg.) (2015). DGUV Information 250-001: Berufliche Beurteilung bei Epilepsie und nach erstem epileptischen Anfall. (http://regelwerke.vbg.de/vbg_dguvi/di250-001/di250-001_0_.html, Zugriff 07.01.2018).

Elwes RD, Chesterman P, Reynolds EH (1985) Prognosis after a first untreated tonic-clonic seizure. Lancet 2(8458), 752-753.

Fisher RS, Acevedo C, Arzimanoglou A, Bogacz A, Cross JH, Elger CE, Engel J, Jr., Forsgren L, French JA, Glynn M, Hesdorffer DC, Lee BI, Mathern GW, Moshe SL, Perucca E, Scheffer IE, Tomson T, Watanabe M, Wiebe S (2014) ILAE official report: a practical clinical definition of epilepsy. Epilepsia 55(4), 475-482.

Glauser T, Ben-Menachem E, Bourgeois B, Cnaan A, Chadwick D, Guerreiro C, Kalviainen R, Mattson R, Perucca E, Tomson T (2006) ILAE treatment guidelines: evidence-based analysis of antiepileptic drug efficacy and effectiveness as initial monotherapy for epileptic seizures and syndromes. Epilepsia 47(7), 1094-1120.

Hart YM, Sander JWA, Johnson AL, Shorvon SD (1990) National General Practice Study of Epilepsy: recurrence after a first seizure. Lancet 336, 1271-1274.

Hauser WA, Rich SS, Annegers JF, Anderson VE (1990) Seizure recurrence after a 1st unprovoked seizure: an extended follow-up. Neurology 40(8), 1163-1170.

Hauser WA, Rich SS, Lee JR, Annegers JF, Anderson VE (1998) Risk of recurrent seizures after two unprovoked seizures. N Engl J Med 338(7), 429-434.

Hesdorffer DC, Benn EK, Cascino GD, Hauser WA (2009) Is a first acute symptomatic seizure epilepsy? Mortality and risk for recurrent seizure. Epilepsia 50(5), 1102-1108.

Hopkins A, Garman A, Clarke C (1988) The first seizure in adult life. Value of clinical features, electroencephalography, and computerised tomographic scanning in prediction of seizure recurrence. Lancet 1(8588), 721-726.

Hoppe M, Schulz R, Ebner A (2007a) Bedeutung und Wert epilepsietypischer Aktivität im Routine-EEG in Praxis und Klinik. Das Neurophysiologie-Labor 29(2), 79-93.

Hoppe C, Poepel A, Elger CE (2007b) Epilepsy: accuracy of patient seizure counts. Arch Neurol 64, 1595-1599.

Kim LG, Johnson TL, Marson AG, Chadwick DW (2006) Prediction of risk of seizure recurrence after a single seizure and early epilepsy: further results from the MESS trial. Lancet Neurol 5(4), 317-322.

Krumholz A, Wiebe S, Gronseth G, Shinnar S, Levisohn P, Ting T, Hopp J, Shafer P, Morris H, Seiden L, Barkley G, French J (2007) Practice Parameter: evaluating an apparent unprovoked first seizure in adults (an evidence-based review): report of the Quality Standards Subcommittee of the American Academy of Neurology and the American Epilepsy Society. Neurology 69(21), 1996-2007.

Krumholz A, Wiebe S, Gronseth GS, Gloss DS, Sanchez AM, Kabir AA, Liferidge AT, Martello JP, Kanner AM, Shinnar S (2015) Evidence-based guideline: Management of an unprovoked first seizure in adults Report of the Guideline Development Subcommittee of the American Academy of Neurology and the American Epilepsy Society. Neurology 84(16), 1705-1713.

Lawn N, Lieblich S, Lee J, Dunne J (2014) Are seizures in the setting of sleep deprivation provoked? Epilepsy Behav 33, 122-125.

Löwe B, Decker O, Muller S, Brahler E, Schellberg D, Herzog W, Herzberg PY (2008) Validation and standardization of the Generalized Anxiety Disorder Screener (GAD-7) in the general population. Med Care 46, 266-274.

Marson A, Jacoby A, Johnson A, Kim L, Gamble C, Chadwick D (2005) Immediate versus deferred antiepileptic drug treatment for early epilepsy and single seizures: a randomised controlled trial. Lancet 365(9476), 2007-2013.

Marson AG, Al-Kharusi AM, Alwaidh M, Appleton R, Baker GA, Chadwick DW, Cramp C, Cockerell OC, Cooper PN, Doughty J, Eaton B, Gamble C, Goulding PJ, Howell SJ, Hughes A, Jackson M, Jacoby A, Kellett M, Lawson GR, Leach JP, Nicolaides P, Roberts R, Shackley P, Shen J, Smith DF, Smith PE, Smith CT, Vanoli A, Williamson PR (2007) The SANAD study of effectiveness of carbamazepine, gabapentin, lamotrigine, oxcarbazepine, or topiramate for treatment of partial epilepsy: an unblinded randomised controlled trial. Lancet 369(9566), 1000-1015.

May TW, Berkenfeld R, Dennig D, Scheid B, Hausfeld H, Walther S, Specht U (2018) Patients' perspectives on management and barriers of regular antiepileptic drug intake. Epilepsy Behav 79, 162-168.

Müffelmann B, Bien CG (2016) Pharmakologische Epilepsietherapie bei Kinderwunsch und in der Schwangerschaft [Pharmacological treatment of women with epilepsy before and during pregnancy]. Nervenarzt 87(10), 1115-1126.

Musicco M, Beghi E, Bordo B, Viani F, First Seizure Trial Group (1993) Randomized clinical trial on the efficacy of antiepileptic drugs in reducing the risk of relapse after a first unprovoked tonic-clonic seizure. Neurology 43, 478-483.

National Institute for Clinical Excellence (NICE) (2012) Clinical guideline CG137: The epilepsies: The diagnosis and management of the epilepsies in adults and children in primary and secondary care. Last updated: February 2020. (https://www.nice.org.uk/guidance/cg137. (Zugriff am 10.03.2020).

Pohlmann-Eden B, Schreiner A, Mika A (1994) Diagnostische und prognostische Implikationen des ersten epileptischen Anfalls im Erwachsenenalter. Fortschritte der Neurologie Psychiatrie 62(05), 147-154.

Specht U (2008) Medikamenten-Compliance bei Epilepsie. Nervenarzt 79(6), 662-668.

Specht U, Bien CG (2018) Erster epileptischer Anfall im erwerbsfähigen Alter: Prognose-adaptiertes Management. Akt Neurol 45, 737-748.

Tudur Smith C, Marson AG, Chadwick DW, Williamson PR (2007) Multiple treatment comparisons in epilepsy monotherapy trials. Trials 8, 34.

Velissaris SL, Wilson SJ, Newton MR, Berkovic SF, Saling MM (2009) Cognitive complaints after a first seizure in adulthood: Influence of psychological adjustment. Epilepsia 50(5), 1012-1021.

Wiebe S, Tellez-Zenteno JF, Shapiro M (2008) An evidence-based approach to the first seizure. Epilepsia 49 Suppl 1, 50-57.

Zaccara G, Franciotta D, Perucca E (2007) Idiosyncratic adverse reactions to antiepileptic drugs. Epilepsia 48(7), 1223-1244.

2 Status epilepticus

Christian Brandt und Birgitt Müffelmann

Fallbeispiel 2.1

Ein 33-jähriger Patient mit einer fokalen Epilepsie unklarer Ätiologie mit tonischen Anfällen, nicht bewusst erlebten Anfällen mit Innehalten und fokal zu bilateral tonisch-klonischen Anfällen wurde aufgrund einer unbefriedigenden Anfallssituation bei gleichzeitig auftretenden Nebenwirkungen im Krankenhaus Mara stationär behandelt. Die Epilepsie hatte sich bei dem Patienten im 24. Lebensjahr mit einem refraktären Status bilateral tonisch-klonischer Anfälle manifestiert. MRT: Hippokampussklerose bds. als mutmaßliche Statusfolge. Bei Aufnahme wurde der Patient mit Lacosamid (450 mg/d; Serum-Nüchternspiegel 3,4 µg/ml), Levetiracetam (3.000 mg/d; 17 µg/ml) und Phenobarbital (250 mg/d; 36,3 µg/ml) behandelt. Bei nahezu täglich auftretenden Anfällen erfolgte die Umstellung von Levetiracetam auf Brivaracetam (200 mg/d), zur Minderung von Nebenwirkungen (Doppelbilder, Schwindel, Erbrechen) die Dosisreduktion von Lacosamid und Phenobarbital. In der Folge kam es zu einer seriellen Anfallshäufung und schließlich einem Status tonischer Anfälle. Linkshemisphärische Anfallsmuster traten hochfrequent (initial minütlich) auf und wurden im Video-EEG erfasst und gezählt. Der Lacosamidspiegel war währenddessen auf unter 2 µg/ml gesunken, der Phenobarbitalspiegel hatte sich nicht verändert. Auf wiederholte Gabe von Lorazepam i. v. und Lacosamid i. v. kam es lediglich zu einer leichten Abnahme der Anfallsfrequenz. Erst nach Gabe von Valproinsäure i. v. sistierte der Status. Im MRT zeigte sich korrespondierend zu den linkshemisphärischen Anfallsmustern eine kortikale DWI- und FLAIR-Hyperintensität links temporo-parietal als Ausdruck eines (post)iktualen Ödems (▶ Abb. 2.1).

Im Verlauf besserte sich die Anfallssituation nach erneuter Dosisanhebung des Lacosamid und des Phenobarbital. Der Patient erholte sich von dem Status ohne neurologisches Defizit, die Verträglichkeit der Medikation war bei Entlassung gut.

Das Fallbeispiel 2.1 zeigt, dass bei Menschen mit schwer behandelbaren Epilepsien und Statusneigung schon durch kleine medikamentöse Änderungen ein erneuter Status ausgelöst werden kann. Wenn es sich nicht um einen konvulsiven Status epilepticus (CSE) handelt, kann die Behandlung in Abhängigkeit von der Dauermedikation variieren (im Beispiel Einsatz von Lacosamid bei vermuteter Auslösung des Status durch den Lacosamid-Spiegelabfall).

Abb. 2.1:
MRT zu Fall 1: Axiale
diffusionsgewichtete
Aufnahmen mit
kortikalem Ödem links
parietal (Dank an
Friedrich Wörmann).

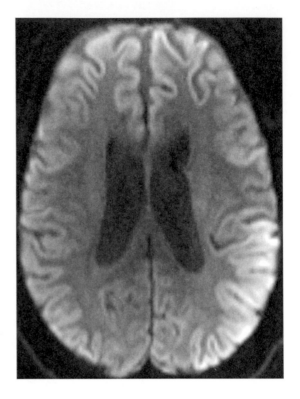

Fallbeispiel 2.2

Ein 45-jähriger Mann mit einer fokalen Epilepsie unklarer Ursache seit der frühen Kindheit und einer Lernbehinderung wurde nicht ansprechbar sitzend im Supermarkt aufgefunden. Der Rettungsdienst brachte ihn in unsere Klinik.

Wir sahen einen Patienten mit geöffneten Augen und Bewegungsunruhe der Hände. Er zeigte keine Sprachproduktion und reagierte nicht auf Ansprache. EEG: (▶ Abb. 2.2a).

Unter laufendem EEG erhielt er fraktioniert 6 mg Lorazepam i. v. Das EEG-Muster wandelte sich zu einer frontal betonten, generalisierten rhythmischen Verlangsamung im Theta-Bereich (▶ Abb. 2.2b und ▶ Abb. 2.2c). Ca. 2 Minuten nach Abschluss der Injektion zeigte das EEG eine irreguläre generalisierte Verlangsamung (▶ Abb. 2.2d).

Der Patient klarte auf, zeigte adäquate Sprachproduktion und reagierte adäquat. Er wurde auf seinen Wunsch hin nach Hause, d. h. in ein Wohnheim in Bethel, entlassen.

Dieses Beispiel zeigt einen Patienten mit einem nichtkonvulsiven Status epilepticus (NCSE) bei einer bekannten Epilepsie. Anamnestisch waren zahlreiche ähnliche Episoden bereits bei ihm bekannt. Der Status war mit i. v.-Injektionen von Lorazepam gut behandelbar.

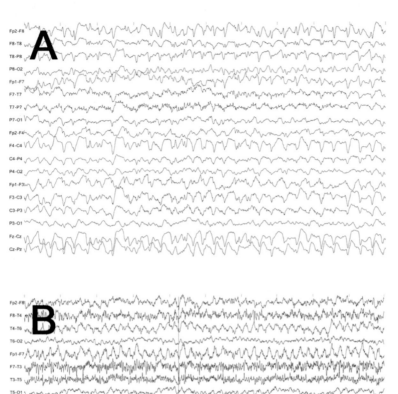

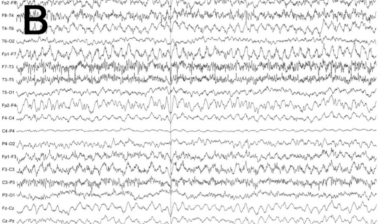

Abb. 2.2:
EEG zu Fall 2.2,
bipolare Längsreihen
(A) Bifrontale rhythmi-
sche Verlangsamung
im Deltabereich mit
eingelagerten Sharp-
waves als EEG-Korrelat
eines NCSE.

(B) Weiterhin Status-
muster (jetzt generali-
sierte rhythmische
Theta-Verlangsamung)
nach der i.v. Injektion
von 3 mg Lorazepam.

(C) Keine wesentliche Änderung nach 6 mg Lorazepam i.v.

(D) Klinische und elektrophysiologische Remission ca. 2 min. nach Abschluss der Injektion (Gesamtmenge 6 mg Lorazepam). Der Patient wacht auf und will aufstehen (Artefakte).

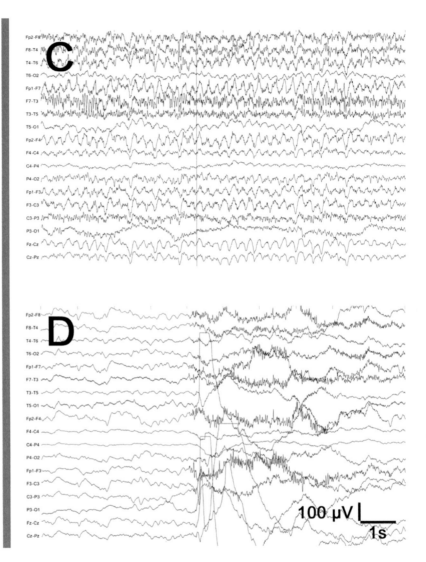

Das Wichtigste im Überblick

Beim Status epilepticus handelt es sich um einen prolongierten epileptischen Anfall von über fünf Minuten Dauer bzw. rezidivierende Anfälle ohne zwischenzeitliche vollständige Restitution zum vorbestehenden neurologischen Befund. Für den NCSE gelten längere Zeitangaben, und zwar zehn Minuten für den fokalen Status mit Bewusstseinsstörung, 10–15 Minuten für den Absencenstatus.

Die Behandlung des tonisch-klonischen Status epilepticus muss unverzüglich eingeleitet werden. Sie orientiert sich stufenadaptiert an vier klinisch definierten Phasen.

Stufe 1: In der Initialphase (oft prähospital) ist die möglichst rasche Gabe von Benzodiazepinen ausreichend hochdosiert entscheidend.

Stufe 2: In der Phase des etablierten Status erfolgt eine antiepileptische intravenöse Schnellaufsättigung.

Stufe 3: Beim refraktären Status ist die Einleitung einer Narkosebehandlung unter EEG-Monitoring erforderlich. Medikamente erster Wahl sind dafür Midazolam und Propofol.

Stufe 4: In der Phase des superrefraktären Status können prinzipiell alle enteral und parenteral verfügbaren AED eingesetzt werden. Es gibt keine evidenzbasierten Empfehlungen.

Wenn Anfälle nach Behandlung in Stufe 2 nicht sistieren, ist die Diagnose zu überprüfen und ein Status psychogener nichtepileptischer Anfälle zu erwägen.

Entscheidend für die rasche und erfolgreiche Statusbehandlung ist die Etablierung eines einheitlichen klinikinternen Behandlungsalgorithmus.

2.1 Diagnose

Die Diagnosestellung erfolgt zunächst nach klinischen Gesichtspunkten. Da das klinische Bild aber oft, besonders bei subtilem Status epilepticus, beim Absencenstatus und bei einem fokalen Status mit Bewusstseinsstörung, nicht eindeutig ist, ist die EEG-Ableitung, idealerweise mit einer Videoaufnahme, heranzuziehen. Hier kann sich ein typisches EEG-Muster zeigen, z. B. generalisierte 3 Hz Spike-Wave-Komplexe beim Absencenstatus. Das EEG-Muster kann aber auch enzephalopathischen Mustern ähneln und damit unspezifisch sein. Insbesondere in diesen Fällen kommt es auf die komplementäre Bewertung von klinischem Bild und EEG an. Bei einem Aura-Status kann das EEG komplett unauffällig sein. Lateralisierte periodische Entladungen (LPD, früher als periodische lateralisierte epileptiforme Entladungen, PLED bezeichnet) sind für sich genommen, also ohne korrespondierendes klinisches Bild, unspezifisch. Zu den »Salzburg-Kriterien« für den nichtkonvulsiven Status epilepticus siehe Kasten 2.1 (Beniczky et al. 2013).

Patienten ohne bekannte epileptische Enzephalopathie

- Epilepsietypische Potentiale $> 2,5$ Hz *oder*
- Epilepsietypische Potentiale $\leq 2,5$ Hz oder rhythmische Delta- bzw. Theta-Aktivität ($> 0,5$ Hz) UND eins der Folgenden:

Kasten 2.1:
Salzburg-Kriterien
des NCSE
(adaptiert nach
Beniczky et al. 2013)

- EEG und klinische Besserung nach i. v. Antiepileptika *oder*
- subtile klinische iktuale Phänomene *oder*
- typische Evolution

Patienten mit bekannter epileptischer Enzephalopathie

- Zunahme in Ausprägung oder Frequenz im Vergleich zur Baseline, gekoppelt mit beobachtbarer klinischer Veränderung
- Besserung der Klinik und des EEG nach i. v. Antiepileptika

EEG-Verbesserung ohne klinische Besserung oder eine Fluktuation ohne eine definitive Evolution sollte zur Diagnose eines *möglichen* NCSE führen.

Subtiler Status epilepticus

Dieser ist gekennzeichnet durch eine Bewusstseinseinschränkung mit nur sehr milden motorischen Phänomenen. Hier ist die EEG-Ableitung unverzichtbar. Die Erkennung des subtilen Status ist wichtig, weil die Prognose schlechter ist als beim konvulsiven Status epilepticus (CSE) (Treiman et al. 1998). Es muss besonders darauf geachtet werden, ob nach der klinisch erkennbaren Besserung eines CSE das Geschehen in einen subtilen Status übergeht, der dann entsprechend zu behandeln ist.

Epilepsia partialis continua (EPC)

Es handelt sich um eine seltene Form eines fokalen Status epilepticus mit vaskulären, immunvermittelten, neoplastischen oder metabolisch-toxischen Ursachen. Sie ist definiert als spontanes regelmäßiges oder unregelmäßiges klonisches Muskelzucken, das einen begrenzten Teil des Körpers betrifft, manchmal verschärft durch Aktion oder sensorische Reize; die Dauer beträgt mindestens eine Stunde. Die Zuckungen treten in Abständen von nicht mehr als zehn Sekunden auf und wiederholen sich in Abständen von nicht mehr als zehn Sekunden (Bien und Elger 2008). Eine EPC tritt häufig bei einer Rasmussen-Enzephalitis auf, aber auch bei Multipler Sklerose und Steroid-responsiver Enzephalopathie mit Autoimmunthyreoiditis. Differenzialdiagnostisch kommen myoklonische Staten bei progressiven Myoklonus-Epilepsien, klonische Anfälle mit fokalem March, Myoklonien bei anderen Epilepsieformen und Tremor in Betracht.

2.2 Differenzialdiagnose

Differenzialdiagnostische Überlegungen haben eine besondere Bedeutung, da einerseits zumindest der CSE eine lebensbedrohliche Notfallsituation darstellt, andererseits aber die Fehleinschätzung einer anderen Ursache als Status epilepticus iatrogene Schädigungen nach sich ziehen kann. Hier ist insbesondere die Abgrenzung des CSE gegenüber dem Status psychogener nichtepileptischer Anfälle (»Pseudo-Status«) zu nennen. Zum einen wird auf die allgemeine Differenzialdiagnose zwischen epileptischen und nichtepileptischen Anfällen im Kapitel 10 dieses Buchs verwiesen. Zum anderen waren Patienten mit psychogenen nichtepileptischen Staten bei einer Studie auf der Neurologischen Intensivstation in der Berliner Charité im Vergleich zu Patienten mit refraktärem CSE jünger, hatten häufiger ein implantiertes venöses Portsystem und erhielten höhere Dosen von Benzodiazepinen bis zum Durchbrechen des Status oder bis zur respiratorischen Komplikation. Sie hatten niedrigere Serumwerte für die Creatinkinase, nämlich im Mittel 38 U/l (Bereich: 16–90), als Patienten mit (refraktärem) CSE (Mittelwert: 699 U/l, Bereich 57–2625) (Holtkamp et al. 2006).

> Die Erkennung eines Status psychogener nichtepileptischer Anfälle ist zur Vermeidung iatrogener Komplikationen wichtig.

2.3 Allgemeine Maßnahmen

Zu allgemein stabilisierenden Maßnahmen siehe Kasten 2.2.

- Sichern der Atemwege (ggf. Entfernung von Zahnersatz)
- Überwachung von Herzaktionen, Atmung, Sauerstoffsättigung, Blutdruck, Temperatur
- Ggf. Sauerstoffapplikation über Nasensonde
- Anfallsbeobachtung
- i. v.-Zugang (möglichst großlumig)
- Labor incl. BZ und AED-Serumspiegel
- bei Hypoglykämie Gabe von Glucose 40 %, 50 ml i. v.
- bei erhöhter Temperatur über 37,5° C symptomatische Senkung der Temperatur

> Kasten 2.2:
> Allgemeine
> Maßnahmen

Wichtig ist die Unterscheidung eines Status als Erstmanifestation einer Epilepsie von einem Status bei bekannter Epilepsie. Bei Erstmanifestation ist eine weiterführende Diagnostik inkl. Bildgebung und Liquoruntersuchung erforderlich.

2.4 Therapie des konvulsiven Status epilepticus (CSE, synonym: tonisch-klonischer Status)

Hierbei orientieren wir uns an der Leitlinie der Dt. Gesellschaft für Neurologie, deren Gültigkeit allerdings abgelaufen ist, sowie an aktuellen Übersichtsartikeln (Rosenow 2012; Strzelczyk et al. 2018; Strzelczyk und Rosenow 2018).

2.4.1 Verlauf des Status in 4 Phasen

Klinisch hat sich eine Unterscheidung des Status in vier Phasen bewährt. Diese finden sich im Folgenden. Die Behandlung erfolgt stufenadaptiert.

2.4.2 Stufe 1: Initialphase

Ein beginnender CSE soll schnellstmöglich behandelt werden. Benzodiazepine sind die Mittel der 1.Wahl, auch schon prähospital. Für die Initialtherapie durch Laien oder Ersthelfer empfiehlt sich die Gabe von Midazolam buccal oder nasal. Vorteile sind rasche Resorption und leichte Applizierbarkeit. Diazepam rektal wird ebenfalls schnell resorbiert, ist in der Handhabung aber schwieriger und bei Applikation in der Öffentlichkeit stigmatisierend für die Betroffenen. Benzodiazepine oral oder Lorazepam-Schmelztabletten sublingual sind aufgrund ihrer längeren Resorptionszeit für die Statustherapie nicht zu empfehlen.

> Die Behandlung eines konvulsiven Status epilepticus soll schnellstmöglich beginnen, auch schon prähospital.

Bereits prähospital erfolgt häufig durch den Notarzt eine Behandlung mit Benzodiazepinen intravenös (i. v.) oder auch durch den Rettungsdienst nasal oder buccal. Nach i. v. Applikation werden Diazepam und Midazolam schnell ins Gewebe umverteilt und haben somit eine kürzere intrazerebrale Wirksamkeit als Lorazepam und Clonazepam. Bewährt hat sich intrahospital die Therapieeinleitung mit Lorazepam i. v. Aufgrund der längeren Wirksamkeit ist die Möglichkeit eines Anfallsrezidivs geringer, sodass oft keine weitere Therapieeskalation erforderlich ist.

Eine Übersicht über verschiedene Benzodiazepine gibt Tabelle 2.1.

Tab. 2.1: Benzodiazepine zur Statusbehandlung

Medikament	Übliche Initialdosis (i. v., Erwachsene)	Empfohlene i. v.-Dosierung	Applikationsart
Midazolam	i. v., intranasal 5 mg buccal, i. m. 5–10 mg	0,1 mg/kgKG	i. v., i. m., buccal, intranasal
Lorazepam	2–4 mg	0,05–0,1 mg/kgKG	i. v.
Diazepam	10 mg	0,15 mg/kgKG	i. v., rektal
Clonazepam	1 mg	0,015 mg/kgKG	i. v.

2.4.3 Stufe 2: etablierter Status

Wenn der Status nach der Initialbehandlung mit Benzodiazepinen nicht sistiert, ist eine antiepileptische Schnellaufsättigung i.v. erforderlich. Dies gilt in der Regel auch nach initialer Gabe eines Benzodiazepins mit kurzer antiepileptischer Wirksamkeit (Diazepam oder Midazolam) zur Vermeidung erneut auftretender Anfälle.

In Tabelle 2.2 sind die i.v. applizierbaren AED zusammengefasst.

Medikament	Übliche Initial-dosis (beim Erwachsenen)	Empfohlene i.v. Dosierung	Infusionsgeschwin-digkeit
Levetiracetam	2.000–4.000 mg	30–60 mg/kg KG	max. 500 mg/min.
Phenytoin	1.200–1.500 mg	20 mg/kg KG	max. 50 mg/min.
Valproinsäure	2.100 mg	20–30 mg/kg KG	max. 10 mg/kgKG/min.
Phenobarbital*	500–700 mg	10 mg/kg KG	max. 100 mg/min.
Lacosamid	200–400 mg	5 mg/kg KG	15 min.
Brivaracetam	200 mg	100–400 mg	

Tab. 2.2: Intravenös appli-zierbare AED

* Unter Intubationsbereitschaft

Über Jahrzehnte war *Phenytoin* in der Behandlung der Stufe 2 das Mittel der Wahl. Es wird auch noch in der jüngsten Version der Leitlinie der Deutschen Gesellschaft für Neurologie (dgn.org/leitlinien/2303-ll-2a-2012-status-epilepticus-im-erwachsenenalter) empfohlen (Rosenow 2012). Problematisch ist das Nebenwirkungsspektrum (Hypotonie, kardiale Arrhythmien, Gewebetoxizität). Die Gabe soll unter Kreislaufmonitoring und idealerweise über einen zentralen Venenkatheter erfolgen. Zumindest muss die Gabe über einen gesonderten, sicher liegenden und großlumigen i. v. Zugang erfolgen. Seit kurzem ist das im Vergleich zur Injektionslösung besser verträgliche Infusionskonzentrat nicht mehr verfügbar.

Die folgenden Substanzen sind Alternativen, z. B. bei Kontraindikationen gegen Phenytoin i. v.:

Levetiracetam hat ein deutlich geringeres Wechselwirkungs- und Nebenwirkungspotential. In vielen Zentren wird es in der Stufe 2 der Statusbehandlung präferiert, insbesondere bei kardial vorerkrankten Patienten. Levetiracetam ist für die Statusbehandlung zwar nicht zugelassen, in den DGN-Leitlinien wird aber Folgendes ausgeführt: »Die Datenlage zu Levetiracetam ist mittlerweile so robust, dass diese Substanz als alternatives Medikament in der 2. Therapiestufe (nach Gabe eines Benzodiazepins) in Betracht gezogen werden kann«.
Valproinsäure ist in der Statusbehandlung vergleichsweise gut verträglich, bei Lebervorschädigung, Vorliegen einer Pankreatitis oder Einnahme von

Marcumar jedoch problematisch. Bei Mitochondriopathie ist Valproinsäure kontraindiziert.

Lacosamid ist für die Statusbehandlung nicht zugelassen. Es scheint vor allem bei Patienten ohne Natrium-Kanal-Blocker in der Komedikation einen guten Effekt zu haben. Bei Vorliegen eines AV-Blocks II oder III ist Lacosamid kontraindiziert.

Wichtig:
Wenn Anfälle nach Behandlung in Stufe 2 nicht sistieren, ist die Diagnose zu überprüfen und ein Status psychogener nichtepileptischer Anfälle zu erwägen (▶ Kap. 3).

2.4.4 Stufe 3: refraktärer Status

Wenn der Status nach der Behandlung in Stufe 2 nicht sistiert und seine epileptische Natur feststeht, handelt es sich um einen refraktären Status epilepticus. Es ist die Einleitung einer therapeutischen Narkosebehandlung unter EEG-Monitoring erforderlich. Aufgrund des günstigeren Nebenwirkungsprofils sind dabei Midazolam oder Propofol dem Thiopental vorzuziehen.

Tabelle 2.3 listet Medikamente zur therapeutischen Intubationsnarkose auf.

Tab. 2.3:
Narkotika

Medikament	Initialer Bolus	Erhaltungsdosis
Propofol	2 mg/kg KG	EEG-gesteuert (Ziel: Burst-Suppression-Muster, ca. 2–5 mg/kg KG/h) für 24 Std.
Thiopental	5 mg/kg KG	EEG-gesteuert (Ziel: Burst-Suppression-Muster, ca. 2–7 mg/kg KG/h) für 24 Std.
Midazolam	0,2 mg/kg KG	EEG-gesteuert (Ziel Anfallskontrolle, ca. 0,1–2,0 mg/kg KG/h) für 24 Std.

Das vorrangige Therapieziel der Narkosebehandlung unter EEG-Kontrolle ist die vollständige Anfallssuppression. Das Erreichen eines Burst-Suppression-Musters im EEG wird häufig angestrebt, ist aber nach neueren Daten möglicherweise nicht notwendig (Hocker et al. 2013). Eine komplette EEG-Suppression sollte nicht erfolgen. Nach 24 Stunden sollte sich eine Aufwachphase über 6 bis 12 Stunden anschließen, während der das Wiederauftreten von Anfallsaktivität im EEG sorgfältig zu beobachten ist.

2.4.5 Stufe 4: superrefraktärer Status

Persistiert ein Status auch nach 24-stündiger therapeutischer Intubationsnarkose, ist er superrefraktär. Es gibt für die Behandlung keine evidenzbasierten Empfehlungen. Prinzipiell können alle enteral und parenteral verfügbaren

AED eingesetzt werden. Es gibt Fallberichte zum Einsatz von ketogener Diät, Ketamin, Magnesium, Steroiden, Immunglobulinen und Hypothermie. Bei Vorliegen einer läsionellen Epilepsie ist auch die Durchführung eines notfallmäßigen epilepsiechirurgischen Eingriffs eine prüfbare Option.

2.4.6 Notfallbehandlung nach klinikinternem Algorithmus

Ein einheitlicher klinikinterner Behandlungsalgorithmus ist bei der Behandlung des CSE entscheidend.

Abbildung 2.3 zeigt das entsprechende Behandlungsschema aus dem Krankenhaus Mara, Epilepsiezentrum Bethel, erstellt in Anlehnung an (Trinka et al. 2015b).

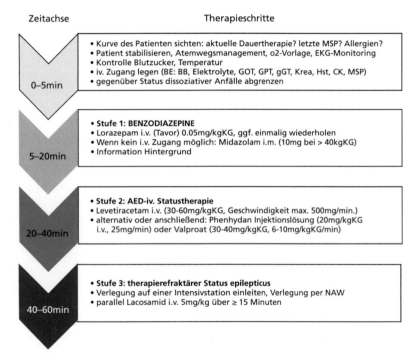

Zeitachse

Therapieschritte

0–5min
- Kurve des Patienten sichten: aktuelle Dauertherapie? letzte MSP? Allergien?
- Patient stabilisieren, Atemwegsmanagement, o2-Vorlage, EKG-Monitoring
- Kontrolle Blutzucker, Temperatur
- iv. Zugang legen (BE: BB, Elektrolyte, GOT, GPT, gGT, Krea, Hst, CK, MSP)
- gegenüber Status dissoziativer Anfälle abgrenzen

5–20min
- **Stufe 1: BENZODIAZEPINE**
- Lorazepam i.v. (Tavor) 0.05mg/kgKG, ggf. einmalig wiederholen
- Wenn kein i.v. Zugang möglich: Midazolam i.m. (10mg bei > 40kgKG)
- Information Hintergrund

20–40min
- **Stufe 2: AED-iv. Statustherapie**
- Levetiracetam i.v. (30-60mg/kgKG, Geschwindigkeit max. 500mg/min.)
- alternativ oder anschließend: Phenhydan Injektionslösung (20mg/kgKG i.v., 25mg/min) oder Valproat (30-40mg/kgKG, 6-10mg/kgKG/min)

40–60min
- **Stufe 3: therapierefraktärer Status epilepticus**
- Verlegung auf einer Intensivstation einleiten, Verlegung per NAW
- parallel Lacosamid i.v. 5mg/kg über ≥ 15 Minuten

Abb. 2.3: Beispiel für einen klinikinternen Behandlungsalgorithmus: Behandlungsschema für den CSE, Epilepsiezentrum Bethel, Krankenhaus Mara

2.5 Therapie anderer Statusformen

Die Initialbehandlung erfolgt wiederum mit Benzodiazepinen. Idealerweise sollte die i. v. Injektion bei laufender Video-EEG-Ableitung durchgeführt werden. Bei Therapieresistenz kommen die gleichen Medikamente in Betracht wie beim CSE. Zur Behandlung des Absencenstatus sind insbesondere Valproinsäure oder Levetiracetam gut geeignet, unter Phenytoin ist eine Verschlechterung möglich. Die Indikation zur Therapieeskalation ist beim nichtkonvulsiven Status epilepticus zurückhaltender zu stellen als beim CSE. Dies reflektiert sich auch in der neuen Statusdefinition der Internationalen Liga gegen Epilepsie (ILAE), wobei sich die zeitliche Frist bis zur Behandlung im Vergleich zum CSE nach hinten verschiebt (▶ Hintergrundinformation 2). Das Narkoserisiko ist abzuwägen gegenüber einer möglichen Hirnschädigung durch einen langanhaltenden fokalen NCSE (▶ Hintergrundinformationen 2).

Beim nichtkonvulsiven Status epilepticus ist eine i. v. Behandlung unter laufender Video-EEG-Ableitung ideal.

2.6 Besondere Konstellationen

2.6.1 Epilepsiebeginn mit einem Status epilepticus

Ein Status epilepticus kann auch die Erstmanifestation einer Epilepsie darstellen. Selten manifestiert sich eine Epilepsie mit einem refraktären Status epilepticus (NORSE), in 2/3 der Fälle tritt der Status aus einer Prodromalphase mit erkältungsähnlichen Symptomen auf (Sculier und Gaspard 2018). Die Prognose ist ungünstig. Je nach Studie verstarben kurzfristig 12–27 % der Betroffenen. Bei einer Untergruppe dieser Krankheitsentität tritt zwei Wochen und 24 Stunden vor Beginn des Status eine fieberhafte Erkrankung auf (Febrile Infection-Related Epilepsy Syndrome; FIRES). Eine Autoimmunenzephalitis ist die häufigste identifizierte Ursache der genannten Krankheitsbilder. Die beiden Krankheitsbilder treten meist bei gesunden jungen Erwachsenen oder Kindern im Schulalter auf.

2.6.2 Antiepileptika-induzierter Status epilepticus

Es wurde wiederholt die Provokation eines Status tonischer Anfälle bei Patienten mit Lennox-Gastaut-Syndrom (LGS) nach (i. v.) Benzodiazepin-Gabe beschrieben (Perucca et al. 1998). Auch für die orale Benzodiazepin-Gabe wurden entsprechende Fälle berichtet. Nach einem Experten-Konsensus trifft dies für Clobazam nicht zu (Cross et al. 2017). Nach der Literatur ist dieser Anfalls- bzw. Status-provozierende Effekt der Benzodiazepine nicht an die sedierenden Effekte dieser Medikamente gebunden. Nach unserer klinischen Beobachtung treten aber gerade bei LGS-Patienten tonische Anfälle häufig bei Müdigkeit auf. Aus diesem Grunde vermeiden wir möglichst bei dieser Patientengruppe tagsüber eine sedierende Medikation.

Beim Lennox-Gastaut-Syndrom ist eine Provokation tonischer Anfälle durch i. v. Benzodiazepingabe möglich.

2.6.3 Ringchromosom 20-Syndrom

Beim Ringchromosom 20-Syndrom treten häufige Anfälle mit Verwirrtheit auf, mit und ohne zusätzliche motorische Anfälle. Das iktuale EEG zeigt langanhaltende bilaterale paroxysmale hochgespannte Slow-Waves mit gelegentlichen Spikes (Inoue et al. 1997; Vignoli et al. 2016).

2.7 Anfallsserien in Abgrenzung zum Status epilepticus

Die Anfallsfrequenz unterliegt bei zahlreichen Epilepsieverläufen spontanen Schwankungen. Es kann zu einem clusterartigen Verlauf kommen, also z. B. zu mehreren Tagen mit gehäuften Anfällen und dann wieder zu wochenlangen Pausen.

Es kann aber auch zu mehreren epileptischen Anfällen an einem Tag kommen, ohne dass die Definition eines Status epilepticus bereits erfüllt wäre. In einer solchen Situation sollte ein Bedarfsmedikament zur Unterbrechung der Anfallsserie gegeben werden. Dies gilt insbesondere, wenn die Anfälle körperlich oder psychisch belastend sind oder mit Verletzungsgefahr einhergehen. Auch möchte man die Entwicklung eines Status verhindern. Hier wird das Vorgehen in der Regel durch die klinische Erfahrung geleitet. Selbstverständlich bedarf der einzelne, nicht prolongierte epileptische Anfall keiner speziellen medikamentösen Behandlung (Baier et al. 2017).

Diazepam kann bei Anfallsserien rektal appliziert werden (▸ Kap. 2.4.2 »Stufe 1: Initialphase«). Lorazepam-Schmelztabletten sind nicht zur Unterbrechung von Anfallsserien zugelassen, es dauert teilweise recht lange bis zum Wirkeintritt, einige Patienten klagen über anhaltende Sedierung. Für das Kindes- und Jugendalter ist buccal zu verabreichendes Midazolam zugelassen. Die Anwendung ist einfach und das Medikament wird im Erwachsenenbereich häufig »off-label« eingesetzt. Die praktischen Erfahrungen mit diesem Medikament sind gut. Eine Studie mit nasal zu verabreichendem Midazolam bei Erwachsenen ist abgeschlossen, die Ergebnisse sind derzeit noch nicht in einer Fachzeitschrift veröffentlicht.

Zur Unterbrechung eines mehrtägigen Anfallsclusters, das nicht so ausgeprägt ist, dass es des Einsatzes eines der gerade erwähnten Medikamente bedürfen würde, wird häufig Clobazam, z. B. 10–0–10 mg für sieben Tage, eingesetzt.

Hintergrundinformationen 2

Epidemiologie

Die Jahresinzidenz des Status epilepticus liegt in Deutschland bei 15 bis 20 Fällen auf 100.000 Einwohner (Knake et al. 2001; Strzelczyk. et al. 2017), die Inzidenz bei Männern und in der Bevölkerung älter als 60 Jahre ist höher. Die Mortalität ist dabei in erster Linie abhängig von der Ätiologie (Rosenow et al. 2007). In einer 2017 veröffentlichten Metaanalyse liegt die jährliche Mortalität bei 0,98/100.000 (Lv et al. 2017).

Prognose

Zur Prognose bzgl. Mortalität sind der STESS-Score (Status Epilepticus Severity Score) (Rossetti et al. 2008) und der EMSE-Score (Epidemiology based Mortality Score in Status Epilepticus) (Leitinger et al. 2015) etabliert. Im STESS-Score werden Bewusstseinslage, schwerste Anfallssemiologie, Alter und Epilepsieanamnese berücksichtigt. Als ungünstig gelten Koma bei Aufnahme, konvulsiver Status oder non-konvulsiver Status mit Koma, Alter > 65 Jahre und fehlende Anfälle in der Vorgeschichte. Der EMSE-Score wurde aus epidemiologischen Studien abgeleitet und berücksichtigt die Konstellation Ätiologie, Alter, Komorbidität und EEG.

Es gibt tierexperimentelle Hinweise darauf, dass ein induzierter NCSE im Vergleich zum CSE einen geringeren, allerdings immer noch nachweisbaren Schaden verursacht. Die Übertragbarkeit der Daten auf NCSE beim Menschen ist nicht geklärt, u. a. weil die Vergleichbarkeit zwischen einem tierexperimentell induzierten und einen beim Menschen im Rahmen einer Epilepsie auftretenden NCSE nicht gesichert ist (Meierkord und Holtkamp 2007). Damit gibt es bislang keine eindeutigen Kriterien für die ärztlicherseits zu treffende Entscheidung über eine Therapieeskalation beim NCSE.

Definition und Klassifikation

Nach operationaler Definition (Lowenstein und Alldredge 1993) handelt es sich um einen prolongierten epileptischen Anfall von länger als fünf Minuten Dauer bzw. mindestens zwei epileptische Anfälle ohne zwischenzeitliche Wiedererlangung des vorbestehenden neurologischen Befundes in einem umschriebenen Zeitraum. Erholt sich somit ein Patient zwischen zwei Anfällen nicht vollständig von dem ersten Ereignis, so ist dies ein beginnender Status, unabhängig vom Zeitintervall.

Im Jahr 2015 wurde von der Internationalen Liga gegen Epilepsie (ILAE) eine neue Definition und Klassifikation des Status epilepticus vorgeschlagen (Trinka et al. 2015a). Neben einem klaren Zeitkonzept bzgl. Diagnosestellung und Therapieeinleitung (Zeit T1) wird dabei eine Frist für die erfolgreiche Behandlung (T2) vorgegeben mit dem Ziel, anhaltende Gewebsschädigungen zu vermeiden (Trinka et al. 2015a). Beim CSE wird T1 bei 5 min., T2 bei 30 min. angenommen. Beim NCSE bzw. beim Absencenstatus verschieben sich die Fristen nach hinten (T1 bei 10 bzw. 10–15 min.; T2 bei ca. 60 min., wobei beim Absencenstatus die Evidenz geringer ist). In deutscher Sprache findet sich die Klassifikation bei (Trinka et al. 2018).

Therapie

Nach einem Cochrane-Review (Prasad et al. 2014) ist die i. v. Gabe von Lorazepam der Gabe von Diazepam i. v. hinsichtlich einer Beendigung des Status und des Wiederauftretens von Anfällen überlegen. In einer jüngeren Metaanalyse fand sich kein signifikanter Unterschied zwischen Lorazepam und Diazepam i. v. (Brigo et al. 2016b). In der RAMPART-Studie waren in der Prähospitalphase Midazolam intramuskulär (i. m.) und Lorazepam i. v. gleichwertig wirksam. Midazolam i. m. war gegenüber Lorazepam i. v. bezüglich der Rate der bei Aufnahme im Krankenhaus kontrollierten Status überlegen. Die Zeitdauer bis zur Beendigung des Status war nach Lorazepamgabe zwar kürzer, wirkte sich aber durch die längere Zeitdauer bis zur Anlage eines i. v. Zugangs nicht vorteilhaft aus (Silbergleit et al. 2012).

Bezüglich der Stufe 2-Behandlung des Status wurden in einer Metaanalyse keine Unterschiede hinsichtlich der Statusunterbrechung beim direkten Vergleich von Phenytoin und Valproinsäure sowie Phenytoin und Levetiracetam gefunden (Brigo et al. 2016a). Auch im direkten Vergleich unterschied sich die Wirksamkeit von Valproinsäure, Levetiracetam und Fosphenytoin nicht voneinander (Kapur et al. 2019).

Literatur

Baier H, Kerling F, Brandt C (2017) Ist eine Akutbehandlung epileptischer Anfälle möglich und sinnvoll? Zeitschrift für Epileptologie 30, 271-275.

Beniczky S, Hirsch LJ, Kaplan PW, Pressler R, Bauer G, Aurlien H, Brogger JC, Trinka E (2013) Unified EEG terminology and criteria for nonconvulsive status epilepticus. Epilepsia 54 (Suppl 6), 28-29.

Bien CG, Elger CE (2008) Epilepsia partialis continua: semiology and differential diagnoses. Epileptic Disord 10(1), 3-7.

Brigo F, Bragazzi N, Nardone R, Trinka E (2016a) Direct and indirect comparison meta-analysis of levetiracetam versus phenytoin or valproate for convulsive status epilepticus. Epilepsy Behav 64(Pt A), 110-115.

Brigo F, Bragazzi NL, Bacigaluppi S, Nardone R, Trinka E (2016b) Is intravenous lorazepam really more effective and safe than intravenous diazepam as first-line treatment for convulsive status epilepticus? A systematic review with meta-analysis of randomized controlled trials. Epilepsy Behav 64(Pt A), 29-36.

Cross JH, Auvin S, Falip M, Striano P, Arzimanoglou A (2017) Expert Opinion on the Management of Lennox-Gastaut Syndrome: Treatment Algorithms and Practical Considerations. Front Neurol 8, 505.

Hocker SE, Britton JW, Mandrekar JN, Wijdicks EF, Rabinstein AA (2013) Predictors of outcome in refractory status epilepticus. JAMA Neurol 70(1), 72-77.

Holtkamp M, Othman J, Buchheim K, Meierkord H (2006) Diagnosis of psychogenic nonepileptic status epilepticus in the emergency setting. Neurology 66(11), 1727-1729.

Inoue Y, Fujiwara T, Matsuda K, Kubota H, Tanaka M, Yagi K, Yamamori K, Takahashi Y (1997) Ring chromosome 20 and nonconvulsive status epilepticus. A new epileptic syndrome. Brain 120 (Pt 6), 939-953.

Kapur J, Elm J, Chamberlain JM, Barsan W, Cloyd J, Lowenstein D, Shinnar S, Conwit R, Meinzer C, Cock H (2019) Randomized trial of three anticonvulsant medications for status epilepticus. New England Journal of Medicine 381(22), 2103-2113.

Knake S, Rosenow F, Vescovi M, Oertel WH, Mueller HH, Wirbatz A, Katsarou N, Hamer HM, Status Epilepticus Study Group H (2001) Incidence of status epilepticus in adults in Germany: a prospective, population-based study. Epilepsia 42(6), 714-718.

Leitinger M, Holler Y, Kalss G, Rohracher A, Novak HF, Hofler J, Dobesberger J, Kuchukhidze G, Trinka E (2015) Epidemiology-based mortality score in status epilepticus (EMSE). Neurocrit Care 22(2), 273-282.

Lowenstein DH, Alldredge BK (1993) Status epilepticus at an urban public hospital in the 1980s. Neurology 43(3 Pt 1), 483-488.

Lv RJ, Wang Q, Cui T, Zhu F, Shao XQ (2017) Status epilepticus-related etiology, incidence and mortality: A meta-analysis. Epilepsy Res 136, 12-17.

Meierkord H, Holtkamp M (2007) Non-convulsive status epilepticus in adults: clinical forms and treatment. Lancet Neurol 6(4), 329-339.

Perucca E, Gram L, Avanzini G, Dulac O (1998) Antiepileptic Drugs as a Cause of Worsening Seizures. Epilepsia 39(1), 5-17.

Prasad M, Krishnan PR, Sequeira R, Al-Roomi K (2014) Anticonvulsant therapy for status epilepticus. Cochrane Database Syst Rev(9), CD003723.

Rosenow F (2012) Status epilepticus im Erwachsenenalter. (https://www.dgn.org/leitlinien/2303-ll-2a-2012-status-epilepticus-im-erwachsenenalter, Zugriff am 17.03.2020).

Rosenow F, Hamer HM, Knake S (2007) The epidemiology of convulsive and nonconvulsive status epilepticus. Epilepsia 48 (Suppl 8), 82-84.

Rossetti AO, Logroscino G, Milligan TA, Michaelides C, Ruffieux C, Bromfield EB (2008) Status Epilepticus Severity Score (STESS): a tool to orient early treatment strategy. J Neurol 255(10), 1561-1566.

Sculier C, Gaspard N (2018) New onset refractory status epilepticus (NORSE). Seizure.

Shorvon S, Ferlisi M (2011) The treatment of super-refractory status epilepticus: a critical review of available therapies and a clinical treatment protocol. Brain 134(Pt 10), 2802-2818.

Silbergleit R, Durkalski V, Lowenstein D, Conwit R, Pancioli A, Palesch Y, Barsan W, Investigators N (2012) Intramuscular versus intravenous therapy for prehospital status epilepticus. N Engl J Med 366(7), 591-600.

Strzelczyk A, Ansorge S, Hapfelmeier J, Bonthapally V, Erder MH, Rosenow F (2017) Costs, length of stay, and mortality of super-refractory status epilepticus: A population-based study from Germany. Epilepsia 58(9), 1533-1541.

Strzelczyk A, Kellinghaus C, Trinka E (2018) Update zum Status epilepticus. Zeitschrift für Epileptologie 31(4), 231-232.

Strzelczyk A, Rosenow F (2018) Stufenadaptierte Therapie des Status epilepticus. Neurologie up2date 1(01), 67-79.

Treiman DM, Meyers PD, Walton NY, Collins JF, Colling C, Rowan AJ, Handforth A, Faught E, Calabrese VP, Uthman BM, Ramsay RE, Mamdani MB (1998) A comparison of four treatments for generalized convulsive status epilepticus. Veterans Affairs Status Epilepticus Cooperative Study Group. N Engl J Med 339(12), 792-798.

Trinka E, Cock H, Hesdorffer D, Rossetti AO, Scheffer IE, Shinnar S, Shorvon S, Lowenstein DH (2015a) A definition and classification of status epilepticus–

Report of the ILAE Task Force on Classification of Status Epilepticus. Epilepsia 56 (10), 1515-1523.

Trinka E, Hofler J, Leitinger M, Brigo F (2015b) Pharmacotherapy for Status Epilepticus. Drugs 75(13), 1499-1521.

Trinka E, Leitinger M (2018) Neue Definition und Klassifikation des Status epilepticus – Was ändert sich für die Praxis? Zeitschrift für Epileptologie 31(4), 233-236.

Vignoli A, Bisulli F, Darra F, Mastrangelo M, Barba C, Giordano L, Turner K, Zambrelli E, Chiesa V, Bova S, Fiocchi I, Peron A, Naldi I, Milito G, Licchetta L, Tinuper P, Guerrini R, Dalla Bernardina B, Canevini MP (2016) Epilepsy in ring chromosome 20 syndrome. Epilepsy Res 128, 83-93.

3 Anfälle im Rahmen von Autoimmun-Enzephalitiden und Autoimmun-Epilepsien

Christian G. Bien

Fallbeispiel 3.1

Dieser 49-jährige Patient bemerkte seit Weihnachten zunehmende, anhaltende Gedächtnis- und Konzentrationsstörungen. Er wiederhole z. B. die gleichen Fragen, teilweise könne er sich an Dinge nicht mehr erinnern (z. B. habe er sich nicht mehr daran erinnern können, dass seine Bekannte schon vor mehreren Jahren Oma geworden ist). Auch neue Inhalte konnte er sich nicht mehr merken. Zudem war er schnell erschöpft, schlief früh ein, war ängstlich, antriebslos und schnell reizbar. Es träten seitdem auch immer wieder aus dem Magen aufsteigende Gefühle auf, was über mehrere Stunden angehalten habe. Eine Gastroskopie ging ergebnislos aus. Ein wegen seiner »Verwirrtheit« angefertigtes Hirn-MRT zeigte eine Veränderung im Bereich des rechten Temporallappens (▶ Abb. 3.1A).

Abb. 3.1:
Serielle koronare FLAIR-MRT des Falles 1. Die initial bestehende Signal- und Volumenzunahme des rechten Hippokampus (A) geht nach scheinbarer Normalisierung (B) im Verlauf in eine Hippokampusatrophie rechts über (C, D).

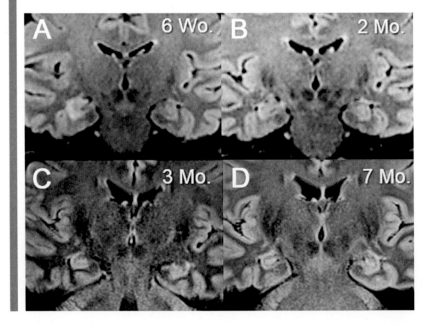

Die weitere Diagnostik in der neurologischen Akutklinik deckte Antikörper gegen Leucine-rich Glioma Inactivated Protein 1 (LGI1) auf. Eine Tumorsuche endete negativ. Es wurde eine Kortison-Therapie und – da man die aufsteigenden Gefühle richtigerweise als bewusst erlebte autonome Anfälle (epigastrische Auren) deutete – eine Therapie mit Levetiracetam begonnen. Die Gedächtnisstörungen nahmen zu, und der Patient verhielt sich aggressiv. Fünf Plasmapheresen und parallel ein rasches Ausschleichen des Kortisons besserten zwar das MRT-Bild (▶ Abb. 3.1B), nicht aber sein Befinden. Der Patient wünschte die Verlegung ins Krankenhaus Mara. Hier wurden auch andere bewusst erlebte autonome Anfälle, nämlich pilomotorische Anfälle (»von den Beinen aufsteigende Schauer«) herausgearbeitet. Insgesamt zu diesem Zeitpunkt zwei Anfälle pro Woche. Testpsychologisch zeigte sich eine Störung des freien Abrufs einer 30 min zuvor gelernten Wortliste. Das MRT zeigt inzwischen eine leichte Hippokampussklerose (▶ Abb. 3.1C). Die LGI1-Antikörper lagen im Serum bei einem Titer von 1:640, im Liquor 1:4, der spezifische Antikörperindex war zu niedrig, um eine intrathekale Synthese der LGI1-Antikörper annehmen zu können. Wir führten Prednisolon 80 mg/d ein, das für vier Wochen beibehalten werden und danach wöchentlich um 10 mg/d reduziert wurde. Parallel begannen wir – im Hinblick auf ein späteres Einsparen von Kortison – mit einer Azathioprintherapie (2,5 mg/d). Die 1.000 mg Levetiracetam pro Tag tauschten wir wegen der mutmaßlichen Nebenwirkung Aggressivität gegen Lacosamid 200 mg/d aus. Bei der Verlaufskontrolle nach vier Monaten berichtete der Patient, direkt nach Entlassung aus der stationären Behandlung anfallsfrei geworden zu sein. Das Prednisolon hatte er soeben selbsttätig abgesetzt. Neuropsychologisch war die Abrufstörung verschwunden. Das MRT war unverändert (▶ Abb. 3.1D). Die LGI1-Antikörper im Serum waren auf 1:80 gefallen. Nach weiteren vier Monaten waren trotz Senkung der Lacosamid-Dosis auf 50 mg/d die Anfälle nicht wiedergekehrt. Das MRT war unverändert. Die neuropsychologische Leistung war unbeeinträchtigt. Der LGI1-Antikörpertiter war auf 1:20 gesunken. Wir empfahlen das Absetzen des Lacosamid und ein Ausschleichen des Azathioprin (200 mg/d) in monatlichen 50-mg-Schritten.

Kommentar: Es handelt sich um eine limbische Enzephalitis mit LGI1-Antikörpern, die zu einer verbalen Neugedächtnisstörung und zu Temporallappenanfällen führte. Unter einer konsequenten Kortison- (und Azathioprin-)Therapie ging der Antikörpertiter stark zurück. Alle Beschwerden klangen ab, die Anfälle sistierten sogar sehr rasch. Eine leichte rechtsseitige Hippokampussklerose blieb zurück. Dieser Patient hat keine Epilepsie, sondern hatte (für mehrere Monate) akut-symptomatische Anfälle.

Fallbeispiel 3.2

Der 38-jährige Patient stellte sich stationär in Mara vor, weil er sich eine Besserung seiner Anfälle erhoffte. Diese traten seit dem Alter von 17 Jahren auf: nicht bewusst erlebten motorische Anfälle (mit Automatismen), getriggert durch das Hören von Musik (musikogene Anfälle, Frequenz 2/

Monat). Außerdem fokale zu bilateralen tonisch-klonischen Anfällen, aus den vorgenannten Anfällen hervorgehend oder aus dem Schlaf heraus auftretend, 2/Monat. Resistenz gegen acht Antikonvulsiva war belegt. Fünf Jahre nach den Anfällen war ein Diabetes mellitus Typ I diagnostiziert worden, später auch eine Zöliakie. MRT und Neuropsychologie waren normal. Das EEG zeigte interiktual und iktual rechts fronto-temporale epilepsietypische Aktivität. Die Semiologie enthielt temporale und frontale Elemente ohne Lateralisationszeichen. Der Patient hatte Antikörper gegen Glutamatdekarboxylase (GAD), Serumtiter 1:81920, Liquortiter 1:128 (keine intrathekale GAD-Antikörpersynthese, Standardliquorbefund unauffällig). Wir beließen die Levetiracetam-Tagesdosis von 3.750 mg (36 µg/ml) und erhöhten das Lacosamid von 200 mg/d (4,3 µg/ml) auf 400 mg/d. Eine Verlaufsuntersuchung fand noch nicht satt.

Kommentar: Der Patient leidet an einer fokalen Epilepsie mit GAD-Antikörpern im Kontext eines polyglandulären Autoimmunsyndroms. Welche Schädigung des Gehirns die Epilepsie unterhält, bleibt offen. Denkbar ist es eine – MR-tomografisch nicht erkennbare – strukturelle Schädigung des Gehirns. Die Anfälle sind musikogen, und sie sind pharmakoresistent. Sie sind nicht eindeutig dem Temporallappen oder Frontallappen zuzuordnen. Kognitiv ist der Patient unbeeinträchtigt. Eine Immuntherapie hielten wir nicht für erfolgversprechend. Für ein epilepsiechirurgisches Vorgehen ergab sich keine hinreichend belastbare lokalisatorische Hypothese.

Das Wichtigste im Überblick

Eine kleine, aber diagnostisch und oft auch therapeutisch dankbare Gruppe von Patienten erleidet Anfälle als Folge eines entzündlichen Prozesses im Gehirn.

Die Diagnose einer Autoimmun-Enzephalitis (mit akut-symptomatischen Anfällen) kann oft schon syndromal gestellt werden. Neurale Antikörper sichern und verfeinern solche Diagnosen. Oft gelingt die Diagnose erst durch den Nachweis spezifischer Antikörper.

Die Autoimmun-Enzephalitiden mit Antikörpern gegen pathogene Oberflächen-Antigene – z. B. den N-Methyl-D-Aspartat-Rezeptor (NMDAR) oder Leucin-rich glioma inactivated 1 (LGI1) – sind im Allgemeinen durch Immuntherapien gut behandelbar mit einer hohen Chance auf Remission der Anfälle.

Erkrankungen, die nicht durch Antikörper, sondern durch T-Zellen mediiert werden (und z. T. – als diagnostische Marker – Antikörper gegen intrazelluläre Antigene aufweisen) sind immuntherapeutisch und antikonvulsiv schwer behandelbar. Es handelt sich um Epilepsien mit Antikörpern gegen Glutamatdekarboylase (GAD) oder onkoneurale Proteine (Hu, Ma2 etc.) oder um Rasmussen-Enzephalitiden. Hier kann eine strukturelle (Mikro-)Schädigung Ursache der Epilepsie sein.

3.1   Einleitung

Häufig haben Patienten mit Autoimmun-Enzephalitiden epileptische Anfälle als ein Erkrankungssymptom. Ein kleiner Teil von Patienten mit rezidivierenden, scheinbar unprovozierten Anfällen erleidet diese aufgrund einer entzündlichen Hirnerkrankung. Diese beruht auf einer pathogenen Wirkung von Autoantikörpern oder einer Hirnschädigung durch das adaptive Immunsystem, durch Antikörper oder durch zytotoxischen T-Zellen.

3.2   Bei welchen Patienten soll man den Verdacht auf immunvermittelte Anfälle stellen?

Hier sind insbesondere die folgenden Konstellationen relevant:

Verdachtsmomente für eine mögliche immunologische Genese von Anfällen

- Beginn rezidivierender Anfälle im Erwachsenenalter ohne unmittelbar plausible Erklärung (schweres Schädelhirntrauma, Tumor oder Schlaganfall in der Vorgeschichte oder im Hirn-MRT zu sichern) plus subakut, d. h. innerhalb von drei Monaten, sich entwickelnder kognitiver oder psychiatrischer Störung.
- Limbische Enzephalitis gemäß den Graus-Kriterien (Graus et al. 2016, ► Kasten 3.2).
- Refraktärer Status epilepticus ohne Erklärung nach Diagnostik über die ersten 48 Stunden (Gaspard et al. 2015).
- Anfälle als Teil einer sich subakut entwickelnden komplexen neuropsychiatrischen Erkrankung, wie sie schon mindestens einmal episodenhaft in der Vorgeschichte aufgetreten sind (Rezidive von Autoimmun-Enzephalitiden).
- Hinweise auf anderweitig unerklärte Enzephalitis im MRT (z. B. mediotemporale Signal- und Volumensteigerung) oder Liquor (Zellzahlerhöhung, autochthone oligoklonale Banden).
- Anfälle nach einer anscheinend ausreichend und erfolgreich antiviral behandelten Herpesenzephalitis im Kontext psychiatrischer und das Verhalten betreffenden Alterationen.
- Faziobrachiale dystone Anfälle.
- Epilepsiebeginn innerhalb von fünf Jahren vor oder nach einer Tumordiagnose. Im Erwachsenenalter sind vor allem kleinzellige Bronchialkarzinome, gynäkologische Tumore und Lymphome für paraneoplastische Syndrome verantwortlich.
- Ätiologisch ungeklärte fokale Epilepsie mit begleitenden Autoimmunerkrankungen.

51

- Pharmakoresistente Epilepsien mit Beginn im Erwachsenenalter mit Hippokampussklerose oder ohne potenziell epileptogene Läsion, bei denen die Ursache unklar ist.

3.3 Welche Untersuchungen?

Bei V. a. immunvermittelte Anfälle: Liquor- und Antikörperdiagnostik

Wenn man bei einem Patienten eine autoimmune Genese seiner Anfälle in Betracht zieht, sollte zusätzlich zu den üblichen Untersuchungen (MRT, EEG, Neuropsychologie) auch eine Liquorpunktion mit Bestimmung neuraler Antikörper in Liquor und Serum erfolgen. Die Antikörperdiagnostik sollte als Paneldiagnostik erfolgen, die Antikörper gegen die folgenden Antigene detektieren kann:

- Onkoneurale Antigene: Hu, -Ma2, -CV2, -Amphiphysin, Delta/Notch-like EGF-related receptor (DNER), Sox1
- N-Methyl-D-Aspartat-Rezeptor (NMDAR)
- Leucine-rich Glioma Inactivated Protein 1 (LGI1)
- Contactin-assoziiertes Protein-2 (CASPR2)
- α-Amino-3-Hydroxy-5-Methyl-4-Isoxazolpropionsäure-Rezeptor (AMPAR)
- γ-Amino-Buttersaure-A-Rezeptor (GABA$_A$R)
- γ-Amino-Buttersäure-B-Rezeptor (GABA$_B$R)
- Dipeptidyl-Peptidase-like Protein-6 (DPPX)
- Glutamatdekarboxylase (GAD)

3.4 Diagnosestellung

Die Diagnose besteht aus Syndrom, assoziiertem Antikörper sowie Ursache.

Die Diagnose ist primär eine syndromale, die durch einen Antikörpernachweis gesichert oder verfeinert wird. Beispiel: »Limbische Enzephalitis« ist die Diagnose des Syndroms. Der Nachweis von LGI1-Antikörpern verheißt eine gute Behandelbarkeit mit Steroiden, während der Nachweis von GAD-Antikörpern den Übergang der Enzephalitis in eine chronische Epilepsie wahrscheinlich macht. Zusätzlich sollte, wenn möglich, die Ursache ermittelt und in der Diagnose angegeben werden (► Fallbeispiel 3.1 und ► Fallbeispiel 3.2).

Akut-symptomatische Anfälle vs. Epilepsie

Bei Antikörpern gegen Oberflächen-Antigene (NMDAR, LGI1, GABA$_B$R u. a.) hat man in der Regel Autoimmun-Enzephalitiden vor sich, in deren Rahmen *akut-symptomatische Anfälle* mit guter Remissionsprognose auftreten, während man bei Erkrankungen, die durch T-Zellen getrieben werden und z. T. durch Antikörper gegen intrazelluläre Antigene diagnostiziert werden (GAD, onkoneurale Antigene, Rasmussen-Enzephalitis) in der Regel *Epilepsien* antrifft.

3.5 Therapie

Das Konzept der First- und Second-Line-Immuntherapien (▶ Hintergrundinformationen 3) verbreitet sich weltweit nicht nur bei der Anti-NMDAR-Enzephalitis, sondern auch für andere Antikörper-definierte Autoimmunenzephalitiden und für Antikörper-negative Autoimmunenzephalitiden, die aufgrund eine Kombination aus klinischen und paraklinischen Befunden diagnostiziert werden (Lee et al. 2016). Wir geben als First-Line-Behandlung bei nicht auf der Intensivstation behandelten Patienten 80 mg Prednisolon pro Tag für vier Wochen und reduzieren dann wöchentlich um 10 mg/d bis zu einer Tagesdosis von 10 mg. Man kann die Besserung vermutlich durch zusätzliche Immunadsorptionen beschleunigen. Wenn wir einen schnellen Effekt anstreben, machen wir in der Regel zehn solcher Behandlungen über drei Wochen (Dogan Onugoren et al. 2016). Nach etwa vier Monaten bewerten wir den Effekt der First-Line-Therapie. Entweder wird dann eskaliert oder die Therapie über weitere sechs Monate langsam beendet.

Bei Nachweis eines paraneoplastischen Syndroms ist die Behandlung des Tumors vordringlich, spricht aber in der Regel nicht gegen eine zusätzliche Immuntherapie.

Man wird in aller Regel auch antikonvulsiv behandeln. Nach einigen Monaten der Anfallsfreiheit, die bei NMDAR- und LGI1-Antikörpern in der Regel rasch eintritt, kann diese Therapie wieder beendet werden.

First-Line- und Second-Line-Therapien

3.6 Outcomebeurteilung

Aus epileptologischer Sicht ist die Ermittlung der Anfallsfrequenz (inklusiver der Anfallsfreiheit) zentral. Das alltagsbezogene Gesamtbefinden wird durch die modifizierte Rankin-Skala beschrieben. Diese liefert breit vergleichbare Daten, die aber wenig Auskunft über die spezifischen Beeinträchtigungen gibt. Daher sind zusätzliche Maße wie standardisierte neuropsychologische Tests, wie sie in der Epileptologie gut etabliert sind, sehr hilfreich. Hinzu tritt die Untersuchung des strukturellen Outcomes mittels serieller MRTs. Durch sie kann man beurteilen, ob z. B. eine persistierende Gedächtnisstörung ihre Ursache in einer hippokampalen Atrophie hat. Langzeit-EEG-Ableitungen können klären helfen, ob ein Patient tatsächlich anfallsfrei geworden ist.

Klinisches Outcome: Anfallssituation, Kognition, psychiatrischer Befund

ParakInisches Outcome: MRT, Neuropsychologie, EEG, Antikörpertiter

Hintergrundinformationen 3

Definitionen

Bei der Mehrzahl der Autoimmun-Enzephalitiden treten innerhalb der ersten Wochen bis Monate epileptische Anfälle auf. Bei den Autoimmun-Enzephalitiden mit Antikörpern gegen Oberflächenantigene (NMDAR, LGI1) verschwinden die Anfälle typischerweise mit dem Abklingen der übrigen Symptome der Autoimmun-Enzephalitis. Innerhalb der Systematik der Anfallsleiden handelt es sich hier also um (akut-)symptomatische Anfälle (Beghi et al. 2010), wobei die Phase mit Anfällen länger dauern kann als bei den anderen typischen Ätiologien akut-symptomatischer Anfälle (Geis et al. 2019; Steriade et al. 2020). Die Autoimmun-Enzephalitiden diagnostiziert man anhand der weltweit akzeptierten Definitionen durch ein internationales Expertenteam aus dem Jahr 2016 (Graus et al. 2016). Diese Erkrankungen heilen oft, jedenfalls bezüglich der Anfälle, völlig aus, was sie von Epilepsien unterscheidet, die ja bestenfalls »abklingen« können (to resolve) (Fisher et al. 2014). Eine langzeitige antiepileptische Behandlung ist bei den durch Autoimmun-Enzephalitiden verursachten Anfällen nicht indiziert. Rezidive der Autoimmun-Enzephalitiden, auch mit erneuten Anfällen, können vorkommen; dies macht keine chronische Erkrankung aus ihnen, da die Rezidive immuntherapeutisch gut behandelbar sind und wiederum eine gute Prognose aufweisen.

Im Unterschied zu diesen »(akut-)symptomatischen immunvermittelten Anfällen« handelt es sich um Epilepsien, wenn die im Zuge einer Autoimmun-Enzephalitis entstandenen Anfälle > 1 Jahr nach Immuntherapiebeginn hinaus persistieren und nicht durch eine protrahierte Autoimmun-Enzephalitis entstehen oder – häufiger – wenn die rezidivierende Anfälle (Geis et al. 2019; Steriade et al. 2020) im Kontext von T-Zell mediierten entzündlichen Erkrankungen auftreten. Diese erkennt man an Antikörpern gegen intrazelluläre Antigene (meist hochtitrige GAD-Antikörper, seltener onkoneurale Antigene wie Hu oder Ma2); auch die Rasmussen-Enzephalitiden gehört in diese Gruppe. Vermutlich trägt eine strukturelle Schädigung durch einen Autoimmunprozess zur Epileptogenese bei. Bei diesen mit Autoimmunprozessen verbundenen, aber nicht durch sie aufrechterhaltenen Epilepsien sind immunologischen Therapien typischerweise wenig bis gar nicht hilfreich. Schwierig kann die Abgrenzung sein, wenn eine Autoimmun-Enzephalitis zu einer Hippokampussklerose geführt hat und in eine chronische Epilepsie übergeht (mit oder ohne freies Intervall), ohne dass die Antikörper ganz verschwunden sind: Handelt es sich dann noch um eine Autoimmun-Enzephalitis oder bereits um eine strukturelle Epilepsie?

Eine Zusammenfassung dieser Gegenüberstellung bietet Tabelle 3.1.

	Symptomatische immunver-mittelte Anfälle	Epilepsien im Gefolge autoimmuner Hirner-krankungen
Erkrankungs-gruppe	Autoimmun-Enzephalitis	Fokale autoimmun-as-soziierte Epilepsien
Phase mit Anfällen	Im Allgemeinen ≤ 1 Jahr	Anhaltend
Zugrundeliegende Antikörper oder Er-krankungen	Antikörper gegen Oberflä-chenantigene (NMDAR, LGI1, CASPR2, $GABA_B R$, mGluR5, DPPX)	Antikörper gegen in-trazelluläre Antigene (GAD, Titer $> 1:500$; onkoneural) Rasmussen-Enzephalitis Chronifizierte Verläu-fe nach Autoimmun-Enzephalitiden
Pathophysiologie	Antikörper-vermittelt Mechanismus der Iktogenese unverstanden	T-Zell-vermittelte strukturelle Hirnschä-digung. Mechanismus der Epi-leptogenese unver-standen
Therapie	Immunologisch (Steroide etc.), meist außerdem mit Antikon-vulsiva	Antikonvulsiv. Epilep-siechirurgie?
Outcome	Anfälle sistieren. Erkrankungen heilen aus (z. T. mit Defektzu-stand und Gedächtnisstörun-gen). Antikonvulsiva können abgesetzt werden.	Therapieresistente Epilepsien

Tab. 3.1: Symptomatische immunvermittelte Anfälle vs. im-munvermittelte Epilepsien (nach Geis et al. 2019 und Steriade et al. 2020)

Häufigkeit von Autoimmun-Enzephalitiden und mit Autoimmunerkrankungen verbundenen Epilepsien

Autoimmun-Enzephalitiden weisen nach einer Studie in Olmsted Coun-ty, Minnesota, USA, eine Inzidenz von 0,8/100.000/Jahr (mit steigender Tendenz aufgrund zunehmend breiter verfügbarer Antikörperdiagnos-tik) und eine Punktprävalenz am 01.01.2014 von 13,7/100.000 auf; diese Zahlen entsprechen in etwa denen infektiöser Enzephalitiden (Dubey et al. 2018). Man kann schätzen, dass drei Viertel der Betroffenen Anfälle erleiden (Irani et al. 2011).

Aus epileptologischer Perspektive existieren die folgenden Zahlen:

Von 124 pädiatrischen fokalen Epilepsiepatienten ohne prima-facie-Hinweisen auf eine Enzephalitis hatte ein Fall (0,8 %) hochtitrige GAD-Antikörper (Borusiak et al. 2016). In einer Serie von 163 erwachsenen Patienten mit Temporallappenepilepsie und einer Erkrankungsdauer > 1 Jahr hatten neun Patienten (5,5 %) Antikörper: gegen GAD (n = 3), LGI1 (n = 2), CASPR2 (n = 2), $GABA_B R$ (n = 1), Ma2 (n = 1) (Elisak et al.

2018). Vermutlich hatten die Patienten mit Oberflächen-Antikörpern eine noch aktive Autoimmun-Enzephalitis. Unter 100 brasilianischen Patienten mit medialer Temporallappenepilepsie und Hippokampussklerose fanden sich zwei mit hochtitrigen GAD-Antikörpern (Nóbrega-Jr et al. 2018).

Im Epilepsie-Zentrum Bethel (Krankenhaus Mara: Akutklinik und Rehabilitationsklinik) wurden zwischen 2012 und 2018 10.109 Patienten stationär behandelt. In dieser Zeit war ein besonderes Interesse der Klinik an dieser Patientengruppe bekannt, sodass ein Teil der folgenden Patienten gezielt zugewiesen wurde. Bei 30 (0,3 %) bestanden definitive Autoimmun-Enzephalitiden mit Anfällen (Antikörper gegen die folgenden Antigene: LGI1, n = 15; NMDAR, n = 9; CASPR2, n = 6); 43 Patienten (0,4 %) hatten Antikörper gegen intrazelluläre Antigene und chronische Epilepsieverläufe (Antigene: GAD, n = 41; Ma2, n = 1; Amphiphysin, n = 1); 60 Patienten (0,6 %) hatten eine Rasmussen-Enzephalitis. Alle diese Fälle zusammen: 133 (1,3 %). Zum Vergleich: Im selben Zeitraum 2012–2018 wurden 664 Patienten (6,6 % aller Mara-Patienten) epilepsiechirurgisch behandelt (CG Bien, unveröffentlichte Daten).

Pathophysiologie

Antikörper gegen Oberflächen-Antigene

Ein NMDAR-Antikörper kreuzvernetzt zwei Rezeptoren. Der so entstehende Komplex wird von der Zelle internalisiert, ohne dass diese zerstört wird. Nach Verschwinden der Antikörper können die NMDAR wieder gebildet werden (Hughes et al. 2010). Für die Entstehung epileptischer Anfälle muss man sich diesen Mechanismus vor allem auf inhibitorischen Interneuronen vorstellen. Auch AMPAR-Ak reduzieren die Rezeptoren auf der Nervenzelloberfläche, ohne die Gesamtdichte exzitatorischer Synapsen herabzusetzen (Peng et al. 2015). Komplizierter ist die Pathophysiologie bei den LGI1-Antikörpern. Ihr Antigen wird sezerniert und bindet von außen an die Nervenzellmembran. LGI1 stabilisiert die Verbindung zwischen ADAM 23 und ADAM 22 in der Nachbarschaft spannungsabhängiger Kaliumkanäle in der präsynaptischen und AMPAR in der postsynaptischen Membran (Benarroch 2012). Die Antikörper stören die Verbindung zwischen ihrem Antigen LGI1 und ADAM 22, was postsynaptisch (auf nicht ganz geklärte Weise) zu einer Reduktion der Dichte von AMPAR führt (Ohkawa et al. 2013, Petit-Pedrol et al. 2018). Die epileptischen Anfälle bei Anti-LGI1-Enzephalitis wären erklärbar, wenn dies vorzugsweise auf inhibitorischen Zwischenneuronen geschähe. Präsynaptische Effekte sind wahrscheinlich ebenfalls vorhanden. Eine solche Antikörper-vermittelte Funktionsstörung erklärt gut das Ansprechen der Anfälle unter Immuntherapie, nicht aber die bleibenden Gedächtnisstörungen durch hippokampale Atrophie, wie sie bei limbischen Enzephalitiden mit LGI1-Antikörpern häufig ist (Finke et al. 2017). Die Untersuchung von Hirnbiopsaten von Patienten mit LGI1- oder CASPR2-Ak zeigte eine irreversible Aktivierung der klassischen Komplementkaskade mit Neuronensterben als Erklärung für diesen irreversiblen Anteil der Pathogenese (Bien et al. 2012, Körtvelyessy et al. 2015).

Antikörper gegen intrazelluläre Antigene

Diese dürften nicht selbst pathogen sein, da sie im lebenden Organismus kaum zu ihren Antigenen vordringen können. Biopsate von Patienten mit Ak gegen onkoneurale intrazelluläre Antigene zeigen alle Elemente einer zyototoxischen T-Zell Attacke gegen Neurone, ohne dass damit das erkannte Antigen bekannt wäre. Bei Biopsaten aus Gehirnen von Patienten mit GAD-Antikörpern ist bislang keine eindeutige Pathogenese erkennbar (Bien et al. 2012).

Rasmussen-Enzephalitis

Auch hier findet sich bioptisch eine zytotoxische T-Zell-Reaktion gegen Neurone (Bien et al. 2002), die durch eine Mikrogliaaktivierung in Gang gebracht wird (Tröscher et al. 2019).

Diagnose

Autoimmun-Enzephalitiden

Diese werden nach den Graus-Kriterien diagnostiziert (Graus et al. 2016). Sie funktionieren wie ein Sieb (▶ Abb. 3.2): Zunächst werden alle infrage kommenden Patienten daraufhin geprüft, ob sie eine *mögliche Autoimmun-Enzephalitis* haben (▶ Kasten 3.1). Passieren Sie dieses Kriterium, so folgt die Prüfung auf die Diagnose *Definitive limbische Enzephalitis* (▶ Kasten 3.2). Der Nachweis eines neuralen Antikörpers dient entweder dazu, eines der Kriterien 1–3 zu ersetzen oder er präzisiert die Diagnose. Wenn es sich nicht um eine limbische Enzephalitis handelt, wird auf eine *Anti-NMDAR-Enzephalitis* geprüft (▶ Kasten 3.3). Scheitert auch diese Prüfung, so wird auf *Hashimoto-Enzephalopathie* (▶ Kasten 3.4) und dann noch ggf. auf eine *Antikörper-negative, aber wahrscheinliche Autoimmun-Enzephalitis* geprüft (▶ Kasten 3.5). Bei dieser letzten Kategorie ist vor allem Punkt 3 zu beachten: Hier werden zwei weitere harte Belege für eine entzündliche Hirnerkrankung gefordert (MRT, Liquor oder Biopsie), was seltener gelingt als man annehmen mag. Insofern bleibt die »Antikörper-negative Autoimmun-Enzephalitis« eine Rarität.

Abb. 3.2:
Flussdiagramm Auto-
immun-Enzephalitiden
(vereinfacht nach
Graus et al. 2016)
Abkürzungen:
AE = Autoimmun-En-
zephalitis, Ak = Anti-
körper, Hashimoto =
Hashimoto-Enzephalo-
pathie, LE = limbische
Enzephalitis, NMDARE
= Anti-N-Methyl-D-
Aspartat-Rezeptor-
Enzephalitis

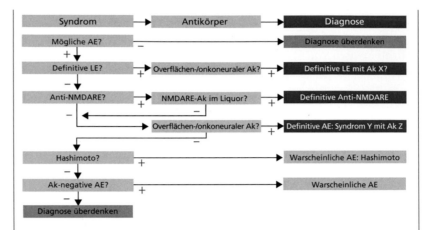

Eine Besonderheit, die sich in den Graus-Kriterien nicht abbildet, sind die faziobrachialen dystonen Anfälle (faciobrachial dystonic seizures, FBDS) mit LGI1-Antikörpern. Die Patienten haben im Median 50 Anfälle der folgenden Semiologie pro Tag: kurze dystone Beugung des Arms im Ellbogengelenk, parallel dazu dystone Verziehung der ipsilateralen Gesichtshälfte. Meist sind die Anfälle einseitig. Wechselnd links- wie rechtsseitige FBDS kommen vor. Unbehandelt geht dieses Krankheitsbild häufig in eine limbische Enzephalitis mit Gedächtnisstörungen über (Thompson et al. 2018)

Autoimmun-assoziierte Epilepsien

Hierfür existieren noch keine allgemeinen diagnostischen Kriterien. Publiziert wurden Diagnosekriterien für paraneoplastische Syndrome (Graus et al. 2004) und für die Rasmussen-Enzephalitis mit einer nachfolgenden Ergänzung (Bien et al. 2005, Olson et al. 2013)

Therapie und Outcome

Autoimmun-Enzephalitiden

Das Ziel ist, den pathogenen immunologischen Prozess zu beenden. Man strebt also die Beseitigung existierender Antikörper und eine Hemmung ihrer Neubildung an. Zur Evaluation von Therapieeffekten orientiert man sich primär am klinischen Verlauf; Antikörpertiter und MRT-Verlaufsuntersuchungen können ergänzende Informationen liefern.

Aufgrund retrospektiver Analysen von Therapieverläufen hat Josep Dalmau das Konzept von First-line- und Second-line-Immuntherapien der Anti-NMDAR-Enzephalitis etabliert (Dalmau et al. 2011). Zu den First-line-Interventionen zählen Steroide, i. v.-Immunglobuline und Apheresverfahren. Bei unzureichender Besserung soll nach Dalmau auf Rituximab (viermal 375 mg/m^2 Körperoberfläche intravenös im Wochenabstand) und/oder Cyclophosphamid (750 mg/m² Körperoberfläche intravenös pro Monat für einige Monate) eskaliert werden.

Patienten mit Anfällen im Rahmen von Autoimmun-Enzephalitiden und NMDAR-, LGI1-oder GABA$_B$R-Antikörpern verlieren ihre Anfälle unter Immuntherapie in der Regel binnen Tagen bis Wochen (de Bruijn et al. 2019, Liu et al. 2017). Die kognitiven und die das Verhalten betreffenden Störungen bei der Anti-NMDAR-Enzephalitis können noch über zwei Jahre besser werden (Titulaer et al. 2013). Bei LGI1-Antikörpern bleibt – wegen der häufig resultierenden Hippokampusatrophie – oft eine episodische Gedächtnisstörung zurück (Malter et al. 2014).

Epilepsien im Gefolge autoimmuner Hirnerkrankungen

Die antikonvulsive und immuntherapeutische Therapie ist in der Regel frustran (Bien and Schramm 2009, Malter et al. 2015, Poepel et al. 2007). Versuche, solche pharmakoresistenten Verläufe epilepsiechirurgisch zu wenden, gelingen bei der Rasmussen-Enzephalitis durch eine funktionelle Hemisphärektomie sehr gut (Bien and Schramm 2009), selten aber bei Patienten mit Temporallappenepilepsien und GAD-Antikörpern oder onkoneuralen Antikörpern (Carreno et al. 2017).

Alle drei müssen erfüllt sein:

1. Subakuter Beginn (schnelle Progredienz über < 3 Monate) von
   - Neugedächtnisdefiziten
   - verändertem mentalem Zustand* oder
   - psychiatrischen Symptomen
2. ≥ 1 der Folgenden:
   - Neue fokale ZNS-Defizite
   - Anfälle, nicht durch ein vorbekanntes Anfallsleiden erklärt
   - Liquor: > 5 Zellen/µl
   - MRT: Enzephalitis
3. Ausschluss alternativer Ursachen

* Bewusstseinsstörung, Lethargie oder Persönlichkeitsveränderung

Kasten 3.1:
Mögliche Autoimmun-Enzephalitis (vereinfacht nach Graus et al. 2016)

Alle vier müssen erfüllt sein:

1. Subakuter Beginn (schnelle Progredienz über < 3 Monate) von
   - Neugedächtnisdefiziten oder
   - Anfällen oder
   - psychiatrischen limbischen Symptomen

Kasten 3.2:
Definitive limbische Enzephalitis (vereinfacht nach Graus et al. 2016)

2. Bilaterale mediotemporal T2-/FLAIR-Läsionen. (PET kann dieses Kriterium erfüllen.)
3. Mindestens einen der folgenden Punkte:
   - Liquorpleozytose (> 5 Zellen/µl)
   - EEG mit epilepsietypischer oder langsamer Aktivität mit Beteiligung des Temporallappens
4. Angemessener Ausschluss alternativer Ursachen*

Der Nachweis eines Antikörpers gegen eine oberflächlich gelegenes, synaptische oder onkoneurales Protein kann eins der Kriterien 1–3 ersetzen.

* Systemische Erkrankungen, die in Form einer limbischen Enzephalitis auftreten können: systemischer Lupus erythematodes, Sjögren-Syndrom, Kikuchi-Fujimoto-Krankheit, Behçet-Krankheit, X-chromosomale lymphoproliferative Erkrankung. Echte Differentialdiagnosen: Herpes-simplex-Enzephalitis, HHV-6-Enzephalitis, Gliom, Status epilepticus, Neurosyphilis, M. Whipple, HIV.

Kasten 3.3:
Anti-NMDAR-Enzephalitis (vereinfacht nach Graus et al. 2016)

Wahrscheinliche Anti-NMDAR-Enzephalitis:

Alle drei müssen erfüllt sein:

1. Rascher Beginn (< 3 Monate) von 4 der 6 folgenden Symptom-Hauptgruppen:
   - Abnormales (psychiatrisches) Verhalten oder kognitive Dysfunktion
   - Sprachstörungen (*pressured speech*, verbale Verarmung, Mutismus)
   - Anfälle
   - Bewegungsstörung, Dyskinesien oder Steifigkeit/abnormale Haltungen
   - Verminderte Bewusstseinslage
   - Autonome Dysfunktion oder zentrale Hypoventilation
2. ≥1 der folgenden Zusatzbefunde:
   - Pathologisches EEG (fokale oder diffuse langsame oder desorganisierte Aktivität, epilepsietypishce Aktivität oder *extreme delta brush*)
   - Liquorpleozytose oder oligoklonale Banden
3. Angemessener Ausschluss alternativer Ursachen

Die Diagnose kann auch bei Vorliegen von drei der oben genannten Symptomgruppen und einem Teratom gestellt werden.

Definitive Anti-NMDAR-Enzephalitis

Die Diagnose kann bei Vorliegen von ≥1 der sechs Symptomgruppen und von NMDAR-IgG-Antikörpern im Liquor gestellt werden bei angemessenem Ausschluss alternativer Ursachen

Alle sechs müssen erfüllt sein:

1. Enzephalopathie mit Anfällen, Myoklonus, Halluzinationen oder Schlaganfall-ähnlichen Episoden
2. Subklinische oder leichte manifeste Schilddrüsenerkrankung (in der Regel Hypothyreose)
3. Hirn-MRT normal oder unspezifisch verändert
4. Serum-Schilddrüsen-Antikörper erhöht (gegen Thyroidea-Peroxidase oder Thyreoglobulin)
5. Fehlen gut charakterisierter neuraler Antikörper in Serum und Liquor
6. Angemessener Ausschluss alternativer Ursachen

Kasten 3.4:
Hashimoto-Enzephalopathie (vereinfacht nach Graus et al. 2016)

Alle vier müssen erfüllt sein:

1. Rasches Fortschreiten (< 3 Monate) von
   • Neugedächtnisdefiziten oder
   • Verändertem mentalem Zustand oder
   • psychiatrischen Symptome
2. Ausschluss gut definierter Syndrome (▶ Kasten 3.2–3.4)
3. Kein Nachweis gut charakterisierter Antikörper in Serum und Liquor und ≥2 der folgenden Kriterien:
   • MRT: Enzephalitis
   • Liquorpleozytose oder intrathekale IgG-Synthese
   • Hirnbiopsie mit entzündlichen Infiltraten und Ausschluss anderer Diagnosen
4. Angemessener Ausschluss alternativer Ursachen

Kasten 3.5:
Antikörper-negative, aber wahrscheinliche Autoimmun-Enzephalitis (vereinfacht nach Graus et al. 2016)

Literatur

Beghi E, Carpio A, Forsgren L, Hesdorffer DC, Malmgren K, Sander JW, Tomson T, Hauser WA (2010) Recommendation for a definition of acute symptomatic seizure. Epilepsia 51:671-675

Benarroch EE (2012) ADAM proteins, their ligands, and clinical implications. Neurology 78:914-920

Bien CG, Bauer J, Deckwerth TL, Wiendl H, Deckert M, Wiestler OD, Schramm J, Elger CE, Lassmann H (2002) Destruction of neurons by cytotoxic T cells: a new pathogenic mechanism in Rasmussen's encephalitis. Annals of Neurology 51:311-318

Bien CG, Granata T, Antozzi C, Cross JH, Dulac O, Kurthen M, Lassmann H, Mantegazza R, Villemure JG, Spreafico R, Elger CE (2005) Pathogenesis, diagnosis and treatment of Rasmussen encephalitis: a European consensus statement. Brain 128:454-471

Bien CG, Schramm J (2009) Treatment of Rasmussen encephalitis half a century after its initial description: Promising prospects and a dilemma. Epilepsy Res 86:101-112

Bien CG, Vincent A, Barnett MH, Becker AJ, Blumcke I, Graus F, Jellinger KA, Reuss DE, Ribalta T, Schlegel J, Sutton I, Lassmann H, Bauer J (2012) Immunopathology of autoantibody-associated encephalitides: clues for pathogenesis. Brain 135:1622-1638

Borusiak P, Bettendorf U, Wiegand G, Bast T, Kluger G, Philippi H, Munstermann D, Bien CG (2016) Autoantibodies to neuronal antigens in children with focal epilepsy and no prima facie signs of encephalitis. Eur J Paediatr Neurol 20:573-579

Carreno M, Bien CG, Asadi-Pooya AA, Sperling M, Marusic P, Elisak M, Pimentel J, Wehner T, Mohanraj R, Uranga J, Gomez-Ibanez A, Villanueva V, Gil F, Donaire A, Bargallo N, Rumia J, Roldan P, Setoain X, Pintor L, Boget T, Bailles E, Falip M, Aparicio J, Dalmau J, Graus F (2017) Epilepsy surgery in drug resistant temporal lobe epilepsy associated with neuronal antibodies. Epilepsy Res 129:101-105

Dalmau J, Lancaster E, Martinez-Hernandez E, Rosenfeld MR, Balice-Gordon R (2011) Clinical experience and laboratory investigations in patients with anti-NMDAR encephalitis. Lancet Neurol 10:63-74

de Bruijn M, van Sonderen A, van Coevorden-Hameete MH, Bastiaansen AEM, Schreurs MWJ, Rouhl RPW, van Donselaar CA, Majoie M, Neuteboom RF, Sillevis Smitt PAE, Thijs RD, Titulaer MJ (2019) Evaluation of seizure treatment in anti-LGI1, anti-NMDAR, and anti-GABABR encephalitis. Neurology 92:e2185-e2196

Dogan Onugoren M, Golombeck KS, Bien C, Abu-Tair M, Brand M, Bulla-Hellwig M, Lohmann H, Munstermann D, Pavenstadt H, Tholking G, Valentin R, Wiendl H, Melzer N, Bien CG (2016) Immunoadsorption therapy in autoimmune encephalitides. Neurol Neuroimmunol Neuroinflamm 3:e207

Dubey D, Pittock SJ, Kelly CR, McKeon A, Lopez-Chiriboga AS, Lennon VA, Gadoth A, Smith CY, Bryant SC, Klein CJ, Aksamit AJ, Toledano M, Boeve BF, Tillema JM, Flanagan EP (2018) Autoimmune encephalitis epidemiology and a comparison to infectious encephalitis. Ann Neurol 83:166-177

Elisak M, Krysl D, Hanzalova J, Volna K, Bien CG, Leypoldt F, Marusic P (2018) The prevalence of neural antibodies in temporal lobe epilepsy and the clinical characteristics of seropositive patients. Seizure 63:1-6

Finke C, Prüss H, Heine J, Reuter S, Kopp UA, Wegner F, Then Bergh F, Koch S, Jansen O, Münte T, Deuschl G, Ruprecht K, Stöcker W, Wandinger KP, Paul F, Bartsch T (2017) Evaluation of Cognitive Deficits and Structural Hippocampal Damage in Encephalitis With Leucine-Rich, Glioma-Inactivated 1 Antibodies. JAMA Neurol 74:50-59

Fisher RS, Acevedo C, Arzimanoglou A, Bogacz A, Cross JH, Elger CE, Engel J, Jr., Forsgren L, French JA, Glynn M, Hesdorffer DC, Lee BI, Mathern GW, Moshe SL, Perucca E, Scheffer IE, Tomson T, Watanabe M, Wiebe S (2014) ILAE official report: a practical clinical definition of epilepsy. Epilepsia 55:475-482

Gaspard N, Foreman BP, Alvarez V, Cabrera Kang C, Probasco JC, Jongeling AC, Meyers E, Espinera A, Haas KF, Schmitt SE, Gerard EE, Gofton T, Kaplan PW, Lee JW, Legros B, Szaflarski JP, Westover BM, LaRoche SM, Hirsch LJ (2015) New-onset refractory status epilepticus: Etiology, clinical features, and outcome. Neurology 85:1604-1613

Geis C, Planaguma J, Carreno M, Graus F, Dalmau J (2019) Autoimmune seizures and epilepsy. J Clin Invest 129:926-940

Graus F, Delattre JY, Antoine JC, Dalmau J, Giometto B, Grisold W, Honnorat J, Sillevis Smitt P, Vedeler C, Verschuuren JJ, Vincent A, Voltz R (2004) Recommended diagnostic criteria for paraneoplastic neurological syndromes. J Neurol Neurosurg Psychiatry 75:1135-1140

Graus F, Titulaer MJ, Balu R, Benseler S, Bien CG, Cellucci T, Cortese I, Dale RC, Gelfand JM, Geschwind M, Glaser CA, Honnorat J, Hoftberger R, Iizuka T, Irani SR, Lancaster E, Leypoldt F, Pruss H, Rae-Grant A, Reindl M, Rosenfeld MR, Rostasy K, Saiz A, Venkatesan A, Vincent A, Wandinger KP, Waters P, Dalmau J (2016) A clinical approach to diagnosis of autoimmune encephalitis. Lancet Neurol 15:391-404

Hughes EG, Peng X, Gleichman AJ, Lai M, Zhou L, Tsou R, Parsons TD, Lynch DR, Dalmau J, Balice-Gordon RJ (2010) Cellular and synaptic mechanisms of anti-NMDA receptor encephalitis. J Neurosci 30:5866-5875

Irani SR, Bien CG, Lang B (2011) Autoimmune epilepsies. Curr Opin Neurol 24:146-153

Körtvelyessy P, Bauer J, Stoppel CM, Bruck W, Gerth I, Vielhaber S, Wiedemann FR, Heinze HJ, Bartels C, Bien CG (2015) Complement-associated neuronal loss in a patient with CASPR2 antibody-associated encephalitis. Neurol Neuroimmunol Neuroinflamm 2:e75

Lee WJ, Lee ST, Byun JI, Sunwoo JS, Kim TJ, Lim JA, Moon J, Lee HS, Shin YW, Lee KJ, Kim S, Jung KH, Jung KY, Chu K, Lee SK (2016) Rituximab treatment for autoimmune limbic encephalitis in an institutional cohort. Neurology 86:1683-1691

Liu X, Yan B, Wang R, Li C, Chen C, Zhou D, Hong Z (2017) Seizure outcomes in patients with anti-NMDAR encephalitis: A follow-up study. Epilepsia 58:2104-2111

Malter MP, Frisch C, Schoene-Bake JC, Helmstaedter C, Wandinger KP, Stoecker W, Urbach H, Surges R, Elger CE, Vincent AV, Bien CG (2014) Outcome of limbic encephalitis with VGKC-complex antibodies: relation to antigenic specificity. J Neurol 261:1695-1705

Malter MP, Frisch C, Zeitler H, Surges R, Urbach H, Helmstaedter C, Elger CE, Bien CG (2015) Treatment of immune-mediated temporal lobe epilepsy with GAD antibodies. Seizure 30:57-63

Nóbrega-Jr AW, Gregory CP, Schlindwein-Zanini R, Neves FS, Wolf P, Walz R, Steindel M, Lin K (2018) Mesial temporal lobe epilepsy with hippocampal sclerosis is infrequently associated with neuronal autoantibodies. Epilepsia 59:e152-e156

Ohkawa T, Fukata Y, Yamasaki M, Miyazaki T, Yokoi N, Takashima H, Watanabe M, Watanabe O, Fukata M (2013) Autoantibodies to epilepsy-related LGI1 in limbic encephalitis neutralize LGI1-ADAM22 interaction and reduce synaptic AMPA receptors. J Neurosci 33:18161-18174

Olson HE, Lechpammer M, Prabhu SP, Ciarlini PD, Poduri A, Gooty VD, Anjum MW, Gorman MP, Loddenkemper T (2013) Clinical application and evaluation of the Bien diagnostic criteria for Rasmussen encephalitis. Epilepsia 54:1753-1760

Peng X, Hughes EG, Moscato EH, Parsons TD, Dalmau J, Balice-Gordon RJ (2015) Cellular plasticity induced by anti-alpha-amino-3-hydroxy-5-methyl-4-isoxazolepropionic acid (AMPA) receptor encephalitis antibodies. Ann Neurol 77:381-398

Petit-Pedrol M, Sell J, Planagumà J, Mannara F, Radosevic M, Haselmann H, Ceanga M, Sabater L, Spatola M, Soto D (2018) LGI1 antibodies alter Kv1. 1 and AMPA receptors changing synaptic excitability, plasticity and memory. Brain 141:3144-3159

Poepel A, Jarius S, Heukamp LC, Urbach H, Elger CE, Bien CG, Voltz R (2007) Neurological course of long-term surviving patients with SCLC and anti-Hu syndrome. J Neurol Sci 263:145-148

Steriade C, Britton J, Dale RC, Gadoth A, Irani SR, Linnoila J, McKeon A, Shao XQ, Venegas V, Bien CG (2020) Acute symptomatic seizures secondary to autoimmune encephalitis and autoimmune-associated epilepsy: Conceptual definitions. Epilepsia 61:1341-1351.

Thompson J, Bi M, Murchison AG, Makuch M, Bien CG, Chu K, Farooque P, Gelfand JM, Geschwind MD, Hirsch LJ, Somerville E, Lang B, Vincent A, Leite MI, Waters P, Irani SR (2018) The importance of early immunotherapy in patients with faciobrachial dystonic seizures. Brain 141:348-356

Titulaer MJ, McCracken L, Gabilondo I, Armangue T, Glaser C, Iizuka T, Honig LS, Benseler SM, Kawachi I, Martinez-Hernandez E, Aguilar E, Gresa-Arribas N, Ryan-Florance N, Torrents A, Saiz A, Rosenfeld MR, Balice-Gordon R, Graus F, Dalmau J (2013) Treatment and prognostic factors for long-term outcome in patients with anti-NMDA receptor encephalitis: an observational cohort study. Lancet Neurol 12:157-165

Tröscher AR, Wimmer I, Quemada-Garrido L, Köck U, Gessl D, Verberk SGS, Martin B, Lassmann H, Bien CG, Bauer J (2019) Microglial nodules provide the environment for pathogenic T cells in human encephalitis. Acta Neuropathol 137:619-635

4 Der therapieschwierige Patient

Christian Brandt

Fallbeispiel 4.1

Eine zum Zeitpunkt der ambulanten Vorstellung 29-jährige Patientin mit einer medialen Temporallappen-Epilepsie seit dem 3. Lebensjahr bei Hippokampussklerose links war elf Jahre zuvor (2003) in unserer Klinik auf eine Monotherapie mit Carbamazepin eingestellt worden. Sie hatte weiterhin bis mehrfach pro Tag fokale, bewusst erlebte pilomotorische Anfälle, in deren Verlauf eine Bewusstseinsstörung einsetzte und Automatismen auftraten. Deshalb war auswärts ambulant die antiepileptische Medikation erweitert worden. Bei der Wiedervorstellung in unserer Klinik nahm sie Carbamazepin retard 900 mg, Valproinsäure 1.200 mg, Lamotrigin 350 mg und Levetiracetam 2250 mg. Es wurde eine Besserung der Anfallsfrequenz auf 2–3 Anfälle pro Monat berichtet, allerdings häufiges Auftreten von Schwindel und Doppeltsehen, verstärkt während der »Pillenpause«, jedoch auch unabhängig davon. Ein Medikamentenserumspiegel lag nicht vor. Die Patientin wurde stationär aufgenommen.

Folgende Serumspiegel wurden bestimmt: Carbamazepin 5,44 µg/ml, Carbamazepin-Epoxid 1,52 µg/ml, Valproinsäure 53,8 µg/ml, Lamotrigin 8,13 µg/ml, Levetiracetam 7,11 µg/ml.

Die Patientin wurde auf eine Kombination aus Lamotrigin (350 mg, 7,7 µg/ml) und Levetiracetam (1.500 mg, 11,3 µg/ml) umgestellt. Die Nebenwirkungen verschwanden, die Anfallsfrequenz änderte sich nicht. Wir verlegten die Patientin auf unsere Station für präoperative Diagnostik. Es wurde dort eine anteriore Temporallappen-Teilresektion links empfohlen. Die Möglichkeit wurde von der Patientin letztlich nicht wahrgenommen.

Bei diesem Fall ergeben sich folgende exemplarische Beobachtungen:

Zahlreiche Patienten mit einer therapieschwierigen Epilepsie werden mit einer medikamentösen Polytherapie behandelt. Dies ist eine verständliche, aber oft problematische Entwicklung. Bei einer Kombinationstherapie müssen Interaktionen beachtet werden, im aktuellen Fall insbesondere zwischen Lamotrigin und Valproinsäure (Valproinsäure führt zu einem Anstieg des Lamotriginspiegels) sowie zwischen Valproinsäure und Carbamazepin (Valproinsäure senkt den Carbamazepinspiegel, führt aber zu einem Anstieg des Metaboliten Carbamazepin-Epoxid) und auch zwischen Carbamazepin und Lamotrigin (der Enzyminduktor Carbama-

---

zepin senkt die Lamotriginkonzentration). Gerade bei Kombinationstherapien kann Therapeutisches Drug-Monitoring zur Therapiesteuerung
hilfreich sein. Während der »Pillenpause« waren die Nebenwirkungen der
antiepileptischen Medikation besonders stark ausgeprägt. Dies ist durch
einen Anstieg der Lamotrigin-Serumkonzentration beim Pausieren des
hormonellen Kontrazeptivums zu erklären. Trotz Vereinfachung der
Kombinationstherapie konnte die Anfallssituation gehalten werden. Die
Medikation wurde besser vertragen.

Fallbeispiel 4.2

Es handelt sich um einen 30-jährigen Patienten mit einer fokalen
Epilepsie unklarer Ursache seit dem 22. Lebensjahr mit fokalen, nicht
bewusst erlebten motorischen Anfällen mit Automatismen und fokal zu
bilateral tonisch-klonischen Anfällen. Der Verlauf war therapieresistent
trotz Einsatz von Lacosamid, Lamotrigin, Levetiracetam, Oxcarbazepin,
Topiramat und Valproinsäure (teils sequenziell, teils in Kombination).
Die Epilepsie war durch häufiges Auftreten von bilateral tonisch-klonischen Anfällen gekennzeichnet. Unter einer Kombination aus 800 mg
Lamotrigin (Serumkonzentration 6,53 µg/ml) und Perampanel 10 mg
(562 ng/ml) traten vier tonisch-klonische Anfälle pro Monat auf. Nach
Zugabe von Brivaracetam 100 mg wurde der Patient unmittelbar anfallsfrei. Perampanel konnte abgesetzt werden. Der Patient ist bislang im
mehrjährigen Verlauf anfallsfrei geblieben.

Die Darstellung dieses Falls soll nicht auf die Wirksamkeit oder Unwirk-
samkeit bestimmter Medikamente hinweisen. Die Schlussfolgerung ist
vielmehr, dass auch bei langjährigem therapieresistentem Verlauf eine
Besserung der Anfallssituation oder sogar Anfallsfreiheit möglich ist. Zu den
statistischen Wahrscheinlichkeiten eines günstigen Verlaufs bei therapieresistenter Epilepsie (▶ Hintergrundinformationen 4, 1. Pharmakoresistenz).

Das Wichtigste im Überblick

Ungefähr 30% der Epilepsien verlaufen therapieresistent. Schwierige
Verläufe sind jedoch nicht nur durch Therapieresistenz geprägt, sondern
auch durch Komorbiditäten und psychosoziale Belange. Wenn Anfallsfreiheit nicht erreicht werden kann, stehen die Verträglichkeit der Medikation
und die Behandlung psychischer Komorbiditäten im Fokus. Bei langjähriger Medikamenteneinnahme ist die Langzeitverträglichkeit zu berücksichtigen. Die Behandlung erfordert die Kenntnis von Arzneimittelwech-
selwirkungen. Der gezielte Einsatz der Serumspiegelbestimmung kann die
Wirksamkeit und Verträglichkeit einer Therapie verbessern. Wie bei
anderen chronischen Erkrankungen auch, unterstützt Patientenselbstmanagement die Lebensqualität. Über Morbidität und Mortalität und ihre
Prävention muss sensibel und korrekt aufgeklärt werden.

4.1 Einleitung, Definitionen

Von einer Arbeitsgruppe der Internationalen Liga gegen Epilepsie (ILAE) wurde eine Definition der pharmakoresistenten Epilepsie (*drug resistant epilepsy*; ältere Begriffe sind »therapierefraktär« oder »medikamentenresistent«) erarbeitet (Kwan et al. 2010).

Therapieresistenz: Versagen von zwei gut vertragenen, adäquat ausgewählten und eingesetzten Antiepileptika

Danach ist eine Epilepsie pharmakoresistent, wenn zwei medikamentöse Therapieversuche gescheitert sind. Diese Versuche müssen »adäquat« sein. Dies bedeutet z. B., dass sie über eine hinreichend lange Beobachtungzeit vorgenommen wurden. Das medikamentöse Therapieschema muss angemessen ausgewählt gewesen sein. Der Einsatz von Carbamazepin bei einer Absence-Epilepsie beispielsweise wäre nicht angemessen. Es wird nicht verlangt, dass es sich um zwei Therapieversuche in Monotherapie handelt. Auch der Einsatz der Medikamente muss angemessen gewesen sein. Der Einsatz einer lediglich niedrigen Medikamentendosis wäre beispielsweise nicht angemessen. Diese ILAE-Definition kann z. B. einen Anhaltspunkt dafür geben, wann ein Patient mit einer fokalen Epilepsie an ein Epilepsiezentrum mit epilepsiechirurgischem Programm überwiesen werden sollte, nämlich dann, wenn seine Epilepsie sich als therapieresistent erwiesen hat.

Andererseits gibt es zahlreiche Situationen, in denen die Epilepsiebehandlung schwierig sein kann, ohne dass diese Definition der Therapieresistenz erfüllt wäre. Dies gilt z. B. dann, wenn multiple Allergien den angemessenen Einsatz eines Antiepileptikums über eine hinreichende Beobachtungsdauer unmöglich machen. Auch Komorbiditäten sind bei der Epilepsiebehandlung relevant und können sie erschweren. Dieser Tatsache trägt das vorliegende Kapitel dadurch Rechnung, dass es den Begriff des »therapieschwierigen« Patienten verwendet. Hierbei handelt es sich nicht um eine klar umrissene Definition, aber um einen Begriff, der typische Behandlungssituationen treffend umschreibt. Selbstverständlich ist nicht damit gemeint, dass der Patient »schwierig« wäre. Man könnte auch von einem therapieschwierigen Verlauf sprechen, aber dies würde einen zeitlichen Längsschnitt implizieren, der nicht unbedingt vorliegen muss. Jedenfalls geht es hier um Situationen und Konstellationen, die eine Berücksichtigung zahlreicher Faktoren erfordern.

Zu den prognostisch ungünstigen Faktoren im Hinblick auf die Entwicklung einer therapieresistenten Epilepsie siehe Kasten 4.1. Die Aussichten, dass Anfallsfreiheit erzielt werden kann, werden desto schlechter, je mehr Antiepileptika bereits vergeblich bei einem bestimmten Patienten eingesetzt wurden (Kwan und Brodie 2000).

Kasten 4.1: Prognostisch ungünstige Faktoren (nach Beghi et al. 2015)

strukturelle Ätiologie
Intelligenzminderung
tonische oder atonische oder fokale Anfälle
früher Epilepsiebeginn

frühere Neugeborenenanfälle
hohe Anfallsfrequenz vor Behandlungsbeginn
hohe Anfallsfrequenz während der Initialbehandlung
ausbleibender Anfangserfolg der Behandlung
neurologische Störungen
längere Zeit bis zum Erreichen einer ersten Remission

4.2 Auswahl eines geeigneten Medikaments

Da sich kein einzelnes Antiepileptikum von den anderen durch eine signi-fikant bessere Wirksamkeit abhebt (jedenfalls nicht bei fokalen Epilepsien), treten andere Gesichtspunkte in den Vordergrund. Antiepileptika unter-scheiden sich nach klinischer Erfahrung durchaus hinsichtlich ihres Ver-träglichkeitsprofils. Hier eröffnet sich eine Möglichkeit zur partizipativen Entscheidungsfindung (*Shared decision making*). Die Auswahl eines geeigne-ten Antiepileptikums richtet sich unter anderem nach Alter, Geschlecht, Lebenssituation und Begleiterkrankungen des Patienten. Auf die geeignete Auswahl von Medikamenten für ältere Menschen mit Epilepsie wird in Kapitel 11 eingegangen. Auch die besonderen Bedürfnisse von Frauen mit Epilepsie werden in einem eigenen Kapitel behandelt (▶ Kap. 8). Das Geschlecht interagiert wiederum mit der Lebenssituation, denn die Medi-kamentenauswahl bei einer jungen Frau mit Epilepsie und Kinderwunsch hat andere Implikationen als bei einer jungen Frau und der Absicht, den Eintritt einer Schwangerschaft zu verhüten. Auch hier wird auf Kapitel 11 verwiesen. Die Präferenzen eines Patienten im Hinblick auf das Verträglich-keitsprofil des von ihm eingenommenen Antiepileptikums können z. B. von der beruflichen Situation abhängig sein. Komorbiditäten spielen eine ganz entscheidende Rolle, auf die im aktuellen Kapitel eingegangen wird.

Die Verfügbarkeit von mehr als 20 Medikamenten zur Epilepsiebehand-lung bietet gerade die Möglichkeit, die Behandlung auf die individuellen Bedürfnisse eines Patienten »maßzuschneidern« (▶ Tab. 4.1).

Substanz	Vorteile	Nachteile
Brivaracetam	Psychiatrische NW vermutlich seltener als unter Levetiracetam	Psychiatrische NW dennoch möglich
Cannabidiol	neue Therapieoption	Wirksamkeit nur für LGS und Dravet-Syndrom nachgewiesen
Carbamaze-pin	Wirksam bei fokalen Epilepsien; langjährige Erfahrung	Enzyminduktion

Tab. 4.1:
Klinische Eigen-schaften der Antiepileptika (nach Brandt 2019)

Substanz	Vorteile	Nachteile
Clobazam	Hoch wirksam	Toleranzentwicklung möglich
Eslicarbaze-pinacetat	Verabreichung einmal täglich möglich	Hyponatriämie
Ethosuximid	Sehr effektiv gegen Absencen	NW: Übelkeit, Singultus
Everolimus	Greift gezielt in den pathophy-siologischen Mechanismus beim Tuberöse Sklerose-Komplex ein	Infekte möglich
Felbamat	Wirksam beim LGS	Potentiell lebensbedrohliche NW: Leberversagen, hämatologisch
Gabapentin	Gut verträglich	Mäßig wirksam
Kaliumbro-mid	Potent gegen TKA	NW: Magengeschwüre, Sedie-rung, Akne
Lamotrigin	Breit wirksam, geringes terato-genes Potential, nicht sedierend	Schwere Hautreaktionen mög-lich
Lacosamid	Wirksam bei fokalen Epilepsien und generalisierten tonisch-klonischen Anfällen	NW: Schwindel, kardial (AV-Block)
Levetiracetam	Breit wirksam, schnelle Eindo-sierung möglich, geringes tera-togenes Potential	Psychiatrische und verhaltens-bezogene NW
Mesuximid	Absencen	NW: Übelkeit
Oxcarbazepin	Wirksam bei fokalen Epilepsien	Hyponatriämie
Perampanel	Potentes AED, besonders gegen TKA, Verabreichung einmal täglich	Psychiatrische und verhaltens-bezogene NW.
Phenobarbi-tal	Potentes AED	Enzyminduktion, NW Sedie-rung
Primidon	Pro-drug von Phenobarbital, auch wirksam gegen Tremor	NW: Gastrointestinal, Verhal-ten
Phenytoin	Potentes AED, i. v. verfügbar	Enzyminduktion, schmales the-rapeutisches Fenster, Kinetik nullter Ordnung (exponentiel-ler Spiegelanstieg bei höheren, im Einzelfall nicht prädizierba-ren Dosen)
Pregabalin	Wirksam bei fokaler Epilepsie und bei Generalisierter Angst-störung und neuropathischem Schmerz	Schwaches AED; Sedierung, Ge-wichtszunahme
Rufinamid	Wirksam gegen Sturzanfälle bei LGS	NW: Sedierung, Appetitmagel, Übelkeit

Tab. 4.1:
Klinische Eigen-
schaften der
Antiepileptika
(nach Brandt 2019)
– Fortsetzung

Substanz	Vorteile	Nachteile
Stiripentol	Orphan drug für das Dravet-Syndrom	Selten bei Erwachsenen eingesetzt, deshalb geringe Erfahrung
Sultiam	Wirksam bei verschiedenen Epilepsien des Kindesalters	Im Erwachsenenalter meist wenig hilfreich
Topiramat	Breit wirksam	Kognitive NW
Valproinsäure	Breit wirksam; synergistisch in Kombination mit Lamotrigin	Darf aufgrund der Teratogenität nicht bei Frauen im gebärfähigen Alter angewendet werden, solange nicht alle anderen Optionen ausgeschöpft wurden; Sedierung, Gewichtszunahme, hepatische und hämatologische Probleme
Vigabatrin	Effektiv bei infantilen Spasmen	Gesichtsfelddefekte
Zonisamid	Breit wirksam, Verabreichung einmal täglich möglich	Kognitive NW

AED = Antiepileptikum; TKA = tonisch-klonischer Anfall; NW = Nebenwirkungen; LGS = Lennox-Gastaut-Syndrom.

Die aktuellen Leitlinien der Deutschen Gesellschaft für Neurologie (DGN) zum ersten epileptischen Anfall und zu Epilepsien im Erwachsenenalter nennen Lamotrigin und Levetiracetam als bevorzugte Mittel der ersten Wahl bei fokaler Epilepsie (Elger und Berkenfeld 2017).

Im Buchkapitel zum Management des ersten epileptischen Anfalls (▶ Kap. 1) wird noch Lacosamid hinzugefügt. Auch wenn sich die genannten Überlegungen der Leitlinien und aus dem Buchkapital auf beginnende Epilepsien richten, soll doch hier daran erinnert werden, denn die günstigen Eigenschaften der Medikamente sind nicht nur für beginnende, sondern auch für therapieschwierige Epilepsien relevant. Die drei genannten Medikamente sind nicht nennenswert enzyminduzierend (Ausnahme bezüglich Lamotrigin und hormoneller Kontrazeption, hier kann eine Wirkungsabschwächung nicht ausgeschlossen werden). Enzyminduktoren bieten nicht nur Nachteile im Hinblick auf Wechselwirkungen zwischen Antiepileptika bzw. zwischen Antiepileptika und Begleitmedikamenten (▶ Kap. 4.11), sondern erhöhen auch das Osteoporoserisiko und das Risiko einer arteriellen Atheromatose (Brodie et al. 2013). Außerdem haben die drei genannten Medikamente (Lamotrigin, Levetiracetam und Lacosamid) ein günstiges kognitives Verträglichkeitsprofil.

Enzyminduktoren
möglichst vermeiden.

4.3   Mono- versus Kombinationstherapie

Eine Epilepsiebehandlung erfolgt zu Beginn mit einer Monotherapie, also mit der Verabreichung eines einzigen Antiepileptikums. Auch im Verlauf sollte die Zahl der gleichzeitig verabreichten Antiepileptika geringgehalten werden, wobei das Ziel der Monotherapie in Anbetracht der guten Kombinierbarkeit der heute verfügbaren modernen Antiepileptika nicht mehr dogmatisch gesehen wird. Unserem spezialisierten Zentrum werden viele Patienten bereits mit einer Mehrfachkombination von Antiepileptika zugewiesen. Damit ist häufig das Erreichen einer Monotherapie kein realistisches Ziel mehr, da dies monatelange medikamentöse Umstellungen nach sich ziehen würde. Eine Verringerung der Zahl der Antiepileptika bzw. des »drug load« ist oft ein sinnvolles Ziel bei einer therapieresistenten Epilepsie.

Mit der Zahl der verfügbaren Antiepileptika stieg in den 90er-Jahren des 20. Jahrhunderts das Bedürfnis nach einer »rationalen Polytherapie«. Aus theoretischen Erwägungen ist sicher die Kombination von Antiepileptika mit unterschiedlichen Wirkmechanismen sinnvoll. So erscheint es zunächst einleuchtend, dass nicht unbedingt zwei Medikamente mit dem Wirkmechanismus der Natriumkanalblockade, z. B. Carbamazepin und Phenytoin, kombiniert werden sollten. Sicher wird man auch hier immer wieder Einzelfallbeispiele eines günstigen Verlaufs unter dieser Kombination finden. Die Studienevidenz für besonders geeignete Kombinationstherapien, die im Idealfall eine sog. supraadditive Wirkung entfalten sollen, ist allerdings gering. Die Kombination von Carbamazepin und Valproinsäure wird immer wieder empfohlen, ist nach klinischer Erfahrung auch durchaus wirksam, allerdings nebenwirkungsträchtig. Dies liegt daran, dass Valproinsäure die Carbamazepin-Konzentration im Serum senkt, die des Metaboliten Carbamazepin-Epoxid aber erhöht. Vor diesem Hintergrund erscheint eher die Kombination aus Valproinsäure und Oxcarbazepin sinnvoll, da Letzteres nicht zu einem Epoxid metabolisiert wird. Gut dokumentiert ist die Nützlichkeit der Kombination von Valproinsäure und Ethosuximid bei Absencen, außerdem die von Lamotrigin und Valproinsäure bei verschiedenen Epilepsie- bzw. Anfallsformen.

4.4   Retardpräparate in der Epilepsiebehandlung

Zahlreiche Antiepileptika sind nicht nur als Präparate mit unmittelbarer Freisetzung verfügbar, sondern auch als Retardpräparate. Diese zeichnen sich durch eine verzögerte oder modifizierte Freisetzung aus. Die Studienlage zur Wirksamkeit und Verträglichkeit von Retardpräparaten im Vergleich zu den korrespondierenden Präparaten mit unmittelbarer Freisetzung ist überschaubar (Brandt und May 2018). Insbesondere bei Antiepileptika mit kurzen Halbwertszeiten bieten Retardpräparate aber zumindest einen theoretischen Vorteil, der sich vielfach in der klinischen Praxis bestätigt. Siehe Tabelle 4.2 zu Eigenschaften derzeit verfügbarer Retardpräparate. Die verzögerte Freisetzung eines Medikaments dient der Aufrechterhaltung einer möglichst konstanten Serumkonzentration. Damit kann z. B. die Einnahme in einer täglichen Einmalgabe oder in einer Zweifachverteilung gegenüber einer Mehrfachverteilung möglich seien. In den Fällen, in denen die Wirksamkeit eines Antiepileptikums an einen bestimmten Serumspiegel gebunden ist, kann eine Retardformulierung dazu beitragen, diesen aufrecht zu erhalten. Sofern die Nebenwirkungen eines Antiepileptikums abhängig von der Serumkonzentration (»Spitzenspiegel«) sind, kann die »geglättete« Konzentrationskurve im Tagesverlauf bei einem Retardpräparat zur Verbesserung der Verträglichkeit des Medikaments beitragen.

> Retardpräparate sind besonders bei Medikamenten mit kurzer Halbwertszeit hilfreich.

Im klinischen Alltag trifft dies insbesondere für Carbamazepin, Oxcarbazepin und Valproinsäure zu, die in nicht retardierten und retardierten Formulierungen verfügbar sind. Die Therapieadhärenz, also in diesem Fall die Einnahmetreue, kann erhöht werden, wenn ein Medikament nicht dreimal, sondern zweimal am Tag eingenommen werden muss. Ob eine Einmalgabe die Adhärenz noch weiter verbessert, ist noch ungeklärt. In einer eigenen Studie mit Patienten, die unter Lacosamid in Zweifach-Verteilung serumspiegelabhängige Nebenwirkungen zeigten, wurden diese teilweise durch einen Übergang auf eine Dreifach-Verteilung gebessert (Sattler et al. 2011). Diese Daten lassen den Schluss zu, dass eine Retard-Formulierung von Lacosamid, die unserer Kenntnis nach nicht verfügbar ist, hilfreich sein könnte.

AED	Eliminations-halbwertszeit	Wirksamkeit oder Verträg-lichkeit mit Serumkonzen-tration assozi-iert	Dosierungs-frequenz des Retardpräpar-ats	Vorteile des Retardpräpa-rats nach klini-scher Erfah-rung und Studienlage
Carbamazepin	12–22 h (↓ mit EI)	Ja	2x tgl.	Ja
Gabapentin*	4,5–8 h	?	1x tgl.	Fraglich
Lamotrigin*	24–37 h (↓ mit EI)	Ja	1x tgl.	Ja
Levetiracet-am*	6–8 h (↓ mit EI)	?	1x tgl.	Fraglich
Oxcarbazepin	10-OH-CBZ: 8–20 h (↓ mit EI)	Ja	1x tgl.	Ja

Tab. 4.2: Retardpräparate der AED

AED	Eliminations-halbwertszeit	Wirksamkeit oder Verträg-lichkeit mit Serumkonzen-tration assozi-iert	Dosierungs-frequenz des Retardpräpar-ats	Vorteile des Retardpräpa-rats nach klini-scher Erfah-rung und Studienlage
Phenytoin*	13–29 h (abhängig von der Kon-zentration)	Ja	1x oder 2x tgl.	Fraglich
Topiramat*	20–32 h (↓ mit EI)	Ja	1x tgl.	Ja
Valproinsäure	10–18 h (↓ mit EI)	Ja	2x tgl.	Ja

* Bislang in Deutschland nicht verfügbar

4.5 Die therapieschwierige generalisierte Epilepsie

Idiopathische generalisierte Epilepsien haben generell eine günstigere Prognose als fokale Epilepsien. Remissionsraten können je nach Syndrom um die 90 % betragen (Gomez-Ibanez et al. 2017). Wenn sich dennoch ein therapieschwieriger Verlauf einstellt, steht man vor der Schwierigkeit, dass unter den verfügbaren Antiepileptika nur ein kleiner Teil zur Behandlung generalisierter Epilepsien geeignet ist. Es handelt sich um Kaliumbromid, Lamotrigin, Levetiracetam, Mesuximid, Perampanel, Phenobarbital, Primidon, Topiramat, Valproinsäure und Zonisamid. Ethosuximid ist zur Behandlung von Absencen geeignet. Neuerdings erwies sich Lacosamid als wirksam gegen tonisch-klonische Anfälle bei Patienten mit idiopathisch-generalisierter Epilepsie (Vossler et al. 2020).

Insbesondere vor dem Hintergrund dieser begrenzten Zahl der geeigneten Medikamente ist es wichtig, beim therapieresistenten Verlauf einer generalisierten Epilepsie mangelnde Compliance als Ursache von Anfällen auszuschließen, außerdem auf eine mögliche Beeinflussung der Anfallssituation durch den Lebensstil hinzuweisen. Die Einhaltung eines regelmäßigen Schlaf-Wachrhythmus und ein allenfalls sehr geringer Alkoholkonsum oder sogar der Verzicht auf Alkohol können wichtig sein.

4.6 Benzodiazepine in der Behandlung einer schwierigen Epilepsie

An dieser Stelle soll es nicht um den Einsatz eines Notfallmedikaments zur akuten Unterbrechung einer Anfallsserie oder eines Status epilepticus gehen, also insbesondere nicht um den buccalen oder nasalen oder parenteralen Einsatz von Benzodiazepinen. Hier geht es um den oralen Einsatz von Benzodiazepinen. Dabei ist zwischen einer kurzzeitigen und einer längerfristigen Anwendung zu unterscheiden. Im Verlauf einer therapieschwierigen Epilepsie kann es immer wieder zu passageren Schwankungen der Anfallsfrequenz, insbesondere also zu Anfallshäufungen kommen. Ursachen können Fehleinnahmen von Medikamenten oder Infekte sein, in vielen Fällen lässt sich aber die Ursache nicht herausfinden. Gerade bei sehr therapieschwierigen Verläufen mit häufigen Anfällen sollte nicht vorschnell das Behandlungsregime gewechselt werden. Wenn es ohnehin zu Spontanschwankungen der Anfallsfrequenz kommt, werden sich diese nicht durch einen Wechsel des Behandlungsregimes durchgreifend bessern lassen. In solchen Fällen kann eine kurzfristige Benzodiazepin-Gabe sinnvoll sein, also bei einem normalgewichtigen Patienten z. B. die Verabreichung von 2 x 10 mg Clobazam für 7–10 Tage. Auch kann im Einzelfall mit einem Patienten besprochen werden, eine einmalige Dosis eines Benzodiazepins zur Vorbeugung von Anfallsserien einzusetzen, z. B. vor einer Flugreise oder bei einer anderen Gelegenheit, bei der das Auftreten von Anfällen möglichst vermieden werden soll. Von diesen Indikationen abzugrenzen ist die Frage nach einer Benzodiazepin-Dauertherapie. Insbesondere in den USA und Kanada werden Benzodiazepine auch in der Dauertherapie schwieriger Epilepsieformen, z. B. beim Lennox-Gastaut-Syndrom, verabreicht. Ursächlich für die traditionell in Europa verwurzelte Abneigung gegenüber einer Benzodiazepin-Dauertherapie ist die Befürchtung, dass es zu einer Toleranzentwicklung, also zu einem Wirkverlust der initial in aller Regel gut wirksamen Medikamente kommen könnte.

4.7 Verträglichkeit und Nebenwirkungen von Antiepileptika

Akute Nebenwirkungen treten in der Regel zu Behandlungsbeginn oder nach Dosissteigerungen auf. Sie remittieren in der Regel, wenn die Dosis wieder reduziert wird. Ein Beispiel dafür sind zerebelläre Nebenwirkungen bei Carbamazepin, Phenytoin, Lamotrigin und anderen Antiepileptika. Weitere Beispiele sind z. B. Müdigkeit oder Tremor bei Valproinsäure. Das

73

Auftreten dieser Nebenwirkungen spielt eine Rolle beim Konzept des sogenannten Ausdosierens einer antiepileptischen Medikation. Hierbei wird die Dosis eines Medikaments, idealerweise in Monotherapie, schrittweise erhöht bis zum Erreichen von Anfallsfreiheit oder der individuellen Nebenwirkungsgrenze. Dieses Verfahren wird unterstützt durch die Bestimmung der Medikamentenkonzentration im Serum (Therapeutisches Drug-Monitoring), mit dem der mögliche Aufdosierungsspielraum abgeschätzt wird. Bei diesem Vorgehen ist eine gründliche Befragung und engmaschige Beobachtung des Patienten wichtig, damit es nicht unbeabsichtigt zu einer chronischen Überdosierung kommt. Anhaltspunkte für die Referenzbereiche finden sich in Tabelle 4.4. Die Kooperations- und Introspektionsfähigkeit des Patienten beeinflusst das Vorgehen bei der Aufdosierung. Mit einem Patienten, der auch subtile Nebenwirkungen gut angeben kann, kann man eher eine Aufdosierung bis zur Nebenwirkungsgrenze besprechen als mit einem Menschen mit geistiger Behinderung, der vielleicht durch Nebenwirkungen beeinträchtigt ist, dies aber nicht äußern kann. Bei einer Monotherapie kann man die Dosis meist stärker erhöhen als bei einer Kombinationstherapie. Lacosamid wird in Kombination mit Natriumkanalinhibitoren oft nur in einer geringeren Dosis vertragen als in Monotherapie oder in Kombination mit Medikamenten mit anderen Wirkmechanismen. Lamotrigin und Valproinsäure lassen sich gut miteinander kombinieren, aber man kann in der Regel nur eines der beiden Medikamente aufdosieren. Wir wählen oft eine Valproinsäurekonzentration um 30 µg/ml und Lamotrigin 8 µg/ml. Die relevante Nebenwirkung, die eine individuelle Überdosierung anzeigt, ist in der Regel der Halte- und Intentionstremor, nicht aber eine kognitive Beeinträchtigung, da die Valproinsäurekonzentraion niedrig ist (unterhalb des »therapeutischen Bereichs«). Wenn dies nicht zum Erfolg führt, kann man nach klinischer Erfahrung die Relationen umkehren und Valproinsäure um 60–80 µg/ml und Lamotrigin bei 4 µg/ml einstellen.

Die Verträglichkeit der Medikation beeinflusst entscheidend die Lebensqualität.

Das Engwinkelglaukom ist eine seltene, aber sehr schwerwiegende idiosynkratrische Reaktion, z. B. auf Topiramat. Chronische Effekte, die mit der kumulativen Exposition zusammenhängen, werden aufgrund einer schleichenden Entwicklung unter Umständen nur verzögert oder erschwert festgestellt. Beispiele sind Gewichtsveränderungen, z. B. Gewichtsverlust unter Topiramat, Zonisamid oder Felbamat oder Rufinamid oder Gewichtszunahme unter Valproinsäure, Pregabalin, Vigabatrin. Enzyminduktoren, aber auch Valproinsäure stellen Risikofaktoren für die Entwicklung einer Osteoporose dar. Zu den verzögerten Effekten zählen teratogene Effekte. Pharmakokinetische und pharmakodynamische Interaktionen können ebenfalls zu unerwünschten Wirkungen führen. Ein Beispiel ist das Auftreten von zerebellären Nebenwirkungen bei Zugabe von Lacosamid zu einem Natriumkanalblockierenden Basis-Antiepileptikum. Hier ist ein wichtiges Therapieprinzip zu beachten: Gibt man beispielsweise aufgrund einer mangelnden Wirkung zu einem Antiepileptikum in Monotherapie ein weiteres hinzu und kommt es dann zu Nebenwirkungen, sollte in der Regel nicht das neue Medikament wieder abgesetzt, sondern die Dosis des zuerst gegebenen Antiepileptikums reduziert werden.

Es gibt verschiedene Möglichkeiten, die Verträglichkeit von Antiepileptika zu erfassen. Die am wenigsten effektive Möglichkeit ist, auf Spontanangaben der Patienten zu reagieren. Eine höhere Rate an Nebenwirkungen wird aufgedeckt, wenn explizit nach bestimmten Nebenwirkungen gefragt wird. Hierbei kann man sich auf typische Nebenwirkungen unter den eingesetzten Antiepileptika beziehen, z. B. indem bei Lamotrigin explizit nach zerebellären Nebenwirkungen gefragt wird oder bei Levetiracetam nach solchen im Bereich von Affekt und Verhalten oder bei Topiramat und Zonisamid nach möglichen Wortfindungsstörungen. Eine symptombezogene Untersuchung (Blickrichtungsnystagmus? Tremor?) ist dabei obligat. Eine sehr sensitive Methode, die Verträglichkeit einer antiepileptischen Medikation zu erfassen, ist der Einsatz eines strukturierten Fragebogens wie des Fragebogens zur Erfassung von Nebenwirkungen antiepileptischer Therapie (FENAT) (May et al. 2009). Dieser Fragebogen ist unter www.epilepsieforschung.de zum Download verfügbar.

Grundsätzlich sollte ein aktives Verträglichkeitsmonitoring erfolgen. Dies bezieht sich insbesondere auf das Auftreten kognitiver Störungen. Hilfreich ist hierbei die kurzgefasste neuropsychologische Untersuchung EpiTrack® (Lutz und Helmstaedter 2005).

Zu weiteren Instrumenten für Screening und Verlaufskontrolle bezüglich psychischer Symptome verweisen wir auf Kapitel 10. Ein aktives Verträglichkeitsmonitoring ist zeitaufwendig. Mithilfe der genannten Instrumente kann die Zeit aber ökonomisch genutzt werden.

Interdisziplinäre Zusammenarbeit ist erforderlich, z. B. mit Orthopäden und Radiologen im Hinblick auf die mögliche Entwicklung einer Osteopenie oder Osteoporose oder mit Frauenärzten im Hinblick auf hormonelle Auswirkungen von Antiepileptika, z. B. polyzystische Ovarien unter Valproinsäure.

Bei Männern sollte gezielt nach der Entwicklung einer erektilen Dysfunktion nach einer Änderung der antiepileptischen Medikation gefragt werden. Die entsprechenden Symptome werden oft nicht spontan genannt.

4.8 Berücksichtigung der Komorbidität

Epilepsie ist eine multidimensionale Erkrankung. Es spielen nicht nur die Anfälle eine Rolle, sondern auch psychosoziale Belange, Stigmatisierung, Auswirkungen auf Beruf und Kraftfahreignung, Morbidität (Verletzungen) und Mortalität. Außerdem sind Begleiterkrankungen des Patienten zu berücksichtigen. Hier liegen vielfältige Wechselwirkungen vor. Ein hohes Körpergewicht hat Auswirkungen auf die Wahl der Medikation. So wird man bei einem bereits übergewichtigen Patienten in der Regel kein Antiepileptikum wählen, das mit einer Gewichtszunahme verbunden sein kann wie z. B. Valproinsäure. Eine Osteoporose kann bedingt sein durch langjährigen Einsatz enzyminduzierender Antiepileptika oder von Valpro-insäure, aber auch durch spezielle Syndrome wie das Down-Syndrom oder durch mangelnde körperliche Aktivität. Auch wenn der Lebensstil nur in wenigen Fällen, insbesondere bei idiopathisch generalisierten Epilepsien, Auswirkungen auf die Anfallssituation hat, sind doch Fragen des Lebensstils ganz entscheidend für die allgemeine Gesundheit.

Der Lebensstil wirkt sich auf die allgemeine Gesundheit von Menschen mit Epilepsie aus.

Sport fördert die allgemeine Gesundheit, wirkt sich positiv auf die Stimmung aus und fördert die Integration. Gerade bezüglich sportlicher Aktivitäten ist eine gründliche Beratung erforderlich. Keineswegs sollte aufgrund einer Epilepsie grundsätzlich vom Sport abgeraten werden. Andererseits sind bei einigen Sportarten Besonderheiten zu bedenken, je nach Anfallssituation muss von der Ausübung bestimmter Sportarten abgeraten werden.

In unserer Klinik wurde eine Broschüre mit entsprechenden Handreichungen erstellt (Dröge et al. 2011). Die Broschüre ist über die Stiftung Michael (www.stiftung-michael.de) als Download erhältlich. Eine Besonderheit dieser Broschüre stellt die Verwendung von Gefährdungskategorien dar, die sich an denjenigen orientieren, die bei der beruflichen Beurteilung bei Epilepsie und nach erstem epileptischem Anfall (DGUV Information 250-001) verwendet werden. Diese Kategorien berücksichtigen die Gefährdungsprofile einzelner Anfallsarten (z. B. ausschließlich Auren ohne weitere Beeinträchtigungen, motorische Phänomene, Beeinträchtigungen von Bewusstsein und Handlungsfähigkeit, Sturz, unangemessene Handlungen, aber auch Schutzmöglichkeiten durch eine verlässliche Aura) und die Anfallshäufigkeit in Kategorien von weniger als einem Anfall in fünf Jahren bis hin zu einem Anfall oder mehr im Monat. Auch das ausschließliche Auftreten von Anfällen aus dem Schlaf heraus über einen Beobachtungszeitraum von mindestens drei Jahren wird berücksichtigt. Dann werden einzelne Sportarten von alpinem Klettern bis zu Windsurfen betrachtet. Anhand der genannten Risikokategorien werden Empfehlungen ausgesprochen (keine gesundheitlichen Bedenken, möglich in Abhängigkeit von individueller Situation, abzuraten). Grundsätzlich keine Bedenken bestehen gegenüber Sportarten wie Basketball, Fußball, Hand- oder Volleyball, Judo, Squash, Tennis, Badminton, Tanzen oder Aerobic. Eine Neuauflage der Broschüre ist in Vorbereitung

4.9 Therapiekontrolle und Therapeutisches Drug-Monitoring

Wie in anderen Bereichen der Medizin auch, müssen Parameter für eine erfolgreiche Behandlung definiert und kontrolliert werden. Der wichtigste Erfolgsparameter bei der Epilepsiebehandlung ist das Erreichen von Anfallsfreiheit oder das Erzielen einer relevanten Besserung der Anfallsfrequenz bzw. der Anfallsschwere. Das Auftreten von Anfällen muss in einem Anfallskalender dokumentiert werden. Auch wenn aus Studien in einem präoperativen Setting, also auf einer Video-EEG-Monitoring-Einheit, bekannt ist, dass Patienten lediglich einen Teil ihrer Anfälle mitbekommen bzw. dokumentieren, ist dennoch die Dokumentation der Anfälle, die bemerkt werden, wichtig. Insbesondere geht es ja um Veränderungen von Anfallsfrequenzen nach Therapieinitiierung oder nach dem Wechsel des medikamentösen Regimes. Auch wenn möglicherweise bei der Anfallsdokumentation ein systematischer Fehler vorliegt, kann doch der Längsschnittvergleich wichtige Aufschlüsse geben. Es ist zu bedenken, dass sich bei therapieschwierigen Epilepsien irgendwann die Frage stellt, ob ein neues Medikament trotz eingeschränkter Erfolgsaussichten in die Therapie eingeführt werden soll oder ob es sinnvoll sein kann, auf ein Medikament oder auf eine Medikamentenkombination zurückzugehen, unter dem bzw. unter der in der Vergangenheit ein relativer Erfolg erzielt werden konnte. Dies kann man nur dann beurteilen, wenn eine möglichst gründliche Anfallsdokumentation vorliegt. Nach einigen Jahren wird man sonst im Rückblick lediglich ein nicht verifizierbares Gefühl vermittelt bekommen.

Das Führen des Anfallskalenders sollte vom Arzt oder einer Epilepsiefachkraft mit dem Patienten oder seinen Angehörigen besprochen werden. Es ist wichtig, sinnvolle Symbole festzulegen, die einzelne Anfallsarten kennzeichnen.

Der Verlauf der Anfallssituation im Längsschnitt muss in Beziehung gesetzt werden zur Therapietreue des Patienten (Compliance, Adhärenz). Wichtigste Ursache für das Auftreten von Rezidivanfällen bei zuvor bestehender Anfallsfreiheit ist eine fehlerhafte Medikamenteneinnahme (Specht et al. 2003). Wenn Anfälle auftreten, aber eine fehlende Adhärenz nicht entdeckt wird, führt dies zur fehlerhaften Einschätzung, dass die Epilepsie des betreffenden Patienten therapieresistent verläuft. In diesem Fall wird man unnötig einen Medikamentenwechsel vornehmen. Auch vor dem Hintergrund der Therapieadhärenz ist es wichtig, Patienten sorgfältig im Hinblick auf die Verträglichkeit der antiepileptischen Medikation zu befragen und sie auch bei Initiierung einer Therapie über mögliche Nebenwirkungen aufzuklären. Im Alltag kommt es immer wieder zu der Situation, dass Patienten aufgrund von Nebenwirkungen die Medikation nicht korrekt einnehmen, bei weiteren Anfällen wird dann die verordnete Dosis erhöht, die Nebenwirkungen verstärken sich und die Compliance lässt weiter nach. Auch wenn die Bedeutung der routinemäßigen Bestimmung der Serumkonzentration der Antiepileptika bei neueren Medikamenten geringer ist im Vergleich zu älteren, ist die Serumspiegeluntersuchung nach Anfallsrezidiv ein wichtiges Mittel der Therapiekontrolle.

> Mangelnde Adhärenz kann Therapieresistenz vortäuschen.

Therapeutisches Drug-Monitoring (TDM), also die Bestimmung der Konzentration von Medikamenten im Serum oder anderen Körperflüssigkeiten, gehört seit mehr als 40 Jahren zum klinischen Alltag. Es gibt eine Diskussion, ob z. B. bei neueren Antiepileptika Serumspiegelbestimmungen überflüssig sind. Auch ökonomische Überlegungen spielen hier eine Rolle. Die Diskussion muss sich am klinischen Nutzen der Methode orientieren. Damit aus der Serumkonzentration eine sinnvolle Aussage zu Wirksamkeit oder Verträglichkeit gewonnen werden kann, muss es sich um ein Medikament mit reversibler Wirkung, ohne Wirkmetaboliten (ggf. muss deren Serumkonzentration eigenständig gemessen werden) und mit einer Beziehung zwischen Serumkonzentration und klinischer Wirkung handeln (Brandt 2019). Die Indikationen für TDM ist also differenziert für die einzelnen Medikamente zu betrachten (▶ Tab. 4.3).

Tab. 4.3: Indikationen zum Therapeutischen Drug Monitoring (TDM) der modernen Antiepileptika (adaptiert nach Brandt und May 2011)

	BRV	ESL	FBM	GBP	LCM	LTG	LEV	OXC	PER	PGB	RUF	STP	TGB	TPM	VGB	ZNS
Behandlungsinitiierung	+					+	+		+	+	+					
Postiktual/bei NW	+	+	+	+	+	+	+	+	+	+	+	+	+	+		+
V. a. Intoxikation	+	+	+	+	+	+	+	+	+	+	+	+	+	+	+	+
Adhärenz/Fehleinnahme	+	+	+	+	+	+	+	+	+	+	+	+	+	+	+	+
Wachstum/Gewichtsveränderung	?	+	+	+	+	+	+	+	?	+	+	+	+	+		+
Schwangerschaft	?	+	?	?	?	+	+	+	?	+	+	?	?	+	?	+
Interaktionen	+	+	+		+	+	+	+	+	+	+	+	+			+
Nieren-/Leberinsuffizienz	+	+	+	+	+	+	+	+	+	+	+		+	+		+
Non-lineare Kinetik				+								+	+			?

»+«: TDM ist indiziert. »?«: Keine hinreichenden Daten, aber TDM sollte unserer Ansicht nach erfolgen.

Grundsätzlich gibt es beim TDM einige Fallstricke. Zunächst einmal gibt es Missverständnisse um den Begriff des »therapeutischen Bereichs«. Er bezeichnet – sinnvoll eingesetzt – den Bereich der Serumkonzentration, innerhalb dessen eine Mehrheit von Patienten einen Therapieerfolg erlebt ohne gleichzeitig auftretende intolerable Nebenwirkungen (Brandt und May 2011). Anhaltspunkte dafür finden sich in Tabelle 4.4. Im klinischen Alltag ist zu berücksichtigen, dass ein Therapieerfolg auch bei Serumkonzentrationen unterhalb des therapeutischen Bereichs erzielt werden kann. In diesem

Fall muss nicht zwangsläufig die Dosis des Antiepileptikums erhöht werden, um den therapeutischen Bereich zu erreichen. Andererseits handelt es sich auch noch nicht um ein Therapieversagen, wenn die Serumkonzentration oberhalb des therapeutischen Bereichs liegt und die Anfallssituation noch nicht befriedigend ist. In diesem Fall kann manchmal noch ein Therapieerfolg durch weitere Dosiserhöhungen erzielt werden, solange das Medikament noch gut vertragen wird. Letztlich ist es sinnvoll, beim einzelnen Patienten einen individuellen therapeutischen Bereich zu definieren.

Ein weiterer Fallstrick ist die mangelnde Berücksichtigung einer nicht linearen Kinetik (Beispiel Phenytoin). Eine Dosiserhöhung aufgrund eines Serumspiegelergebnisses kann hier den Patienten dem Risiko intolerabler dosisabhängiger Nebenwirkungen aussetzen.

Medikamente mit einer kurzen Eliminationshalbwertszeit zeigen häufig ein fluktuierendes Serumspiegelprofil im Tagesverlauf. Um z. B. die Dosisreserve bei der Aufdosierung eines Antiepileptikums abschätzen zu können, müssen die mittels Blutentnahme vor der morgendlichen Medikamenteneinnahme bestimmten Serumkonzentrationen herangezogen werden.

Wünschenswert wäre es, in der Zukunft die Konzentrationen von Antiepileptika in anderen Körperflüssigkeiten, z. B. Speichel oder Kapillarblut, aufgrund der weniger invasiven Gewinnung des Probenmaterials heranziehen zu können. Voraussetzung ist eine gesicherte Korrelation zwischen Serumkonzentration und der Konzentration in der alternativ verwendeten Substanz, wie sie z. B. für Lacosamid im Speichel nachgewiesen wurde (Brandt et al. 2018).

Substanz	Abk.	Therapeutischer Referenzbereich	Einheit	Anmerkung
Carbamazepin	CBZ	4–12	µg/ml	Aktiver Metabolit: Carbamazepin-10,11-Epoxid
Ethosuximid	ESM	40–100	µg/ml	
Felbamat	FBM	30–80	µg/ml	
Gabapentin	GBP	2–20	µg/ml	im Tagesverlauf höher
Kaliumbromid	-	0,5–1,5	mg/ml	
Lacosamid	LAC	1–10	µg/ml	im Tagesverlauf höher
Lamotrigin	LTG	3–14	µg/ml	
Levetiracetam	LEV	10–40	µg/ml	im Tagesverlauf höher

Tab. 4.4: Serumkonzentrationen der Antiepileptika (adaptiert nach Gesellschaft für Epilepsieforschung e. V., https://www.epilepsieforschung.de/fileadmin/_migrated/content_uploads/Therapeutische-Bereiche_01.pdf; Zugriff am 16.07.2019)

Substanz	Abk.	Therapeuti-scher Refe-renzbereich	Einheit	Anmerkung
Mesuximid	MSM	10–40	µg/ml	Für wirksamen Metaboliten N-Desmethyl-Mesuximid
Oxcarbazepin	OXC	10–35	µg/ml	Für wirksamen Metaboliten 10-OH-Carba-zepin
Perampanel	PER	50–1500	ng/ml	vorläufiger Richtwert
Phenobarbital	PB	10–40	µg/ml	
Phenytoin (Diphenyl-hydantoin)	DPH; PHT	10–20	µg/ml	
Pregabalin	PGB	2–5	µg/ml	
Primidon	PRM	5–10	µg/ml	Phenobarbital mitbestimmen
Rufinamid	RUF	5–30	µg/ml	
Stiripentol	STI	1–10	µg/ml	
Sultiam	SUL	2–8	µg/ml	
Tiagabin	TGB	20–200	ng/ml	
Topiramat	TPM	2–8	µg/ml	im Tagesver-lauf höher
Valproinsäure	VPA	50–100	µg/ml	im Tagesver-lauf höher
Vigabatrin	VGB	2–10	µg/ml	im Tagesver-lauf höher
Zonisamid	ZNS	5–40	µg/ml	

4.10 Sind pharmakogenetische Untersuchungen bei der Therapieplanung hilfreich?

Gemäß Empfehlung der europäischen Arzneimittelbehörde EMA wird die Testung auf HLA-B*15:02 vor der Therapieeinleitung von Carbamazepin bei Asiaten empfohlen (European Medicines Agency 2018). Die Bestimmung des Metabolisiererstatus für CYP2C9 und CYP2C19 (Isoenzyme des Cytochrom P450-Komplexes) ist im klinischen Alltag selten einmal bei der Therapiesteuerung von Phenytoin hilfreich, z. B. wenn bei einem unerwartet niedrigen Serumspiegel eine Abgrenzung zwischen mangelnder Therapieadhärenz und einem Status als schneller Metabolisierer erwünscht ist.

4.11 Interaktionen zwischen Antiepileptika untereinander sowie zwischen Antiepileptika und Begleitmedikamenten

In Anbetracht des oben beschriebenen Trends zur antiepileptischen Kombinationstherapie kommt der Berücksichtigung von Wechselwirkungen zwischen den Medikamenten eine besondere Bedeutung zu. Einige »klassische« Interaktionen sollten jedem Epileptologen bekannt sein. Hier geht es insbesondere um die Senkung der Serumkonzentrationen fast aller Antiepileptika durch die potenten Enzyminduktoren Phenytoin, Phenobarbital, Primidon und Carbamazepin. Auch die deutliche Steigerung der Serumkonzentration von Lamotrigin bei gleichzeitig verabreichter Valproinsäure ist im täglichen Alltag wichtig. Wie oben bereits aufgeführt, handelt es sich bei der Kombination von Lamotrigin und Valproinsäure um eine häufig erfolgversprechende Therapiestrategie. Andere Interaktionen wird man nachlesen müssen.

Zum einen sind bei Ärzten und Apothekern zunehmend bessere Programme in Gebrauch, die auf mögliche Interaktionen hinweisen. Zum anderen wird hier auf Tabelle 4.3 verwiesen.

Aufgrund der oben schon erwähnten Komorbiditäten werden bei Menschen mit Epilepsie häufig Begleitmedikamente eingesetzt. Generell steigt in der Bevölkerung mit zunehmendem Alter die Zahl der eingenommenen Medikamente an. Auch hier gibt es relevante Interaktionen mit Antiepileptika. Interaktionen mit Antiepileptika sind keinesfalls nur theoretisch, sondern vielmehr klinisch relevant. Erythromycin und Clarithromycin steigern die Serumkonzentration von Carbamazepin mit der möglichen Folge von Intoxikationszeichen (Carranco et al. 1985). Gerade bei intensivmedizinischen Behandlungen von Menschen mit Epilepsie ist die Interaktion zwischen Carbapenemen, z. B. Imipenem, und Valproinsäure ganz entscheidend. Der Abbau von Valproinsäure wird durch Carbapeneme derart beschleunigt, dass häufig keine wirksame Serumkonzentration von Valproinsäure erzielt werden kann. Potente Enzyminduktoren steigern die Metabolisierung von Kumarinderivaten (Substanzen), Valproinsäure als Enzyminhibitor senkt sie. Deshalb ist bei der Eindosierung von z. B. »Marcumar« in Anwesenheit der genannten Medikamente ein besonders vorsichtiges Vorgehen erforderlich. Enzyminduktoren stimulieren den Abbau von Cyclophosphamid, Methotrexat, eini-

Interaktionen sind praxisrelevant.

81

gen Vincaalkaloiden und anderen Zytostatika. Kinder mit einer Leukämie (B-ALL) haben ein schlechteres Behandlungsergebnis unter gleichzeitiger Einnahme von enzyminduzierenden Antiepileptika (Relling et al. 2000). Zu Wechselwirkungen mit oralen Kontrazeptiva wird auf das Kapitel 8 verwiesen.

4.12 Schulung und Patientenselbstmanagement

Epilepsie hat als chronische Krankheit große Bedeutung für das Leben der betroffenen Patienten. Selbstverständlich ist wie überall in der Medizin eine gründliche und dokumentierte Aufklärung der Patienten wichtig, z. B. bei vorgeschlagenen Therapieänderungen oder auch im Hinblick auf Risiken durch die Erkrankung. Die Aufklärung über verschiedene Therapieoptionen ermöglicht eine partizipative Entscheidungsfindung (*Shared Decision Making*). Andererseits geben Schulungsprogramme zum Patientenselbstmanagement den Betroffenen die Möglichkeit, zu Experten ihrer eigenen Erkrankung zu werden und Zusammenhänge zu verstehen, die Auswirkungen der Krankheit auf das Leben zu erfassen und teilweise aktiv zu gestalten. Beispielhaft ist hier das Modulare Schulungssystem Epilepsie MOSES (www. moses-schulung.de).

Für Menschen mit geistiger Behinderung ist das Psycho-Educative Programm Epilepsie (PEPE; www.bethel-regional.de) zu nennen.

4.13 Nichtmedikamentöse und alternative Therapieformen

Wenn bei einer fokalen Epilepsie Therapieresistenz erreicht ist, also zwei Therapieversuche mit einem angemessen ausgewählten und angemessen eingesetzten Therapieschema gescheitert sind, soll die Zuweisung zu einem Zentrum mit epilepsiechirurgischer Kompetenz erfolgen, um den Hintergrund der Pharmakoresistenz aufzuklären und ggf. die Möglichkeit eines resektiven epilepsiechirurgischen Eingriffs zu prüfen. Wenn ein solcher nicht möglich ist, kommen – mit allerdings deutlich verringerten Erfolgsaussichten – palliative Verfahren wie die Vagusnervstimulation (Hoppe et al. 2013) oder – noch im Stadium der Erprobung – Tiefe Hirnstimulation in Betracht.

Unter den nichtmedikamentösen Behandlungsverfahren sind diätetische Behandlungen (ketogene Diät, modifizierte Atkins-Diät), psychologische Verfahren (Aurauunterbrechungstraining, Biofeedback) und Alternativtherapien im eigentlichen Sinne (z. B. Traditionelle Chinesische Medizin (TCM),

Homöopathie, anthroposophische Medizin) zu nennen. Die Einführung der ketogenen Diät (KD) beruhte auf der Beobachtung, dass Fasten eine günstige Auswirkung auf die Anfallssituation hatte. Die KD ahmt gewissermaßen die Fastensituation nach durch den Einsatz eines hohen Fett- und geringen Kohlhydrat-Anteils. Bei der klassischen KD wird ein Verhältnis von 4 : 1 in Bezug auf Fett gegenüber der Kombination aus Eiweiß und Kohlehydraten eingesetzt (in Gramm) (Schoeler et al. 2018). Alternativ kann ein geringeres Verhältnis, z. B. 3 : 1, eingesetzt werden, oder auch eine modifizierte Atkins-Diät (auch modifizierte ketogene Diät genannt) oder eine Diät mit einem geringen glykämischen Index. Die modifizierte Atkins-Diät verwendet eine Ratio von ungefähr 1 : 1 und ist einfacher in der praktischen Anwendung. Abgesehen von Glukose-Transporter-Störungen gibt es unserer Ansicht nach bislang keine befriedigende Evidenz, die den Einsatz der KD und verwandter Therapien bei unselektierten Patienten mit therapieresistenter Epilepsie im Erwachsenenalter rechtfertigen würde.

In Bezug auf psychologische Verfahren stellt sich zunächst einmal die Frage, ob solche der Besserung der Anfallssituation dienen können. Auf diese zielen z. B. Biofeedback und Auraunterbrechungstraining ab. Zu beiden Verfahren ist jedoch festzuhalten, dass unserer Kenntnis nach eine auf Studien beruhende Evidenz, die modernen Qualitätsanforderungen genügt, nicht vorhanden ist, und dies vor dem Hintergrund, dass die Verfahren schon langjährig eingesetzt werden. Beide Verfahren kommen auch schon deshalb höchstens für eine kleine Gruppe von Patienten infrage, da sie lediglich von wenigen Experten praktiziert werden. Beim Auraunterbrechungstraining, das auf der im Prinzip verständlichen Annahme beruht, dass Patienten mit einer länger anhaltenden Aura vor einem fokalen oder fokal zu bilateral-tonisch-klonischen Anfall Techniken erlernen, mithilfe derer sie letztlich die Anfallspropagation verhindern können, kommt hinzu, dass das Verfahren eben nur für Menschen mit, wie gesagt, hinreichend langer Aura infrage kommt. Hierbei werden unter psychologischer Anleitung Techniken einge-übt, die der Anfallsausbreitung entgegenwirken sollen. Dies kann eine motorische Handlung bei einem Jackson-Anfall sein oder der Einsatz eines Geruchsstoffs. Auch unspezifische Verfahren wie Konzentrations- oder im Gegensatz dazu Entspannungsübungen werden eingesetzt. Die theoretischen Grundlagen sind eher spärlich. Am ehesten hilft nach klinischer Erfahrung das Einüben einer Strategie, die ein Patient bereits aus eigenem Antrieb praktiziert, im Gegensatz zu einer von außen vorgegebenen. Selbstverständlich richtet sich das Bemühen der Behandlung nicht nur auf eine Besserung der Anfallsfrequenz, sondern auch und gerade auf eine Besserung der gesundheitsbezogenen Lebensqualität und der Komorbidäten der Patienten. Unserer Kenntnis nach gibt es keine hinreichende Evidenz, die den Einsatz von TCM, Homöopathie oder anthroposophischer Medizin bei Epilepsie rechtfertigen würde. Dennoch werden diese Therapieformen vermutlich häufig von Patienten eingesetzt. Es ist wichtig, offen und vorwurfsfrei das Gespräch darüber zu suchen.

Für alternative Therapien gibt es keine hinreichende Evidenz, aber sie spielen im Alltag der Patienten eine Rolle.

4.14 Morbidität und Mortalität der therapieschwierigen Epilepsie

Ein einzelner, selbstlimitierender epileptischer Anfall ohne weitere Komplikationen stellt zunächst einmal keine Notfallsituation dar, die einer medizinischen Intervention bedürfte. Insbesondere ist bei einem einzelnen Anfall in der Regel nicht die Gabe eines Notfallmedikaments zur Anfallsunterbrechung sinnvoll. Ausnahmen können in der Kenntnis des individuellen Krankheitsverlaufs begründet liegen, wenn z. B. bei einem Patienten bekannt ist, dass er seltene Anfälle hat, diese jedoch immer oder fast immer in eine Anfallsserie münden. Erste-Hilfe-Maßnahmen im Anfall konzentrieren sich auf die Vermeidung von Gefährdungssituationen. Bei einem komplexfokalen psychomotorischen Anfall oder bei postiktualer Verwirrtheit muss verhindert werden, dass der Betroffene z. B. ungesichert auf die Straße läuft. Je nach Situation sollen brennende Zigaretten, scharfe Gegenstände oder Ähnliches entfernt werden. Es kann im Anfall zu Unfällen, Verletzungen, Verbrennungen/Verbrühungen und Aspirationen kommen. Diesbezüglich müssen Patienten und Angehörige entsprechend aufgeklärt werden, ohne jedoch unberechtigte Verbote auszusprechen und Überprotektion zu fördern. Ratschläge zur Vermeidung lebensgefährlicher Unfälle beziehen sich insbesondere auf Unfallgefahren bei der Ausübung eines Berufs (▶ Kap. 5), Schwimmen und unbeaufsichtigte Benutzung einer Badewanne.

Auch bezüglich der Mortalität muss eine entsprechende Aufklärung erfolgen, ohne übermäßige Ängste und Überbehütung zu provozieren. Die Frage, wann und auf welche Weise über das Risiko eines plötzlichen unerwarteten Todes bei Epilepsie (SUDEP) aufgeklärt werden soll, stellt eine hohe Anforderung an das ärztliche Gespür. Zu Beginn einer Epilepsie müssen Patienten mit einer Vielzahl teils belastender Informationen umgehen. Spätestens bei der Feststellung einer Pharmakoresistenz, bei mangelnder Therapieadhärenz und beim Auftreten häufiger nächtlicher bilateral tonisch-klonischer Anfälle soll die Aufklärung erfolgen. Möglicherweise können Anfallswarngeräte das Risiko bei nicht suffizient behandelbaren Patienten senken, indem Angehörige und Betreuungspersonen, durch das Warngerät alarmiert, sich um den Betroffenen kümmern. Allerdings muss die Verordnung eines solchen Warngeräts in ein entsprechendes Konzept eingebettet werden. Es muss sichergestellt werden, wer alarmiert werden kann und welche Möglichkeiten des Eingreifens der Betreffende hat.

4.15 Zusammenfassung

Ungefähr 30 % aller Epilepsien verlaufen trotz der Vielzahl der Antiepileptika therapieresistent. Die Aussichten auf eine Besserung der Anfallssituation beim Einsatz weiterer Antiepileptika bei einer bislang therapieresistent verlaufenden Epilepsie sind vorhanden, aber eingeschränkt. In diesem Szenario kommt es bei der medikamentösen Behandlung insbesondere auf die Verträglichkeit der Medikation und die Behandlung von Begleiterkrankungen an. Antiepileptika müssen individualisiert nach Alter, Geschlecht, Lebenssituation und Begleiterkrankungen des Patienten ausgewählt werden. Soweit es möglich ist, sollten nichtenzyminduzierende Antiepileptika ohne kognitive oder psychische Nebenwirkungen eingesetzt werden. Antiepileptika mit kurzer Halbwertszeit sollten als Retardpräparate eingesetzt werden, soweit solche verfügbar sind. Unter den Begleiterkrankungen bei Epilepsie haben insbesondere psychische eine hohe Bedeutung, aber auch somatische wie die Osteoporose. Die Bestimmung der Antiepileptika-Konzentrationen im Serum richtet sich nach den Eigenschaften des individuellen Medikaments. Interaktionen von Antiepileptika untereinander sowie zwischen Antiepileptika und Begleitmedikamenten müssen berücksichtigt werden. Auch hier sind Enzyminduktoren und -inhibitoren besonders betroffen. Gerade bei einer chronischen Erkrankung wie der Epilepsie ist eine Schulung zum Patientenselbstmanagement hilfreich und empfehlenswert. Bei medikamentöser Therapieresistenz muss bei fokalen Epilepsie die Möglichkeit eines epilepsiechirurgischen Eingriffs bedacht und geprüft werden. So genannte alternative Behandlungsformen spielen bei der Epilepsie eine untergeordnete Rolle. Bei der Aufklärung zur Morbidität und Mortalität der Epilepsie besteht ein schmaler Grat zwischen erforderlichen Informationen und der Vermeidung von Überprotektion.

Hintergrundinformationen 4

1.   Pharmakoresistenz

Die heutige Definition der Pharmakoresistenz hat ihren Ursprung insbesondere in einer Studie über einen Langzeitverlauf von 470 Patienten mit neu diagnostizierter Epilepsie des Epilepsiezentrums Glasgow, Schottland, von 1982–1998 (Kwan und Brodie 2000).

Mehr als 1/3 der Patienten hatten trotz medikamentöser Behandlung weiterhin Anfälle. Diejenigen mit ungenügendem Erfolg unter dem ersten oder zweiten Behandlungsregime hatten ein hohes Risiko, eine pharmakoresistente Epilepsie zu entwickeln. Bei einer Nachfolgestudie aus demselben Zentrum wurden 1.795 Patienten mit neu behandelter Epilepsie im Zeitraum von 1982-2012 untersucht. Auch in diesem Patientenkollektiv hatten ca. 36 % der Betroffenen weiterhin Anfälle (Chen et al. 2018). In einer weiteren – wiederum älteren - Studie aus derselben Gruppe stellten die Autoren fest, dass die meisten anfallsfreien Patienten mit moderaten Dosierungen anfallsfrei geworden waren (Kwan und Brodie 2001). Mehr als 90 % derjenigen, die unter Carbamazepin anfallsfrei geworden waren, nahmen bis zu 800 mg täglich ein, bei

Valproinsäure bis 1.500 mg und bei Lamotrigin bis 300 mg. Diese Zahlen spielen eine große Rolle bei der Diskussion, ob ein Medikament ggf. bis zur Nebenwirkungsgrenze ausdosiert werden sollte. Es wird häufig die Position vertreten, dass bei Dosiserhöhungen über den mittleren Bereich hinaus nur noch wenige Patienten anfallsfrei werden und solche Dosiserhöhungen deshalb unnötig seien. Aus der Sicht eines Zentrums, in dem viele pharmakoresistente Patienten behandelt werden, stellen diese Patienten, die von hohen Dosierungen profitieren, eine relevante Größe dar, die nicht vernachlässigt werden darf.

2.   Wirksamkeit der Antiepileptika

Antiepileptika werden nach der chronologischen Abfolge ihrer Markteinführung als »ältere« oder »neuere« bezeichnet. Dabei beginnt die Ära der »neueren« Antiepileptika mit der Einführung von Vigabatrin im Jahr 1992. Es wäre sehr hilfreich für die Therapieentscheidung, wenn sich einzelne Antiepileptika durch eine signifikant bessere Wirksamkeit von den übrigen abheben würden. Nun existieren kaum vergleichende Wirksamkeitsstudien zwischen einzelnen Antiepileptika. Es gibt aber zahlreiche Publikationen, in denen auf der Basis systematischer Literaturrecherchen mithilfe moderner statistischer Methoden Wirksamkeitsdaten, insbesondere neuerer Antiepileptika gegenüber Placebo miteinander verglichen wurden. Dabei hat sich letztlich gezeigt, dass es keine signifikanten Wirksamkeitsunterschiede der verschiedenen Medikamente untereinander gibt (Charokopou et al. 2019). Dies trifft zumindest für fokale Epilepsien zu.

In einer aktuellen Studie zum Lennox-Gastaut-Syndrom wurde eine Toleranzentwicklung gegen Clobazam (definiert als Dosissteigerung um mind. 40 % und Verlust der Wirksamkeit) lediglich bei 10 % der Patienten beobachtet (Gidal et al. 2016). Nach unserem klinischen Eindruck entwickelt sich jedoch häufiger eine Toleranz als bei lediglich jedem 10. Patienten. Die Zurückhaltung gegenüber einer Benzodiazepin-Dauertherapie liegt auch in der Schwierigkeit, ein Benzodiazepin bei langer Gewöhnung an das Medikament abzusetzen (hierbei ist eine Anfallshäufung zu befürchten), auch darin, dass man sich in der Regel bei Patienten mit schwierigen Epilepsien Benzodiazepine zur Notfallbehandlung vorbehalten möchte. Typische Nebenwirkungen der Benzodiazepine sind Sedierung und – insbesondere bei älteren Patienten – Beeinträchtigungen der Kognition und der Haltungsstabilität. In der Zusammenfassung bedeutet all dies, dass Benzodiazepin-Dauerbehandlungen möglich sind, dass aber die Indikation dazu vor dem Hintergrund des Gesagten vorsichtig gestellt werden sollte.

3.   Mono- versus Kombinationstherapie

In einer Studie mit 157 Patienten mit einer fokalen Epilepsie, die nicht gut eingestellt unter einer Monotherapie war, erfolgte eine Randomisierung in zwei Behandlungsarme, entweder eine weitere Monotherapie oder eine Kombinationstherapie mit einem zweiten Medikament. Beide Therapiearme zeigte ähnliche Ergebnisse. Allerdings ist die Aussagekraft durch die geringe Zahl der Studienteilnehmer eingeschränkt (Beghi et al. 2003).

In einer kleinen, aber originell konzipierten Studie wurden zunächst Patienten mit fokalen Epilepsien, die zuvor noch nicht mit Valproinsäure oder Lamotrigin behandelt worden waren, zusätzlich zu ihrer Basismedikation auf Valproinsäure eingestellt. Sofern sie zufriedenstellend behandelt waren, war die Studie für sie beendet. Sofern nicht, wurde Valproinsäure durch Lamotrigin ersetzt. Wenn die Behandlung immer noch nicht erfolgreich war, wurde unter Beibehaltung von Lamotrigin erneut Valproinsäure zugegeben (▶ Abb. 4.1 zum Ablauf und zum Outcome). Die Kombination aus beiden konnte noch Patienten bessern oder sogar anfallsfrei machen, die von keiner der beiden Einzelsubstanzen profitiert hatten. Bei einer retrospektiven Analyse der Behandlungsdaten von 148 entwicklungsverzögerten Patienten mit Epilepsie (mittlere Beobachtungsdauer 140 Monate) wurden die Effekte von acht häufig eingesetzten AED verglichen, und zwar sowohl in Mono- als auch in Kombinationstherapie. Die einzige Medikamentenkombination, deren Effektivität der der anderen Therapieregimes überlegen war, war die aus Lamotrigin und Valproinsäure (Poolos et al. 2012).

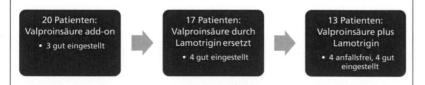

Abb. 4.1:
Sequenzieller Einsatz von Lamotrigin, Valproinsäure und der Kobination der beiden Medikamenten in einer kleinen Studie (Pisani et al. 1999). »Gut eingestellt«: ≥ 50 % Anfallsreduktion

4. Verträglichkeit der Medikation und Lebensqualität

Nebenwirkungen der antiepileptischen Medikation können – insbesondere bei ausbleibender Anfallsfreiheit – die Lebensqualität ganz entscheidend beeinträchtigen. Medikamentöse Nebenwirkungen können als akut, idiosynkratisch, chronisch oder verzögert klassifiziert werden (Typ A–D nach der WHO-Klassifikation). Sie können auch eine Folge von Medikamenteninteraktionen (dann als Typ E bezeichnet) darstellen (Perucca und Gilliam 2012). Die Abgrenzung zwischen den einzelnen Kategorien kann im Einzelfall schwierig sein. Idiosynkratische Reaktionen sind insbesondere Unverträglichkeitsreaktionen wie Arzneimittelexantheme, DRESS (Medikamentenreaktion mit Eosinophilie und systemischen Symptomen), schwere Hautreaktionen, aplastische Anämie, Agranulozytose, hepatotoxische Effekte, Pankreatitis, Engwinkelglaukom oder aseptische Meningitis (Perucca und Gilliam 2012). In einer Studie mit 125 Patienten des Epilepsiezentrums Bethel, die aus verschiedenen Gründen nach einer prächirurgischen Evaluation nicht operiert worden waren, wurden die Lebensqualität und Einflussfaktoren darauf erhoben. Die Lebensqualität wurden beeinflusst durch das Vorliegen von Depression und Angst, Verträglichkeit und Wirksamkeit der Antiepileptika (beruhend auf der Einschätzung der Patienten), Anfallsfrequenz und Beschäftigungsstatus (Elsharkawy et al. 2012). Bei einer großen multizentrischen Studie in Italien mit 933 Patienten waren die stärksten Prädiktoren der gesundheitsbezogenen Lebensqualität die Verträglichkeit der antiepileptischen Medikation (erhoben mit dem systematischen Erfassungsbogen AEP) und Depressivität (erhoben mit der Selbstbeurteilungsskala BDI-II) (Luoni et al. 2011).

5. Epilepsie, allgemeine Gesundheit und Lebensstil

Menschen mit Epilepsie weisen eine geringere körperliche Fitness auf als die Allgemeinbevölkerung (Steinhoff et al. 1996). Als Hinderungsgründe gegenüber der Ausübung sportlicher Aktivitäten werden von Patienten unter anderem fehlende Motivation, Sicherheitsbedenken, Angst vor Anfällen und fehlender Zugang zu Trainingsmöglichkeiten angegeben (Ablah et al. 2009). Schlaganfall, Herzkrankheiten, Asthma, Diabetes und Arthritis treten bei Menschen mit Epilepsie häufiger auf als in der Allgemeinbevölkerung. Die Ausübung sportlicher Aktivität bei Menschen mit Epilepsie vermindert aber Depressionen (Roth et al. 1994) und verbessert die Integration der Betroffenen (Nakken 2000).

6. Pharmakogenetik

Pharmakogenetik zielt auf die Identifizierung der genetischen Faktoren, die die Variabilität der Wirksamkeit von Medikamenten mitbestimmen. Die entsprechenden Untersuchungen sollen eine personalisierte Medizin ermöglichen durch Prädiktion von Respondern und Non-Respondern, durch eine Anpassung der Medikamentendosis und durch die Identifizierung von Risikopersonen, die schwere Arzneimittelnebenwirkungen erleiden können (Corvol et al. 2015).

In der Epileptologie kommen dabei insbesondere HLA-Faktoren (HLA-A*31:01 und HLA-B*15:02) und der Metabolisiererstatus für Isoenzyme des Cytochrom P450-Systems (CYP2C9, CYP2C19) in Betracht. Der HLA-Allel-Status für die genannten Faktoren ist assoziiert mit einem erhöhten Risiko für schwere Unverträglichkeitsreaktionen unter Carbamazepin. Die Frequenz des Allels HLA-B*15:02 ist insbesondere in südostasiatischen Populationen hoch (Amstutz et al. 2014).

In Europa liegt die Allel-Frequenz unterhalb von 0,5 %. Ein negativer Test reduziert das Risiko also nur marginal. Die Allel-Frequenzen für HLA-A*31:01 sind in vielen Populationen ähnlich. Der entsprechende

Trägerstatus erhöht das Risiko für ein Carbamazepin-induziertes DRESS, weniger stark für ein Steven-Johnson-Syndrom.

Das Isoenzym CYP2C9 ist relevant für den Metabolismus von Phenytoin, CYP2C19 bei Phenytoin und Phenobarbital. Langsame Metabolisierer können schneller Nebenwirkungen bekommen, schnelle Metabolisierer benötigen höhere Dosen.

Die Bedeutung dieser beiden Medikamente in der Epilepsiebehandlung ist jedoch deutlich zurückgetreten. Eine Therapiesteuerung kann hier letztlich mithilfe der Serumkonzentration und der klinischen Daten durchgeführt werden, ohne im Vorfeld den Metabolisiererstatus zu kennen.

7. Nichtmedikamentöse Therapien

Es gibt zahlreiche Beobachtungen über einen günstigen Effekt der KD bei Kindern und bei Glukose-Transporter-Defekten ist sie als Mittel der Wahl anzusehen. Ein aktuelles Cochrane-Review beschreibt lediglich eine einzige randomisierte Studie bei Erwachsenen, die den Einschlusskriterien des Reviews genügte (Martin-McGill et al. 2018). Die Studie bezog sich auf modifizierte Atkins-Diät. Keiner der 66 Teilnehmer erzielte Anfallsfreiheit, 35 % jedoch eine Besserung um ≥ 50 %, und kein Teilnehmer aus der Kontrollgruppe erreichte diese Besserung. Typische Nebenwirkungen der KD sind gastrointestinale Symptome wie Erbrechen, Obstipation und Diarrhoe.

Die Domäne psychologischer Verfahren liegt weniger in der unmittelbaren Anfallsbehandlung als in der Verbesserung der Lebensqualität insgesamt (Michaelis et al. 2018). Die Wirksamkeit psychologischer Verfahren ist besonders gut nachgewiesen für Depressionen und zur Förderung der Adhärenz.

8. Mortalität und plötzlicher unerwarteter Tod bei Epilepsie (SUDEP)

Die Sterblichkeit ist, gemessen mit der standardisierten Mortalitäts-Ratio (SMR), bei Menschen mit Epilepsie erhöht im Vergleich zur Allgemeinbevölkerung. Je nach Studie liegt sie SMR zwischen 1,6 und 3,0 (Forsgren et al. 2005). Man muss bedenken, dass in die Studien häufig auch Hirntumoren als Todesursache eingehen. Hier sind die Hirntumoren die Ursache der Epilepsie und nicht die Epilepsie die Todesursache. Besondere Beachtung verdienen Suizide als Todesursache und der plötzliche unerwartete Tod bei Epilepsie (SUDEP). Plötzlicher unerwarteter Tod bei Epilepsie (SUDEP) hat eine durchschnittliche Inzidenz von vier Todesfällen pro 1.000 Patienten-Jahre.

Die Ursachen eines SUDEP sind noch nicht abschließend geklärt. Aktuelle Hypothese ist, dass eine schwere Störung der zentral vermittelten kardiopulmonalen Funktion nach einem Anfall letztlich zum Tode führt, wobei die Atemstörung der Asystolie vorangeht (Ryvlin et al. 2013). Das häufige Auftreten nächtlicher tonisch-klonischer Anfälle ist der wichtigste Risikofaktor. Dementsprechend ist eine suffiziente Anfallsbehandlung in Kombination mit einer gesicherten Therapieadhärenz der wichtigste Behandlungsansatz.

Kasten 4.2:
Infobox SUDEP

Hierbei handelt es sich hier um einen plötzlichen, unerwarteten, beobachteten oder unbeobachteten Tod einer Person mit Epilepsie, der nicht durch eine Verletzung und nicht durch Ertrinken verursacht wurde und unter eigentlich »gutartigen« Umständen auftrat. Die Einordnung als SUDEP ist unabhängig davon, ob ein Anfall beobachtet wurde oder nicht, sofern es sich nicht um einen Status epilepticus gehandelt hat (Nashef et al. 2012).
Definitiver SUDEP: Bei einer Obduktion wurde keine andere Todesursache festgestellt.
Wahrscheinlicher SUDEP: Eine Obduktion wurde nicht durchgeführt.

Literatur

Ablah E, Haug A, Konda K, Tinius AM, Ram S, Sadler T, Liow K (2009) Exercise and epilepsy: a survey of Midwest epilepsy patients. Epilepsy Behav 14(1), 162-166.

Amstutz U, Shear NH, Rieder MJ, Hwang S, Fung V, Nakamura H, Connolly MB, Ito S, Carleton BC, group Ccr (2014) Recommendations for HLA-B*15:02 and HLA-A*31:01 genetic testing to reduce the risk of carbamazepine-induced hypersensitivity reactions. Epilepsia 55(4), 496-506.

Beghi E, Gatti G, Tonini C, Ben-Menachem E, Chadwick DW, Nikanorova M, Gromov SA, Smith PE, Specchio LM, Perucca E, Group BS (2003) Adjunctive therapy versus alternative monotherapy in patients with partial epilepsy failing on a single drug: a multicentre, randomised, pragmatic controlled trial. Epilepsy Res 57(1), 1-13.

Beghi E, Giussani G, Sander JW (2015) The natural history and prognosis of epilepsy. Epileptic Disord 17(3), 243-253.

Brandt C (2019) Pharmacodynamic Monitoring of Antiepileptic Drug Therapy. Therapeutic drug monitoring 41(2), 168-173.

Brandt C, Bien CG, Helmer R, May TW (2018) Assessment of the correlations of lacosamide concentrations in saliva and serum in patients with epilepsy. Epilepsia 59(4), e34-e39.

Brandt C, May TW (2011) Therapeutic drug monitoring of newer antiepileptic drugs. LaboratoriumsMedizin 35(3), 161-169.

Brandt C, May TW (2018) Extended-release drug formulations for the treatment of epilepsy. Expert Opin Pharmacother, 1-8.

Brodie MJ, Mintzer S, Pack AM, Gidal BE, Vecht CJ, Schmidt D (2013) Enzyme induction with antiepileptic drugs: cause for concern? Epilepsia 54(1), 11-27.

Carranco E, Kareus J, Co S, Peak V, Al-Rajeh S (1985) Carbamazepine toxicity induced by concurrent erythromycin therapy. Arch Neurol 42(2), 187-188.

Charokopou M, Harvey R, Srivastava K, Brandt C, Borghs S (2019) Relative performance of brivaracetam as adjunctive treatment of focal seizures in adults: a network meta-analysis. Current Medical Research and Opinion 35(8), 1345-1354.

Chen Z, Brodie MJ, Liew D, Kwan P (2018) Treatment Outcomes in Patients With Newly Diagnosed Epilepsy Treated With Established and New Antiepileptic Drugs: A 30-Year Longitudinal Cohort Study. JAMA Neurol 75(3), 279-286.

Corvol JC, Devos D, Hulot JS, Lacomblez L (2015) Clinical implications of neuropharmacogenetics. Rev Neurol (Paris) 171(6-7), 482-497.

Dröge C, Thorbecke R, Brandt C (2011) Sport bei Epilepsie. Hamburg: Stiftung Michael.

Elger CE, Berkenfeld R (2017). S1-Leitlinie Erster epileptischer Anfall und Epilepsien im Erwachsenenalter. (www.dgn.org/leitlinien, Zugriff am 28.04.2018 2018).

Elsharkawy AE, Thorbecke R, Ebner A, May TW (2012) Determinants of quality of life in patients with refractory focal epilepsy who were not eligible for surgery or who rejected surgery. Epilepsy Behav 24(2), 249-255.

Forsgren L, Hauser WA, Olafsson E, Sander JW, Sillanpaa M, Tomson T (2005) Mortality of epilepsy in developed countries: a review. Epilepsia 46 (Suppl 11), 18-27.

Gidal BE, Wechsler RT, Sankar R, Montouris GD, White HS, Cloyd JC, Kane MC, Peng G, Tworek DM, Shen V, Isojarvi J (2016) Deconstructing tolerance with clobazam. Neurology 87(17), 1806.

Gomez-Ibanez A, McLachlan RS, Mirsattari SM, Diosy DC, Burneo JG (2017) Prognostic factors in patients with refractory idiopathic generalized epilepsy. Epilepsy Res 130, 69-73.

Hoppe M, Brandt C, Polster T (2013) Vagusnervstimulation: Epilepsie. In: Claßen J , Schmnitzler A (Hrsg.) Interventionelle Neurophysiologie: Grundlagen und thera-peutische Anwendungen. Stuttgart: Thieme. S. 151-158.

Kwan P, Arzimanoglou A, Berg AT, Brodie MJ, Allen Hauser W, Mathern G, Moshe SL, Perucca E, Wiebe S, French J (2010) Definition of drug resistant epilepsy: consensus proposal by the ad hoc Task Force of the ILAE Commission on Therapeutic Strategies. Epilepsia 51(6), 1069-1077.

Kwan P, Brodie MJ (2000) Early Identification of Refractory Epilepsy. New England Journal of Medicine 342(5), 314-319.

Kwan P, Brodie MJ (2001) Effectiveness of first antiepileptic drug. Epilepsia 42(10), 1255-1260.

Luoni C, Bisulli F, Canevini MP, De Sarro G, Fattore C, Galimberti CA, Gatti G, La Neve A, Muscas G, Specchio LM, Striano S, Perucca E, Group SS (2011) Determinants of health-related quality of life in pharmacoresistant epilepsy: results from a large multicenter study of consecutively enrolled patients using validated quantitative assessments. Epilepsia 52(12), 2181-2191.

Lutz MT, Helmstaedter C (2005) EpiTrack: tracking cognitive side effects of medication on attention and executive functions in patients with epilepsy. Epilepsy Behav 7(4), 708-714.

Martin-McGill KJ, Jackson CF, Bresnahan R, Levy RG, Cooper PN (2018) Ketogenic diets for drug-resistant epilepsy. Cochrane Database of Systematic Reviews.

May T, Brandt C, Kassel J. (2009). Evaluation of a self-report questionnaire for the assessment of adverse effects of antiepileptic drugs. Epilepsia 50(4), 104.

Michaelis R, Tang V, Goldstein LH, Reuber M, LaFrance WC, Jr., Lundgren T, Modi AC, Wagner JL (2018) Psychological treatments for adults and children with epilepsy: Evidence-based recommendations by the International League Against Epilepsy Psychology Task Force. Epilepsia 59(7), 1282-1302.

Nakken KO (2000) [Should people with epilepsy exercise?]. Tidsskr Nor Laegeforen 120 (25), 3051-3053.

Nashef L, So EL, Ryvlin P, Tomson T (2012) Unifying the definitions of sudden unexpected death in epilepsy. Epilepsia 53(2), 227-233.

Perucca P, Gilliam FG (2012) Adverse effects of antiepileptic drugs. The Lancet Neurology 11(9), 792-802.

Pisani F, Oteri G, Russo MF, Di Perri R, Perucca E, Richens A (1999) The efficacy of valproate-lamotrigine comedication in refractory complex partial seizures: evidence for a pharmacodynamic interaction. Epilepsia 40(8), 1141-1146.

Poolos NP, Warneer LN, Humphreys SZ, Williams S (2012) Comparative efficacy of combination drug therapy in refractory epilepsy. Neurology 78, 62-68.

Relling MV, Pui CH, Sandlund JT, Rivera GK, Hancock ML, Boyett JM, Schuetz EG, Evans WE (2000) Adverse effect of anticonvulsants on efficacy of chemotherapy for acute lymphoblastic leukaemia. Lancet 356(9226), 285-290.

Roth DL, Goode KT, Williams VL, Faught E (1994) Physical exercise, stressful life experience, and depression in adults with epilepsy. Epilepsia 35(6), 1248-1255.

Ryvlin P, Nashef L, Lhatoo SD, Bateman LM, Bird J, Bleasel A, Boon P, Crespel A, Dworetzky BA, Hogenhaven H, Lerche H, Maillard L, Malter MP, Marchal C, Murthy JM, Nitsche M, Pataraia E, Rabben T, Rheims S, Sadzot B, Schulze-Bonhage A, Seyal M, So EL, Spitz M, Szucs A, Tan M, Tao JX, Tomson T (2013) Incidence and mechanisms of cardiorespiratory arrests in epilepsy monitoring units (MORTEMUS): a retrospective study. Lancet Neurol 12(10), 966-977.

Sattler A, Schaefer M, May TW, Rambeck B, Brandt C (2011) Fluctuation of lacosamide serum concentrations during the day and occurrence of adverse drug reactions–first clinical experience. Epilepsy Res 95(3), 207-212.

Schoeler NE, Leu C, Balestrini S, Mudge JM, Steward CA, Frankish A, Leung MA, Mackay M, Scheffer I, Williams R, Sander JW, Cross JH, Sisodiya SM (2018) Genome-wide association study: Exploring the genetic basis for responsiveness to ketogenic dietary therapies for drug-resistant epilepsy. Epilepsia.

Specht U, Elsner H, May TW, Schimichowski B, Thorbecke R (2003) Postictal serum levels of antiepileptic drugs for detection of noncompliance. Epilepsy Behav 4(5), 487-495.

Steinhoff BJ, Neususs K, Thegeder H, Reimers CD (1996) Leisure time activity and physical fitness in patients with epilepsy. Epilepsia 37(12), 1221-1227.

Vossler DG, Knake S, O'Brien TJ, Watanabe M, Brock M, Steiniger-Brach B, Williams P, Roebling R (2020) Efficacy and safety of adjunctive lacosamide in the treatment of primary generalised tonic-clonic seizures: a double-blind, randomised, placebo-controlled trial. J Neurol Neurosurg Psychiatry 91(10), 1067-1075.

5 Fahreignung, berufliche Eignung, Rehabilitation

Ingrid Coban und Ulrich Specht

Das Wichtigste im Überblick

1973 erschienen die ersten deutschen Führerschein-Leitlinien, basierend auf einem bereits 1967 erstellten Vorschlag der Deutschen Sektion der Internationalen Liga gegen Epilepsie (heutige Deutsche Gesellschaft für Epileptologie). War es damals ein Fortschritt, die Fahreignung für Menschen mit Epilepsie überhaupt zu regeln (mindestens dreijährige Anfallsfreiheit), so haben sich seitdem die Begutachtungs-Leitlinien nicht nur deutlich liberalisiert, sondern auch differenziert. Sie fußen heute zunehmend auf wissenschaftlichem Datenmaterial zu Rezidivrisiken in unterschiedlichen Krankheits- und Behandlungssituationen einschließlich Faktoren, die diese Risiken positiv oder negativ beeinflussen. Geblieben ist das grundsätzliche Problem, dass es keine klinische oder technische Methode gibt, die das Rezidivrisiko z. B. nach medikamentöser oder chirurgischer Behandlung sicher abschätzen lässt. Während in anderen Fachrichtungen (z. B. Diabetologie, Kardiologie) Betroffene nach kurzer Wartezeit wieder ein Kraftfahrzeug führen können, kann man in der Epileptologie erst nach einer vergleichsweise langen Symptomfreiheit davon ausgehen, dass das Rezidivrisiko soweit gesunken ist, dass eine Kraftfahrereignung wieder vertretbar ist (Bundesanstalt für Straßenwesen 2019).

Die zunehmende Präzisierung und Differenzierung der Leitlinien stellt hohe Anforderungen an die Fachkompetenz einer ärztlichen Begutachtung, sodass die notwendigen ärztlichen Kontrolluntersuchungen seit 2009 nur noch von Fachärzten bzw. -ärztinnen für Neurologie oder mit vergleichbarem Qualifikationsniveau durchzuführen sind.

Unabhängig von der Anfallssituation müssen bei der Beurteilung der Kraftfahrereignung auch mögliche zusätzliche körperliche oder psychische Störungen berücksichtigt werden, auch darf durch die antiepileptische Medikation die Fahrtüchtigkeit nicht beeinträchtigt sein.

5.1　Fahreignung

5.1.1　Regelungen

Die Begutachtungsleitlinien unterscheiden die Führerscheingruppe 1 und 2.

Die Beurteilung der Fahreignung nach einem ersten Anfall stellt hohe Anforderungen an die ärztliche Fachkompetenz.

Die für die Fahreignung notwendigen Mindestfristen der aktuellen (2019er) Begutachtungs-Leitlinien sind in Tabelle 5.1 in verkürzter Form zusammengefasst. Grundsätzlich werden die beiden Führerscheingruppen 1 (Pkw und Motorräder) und 2 (Lkw über 3,5 t Gesamtgewicht, Busse mit mehr als acht Plätzen und die »Fahrerlaubnis zur Fahrgastbeförderung«) unterschieden. Für letztere gelten naturgemäß strengere Anforderungen.

Bei einem erstmaligen epileptischen Anfall wird ein sog. unprovozierter Anfall von einem sog. provozierten Anfall unterschieden. Ein Auslösefaktor muss zum einen plausibel, zum anderen vermeidbar sein, damit ein erster Anfall als provozierter Anfall (mit entsprechend verkürzter Wartefrist, ▶ Tab. 5.1) gewertet wird (Specht et al. 2018). Zusätzlich muss für diese Situation eine »angemessen ausführliche« EEG-Diagnostik durchgeführt werden, um eine »idiopathische Disposition« zu einer Epilepsie nicht zu übersehen, bevor die dreimonatige (Gruppe 1) bzw. sechsmonatige (Gruppe 2) anfallsfreie Frist angenommen werden kann.

Was die Situation bei Epilepsie angeht, so gilt seit 2009 für alle – also auch für »chronische, bislang therapieresistente« (Formulierung aus den 2000er Leitlinien) – Epilepsien, die anfallsfreie Mindestfrist von einem Jahr, und zwar für Personen unter medikamentöser wie nach epilepsiechirurgischer Behandlung (Gruppe 1). Während für die Gruppe 1-Führerscheine eine Epilepsie durch »wiederholte Anfälle« definiert ist, wird bei Gruppe 2-Führerscheinen die Diagnose einer Epilepsie bereits nach einem ersten Anfall angenommen, wenn es »Hinweise auf ein erhöhtes Rezidivrisiko« gibt, also im EEG epilepsietypische Aktivität oder im MRT eine potenziell epileptogene Läsion gefunden wird. Eine antiepileptische Medikation schließt eine Fahreignung für Gruppe 2 de facto aus, Voraussetzung wäre eine mindestens fünfjährige Anfallsfreiheit ohne medikamentöse Therapie.

Alle weiteren in Tabelle 5.1 genannten Regelungen gelten ausschließlich für Führerscheine der Gruppe 1. Hier hat sich an den Regelungen für ausschließlich schlafgebundene Anfälle und ausschließlich einfach-fokale Anfälle ohne motorische, sensorische oder kognitive Beeinträchtigung der Fahreignung bei der aktuellen Überarbeitung der Leitlinien keine Änderung ergeben, jedoch wurde für die einfach-fokalen Anfälle die Vorgabe ergänzt, dass durch Fremdbeobachtung gesichert sein muss, dass im Anfallsverlauf keine Bewusstseinsstörung auftreten darf. Diese Ergänzung ist der Beobachtung geschuldet, dass Betroffene häufig selbst den Eindruck haben, während des gesamten Anfallsablaufes reaktions- und handlungsfähig zu sein, während eine objektive Betrachtung des Anfallsablaufs eine Bewusstseinsbeeinträchtigung zeigt.

Neu ist, dass epilepsiekranke Menschen, die nach langjähriger Anfallsfreiheit wieder einen einmaligen Anfall bekommen, bereits nach sechs

Anfallssituation	Für die Fahreignung geforderte Mindestfristen	
	Gruppe 1 (z. B. PKW, Motorrad)	**Gruppe 2** (z. B. LKW > 3,5 t, Bus, Taxi)
Erstmaliger, unprovozierter Anfall	sechs Monate anfallsfrei	zwei Jahre anfallsfrei[b]
Erstmaliger, provozierter Anfall mit vermeidbarem Auslöser[a]	drei Monate anfallsfrei	sechs Monate anfallsfrei[b]
Epilepsie (mehr als ein Anfall)	ein Jahr anfallsfrei	Keine Kraftfahreignung; Ausnahme: Mindestens fünfjährige Anfallsfreiheit ohne medikamentöse Therapie[e]
Ausschließlich an den Schlaf gebundene Anfälle (unabhängig von der Tageszeit)	drei Jahre Beobachtungszeit	Keine Kraftfahreignung
Ausschließlich einfach-fokale Anfälle ohne motorische, sensorische oder kognitive Beeinträchtigung der Fahreignung[c]	ein Jahr Beobachtungszeit	Keine Kraftfahreignung
Anfallsrezidiv bei bestehender Fahreignung nach langjähriger Anfallsfreiheit	sechs Monate (bei vermeidbarem Provokationsfaktor drei Monate) anfallsfrei	Keine Kraftfahreignung
Beendigung einer antiepileptischen Therapie bei Anfallsfreiheit	Keine Kraftfahreignung während der Reduktion des letzten Medikamentes sowie die ersten drei Monate ohne Medikation[d]	Keine Kraftfahreignung

Tab. 5.1: Kriterien zur Kraftfahrereignung (verkürzt nach Bundesanstalt für Straßenwesen 2019)

[a] nur, wenn eine angemessen ausführliche EEG-Diagnostik keinen Hinweis auf eine »idiopathische Disposition zu Epilepsie« ergibt
[b] eine antiepileptische Medikation schließt Fahreignung für Gruppe 2 aus
[c] wenn durch Fremdbeobachtung gesichert ist, dass keine Bewusstseinsstörung auftritt
[d] Abweichungen sind in gut begründeten Fällen möglich
[e] gilt auch für einen ersten Anfall, wenn es »Hinweise auf ein erhöhtes Rezidivrisiko« gibt

Monaten wieder fahren dürfen und, wenn sich ein relevanter und vermeidbarer Provokationsfaktor findet, bereits nach drei Monaten wieder fahren dürfen. Voraussetzung ist, dass es bei der neurologischen Klärung des Anfalls keine relevanten Aspekte gibt, die ein erhöhtes Rezidivrisiko anzeigen.

5.1.2 Kompensationsmöglichkeiten

Das Wichtigste im Überblick

Bei fehlender Fahreignung kann es eine Kompensation für notwendige Fahrten während der Arbeitszeit und ggf. auch für den Arbeitsweg geben.

Die fehlende Fahreignung wird häufig als ganz erhebliche Einschränkung der Mobilität und der Lebensqualität wahrgenommen. Tatsächlich können die Auswirkungen gerade in beruflicher Hinsicht gravierend sein. Sozialrechtliche Kompensationsmöglichkeiten sind leider begrenzt.

Für den Arbeitsweg kann unter bestimmten Bedingungen ein Beförderungskostenzuschuss als »Leistung zur Teilhabe am Arbeitsleben« (LTA) nach der Kraftfahrzeughilfe-Verordnung (KfzHV) infrage kommen (§ 49 SGB XI Abs. 8 Ziff. 1, Abs. 3 Ziff. 1 und 7, § 9 KfzHV), um einen Arbeitsplatz zu erhalten oder zu erlangen (Kraftfahrzeughilfeverordnung Stand 2019; SGB IX 2019).

Für notwendige Fahrten während der Arbeitszeit, die allerdings nicht berufsprägend sein dürfen (d. h. die arbeitsvertraglich geschuldete Leistung ist nicht die Fahrtätigkeit an sich), wäre eine Arbeitsassistenz in Form einer »Fahrassistenz« möglich (▶ Fallbeispiel 5.2). Auch dies ist eine Leistung zur Teilhabe am Arbeitsleben, aber nur für Menschen mit einer anerkannten Schwerbehinderung (also Grad der Behinderung [GdB] ≥ 50), vgl. § 49 Abs. 8 SGB IX i. V. m. § 185 Abs. 5) (SGB IX 2019). Die in der Regel befristete Leistung kann verlängert werden, solange die Voraussetzungen bestehen.

Beide Hilfen haben andere Erkrankungs- bzw. Behinderungsgruppen als vorrangige Zielgruppe, deshalb ist eine sorgfältige und individualisierte Beantragung und Begründung mit entsprechend epileptologisch orientierter Unterstützung empfehlenswert (Coban und Thorbecke 2012).

Der Weg zur Arbeit

Fallbeispiel 5.1

Frau X ist als Gesundheits- und Krankenpflegerin in einem 20 km vom Wohnort entfernten Hospiz tätig. Das berufliche Aufgabenspektrum wurde entsprechend angepasst und die Arbeitszeit auf Früh- und Spätschicht geändert. Ein Ein-Schichtsystem war aus personellen und strukturellen Gründen seitens des Arbeitgebers nicht möglich. Eine Busverbindung zwischen den beiden Orten ist vorhanden, allerdings nicht durchgehend zu den erforderlichen Arbeitszeiten. Der Arbeitgeber war mit einem etwas späteren Beginn der Frühschicht einverstanden, zum Ende der Spätschicht bestand jedoch keine Möglichkeit, den Nachhauseweg mit dem öffentlichen Personennahverkehr (ÖPNV) zurückzulegen. Frau X erhielt im Rahmen der Kraftfahrzeughilfeverordnung (KfzHV) von der Deutschen Rentenversicherung (DRV) einen Beförderungskostenzuschuss und konnte nach dem Spätdienst ein Taxi nutzen.

Sozialrechtlicher Hintergrund

Die KfzHV entstand im Rahmen beruflicher Rehabilitation als finanzielle Hilfe für körperbehinderte Menschen zur Anschaffung und behindertengerechten Umrüstung eines Kraftfahrzeuges inkl. Fahrerlaubnis, um den Arbeits- oder Ausbildungsort zu erreichen. In besonderen Härtefällen wird ein Beförderungskostenzuschuss eingeräumt, wenn »... der Behinderte ein Kraftfahrzeug nicht selbst führen kann und auch nicht gewährleistet ist, dass ein Dritter das Kraftfahrzeug für ihn führt« und für die »Aufnahme oder Fortsetzung einer beruflichen Tätigkeit unumgänglich« ist (§ 9 KfzHV). Vorrangig ist die Nutzung des ÖPNV, nur wenn die Nutzung des ÖPNVs aus gesundheitlichen Gründen nicht möglich oder die Wegstrecke dadurch unzumutbar lang ist, kommt ein Beförderungskostenzuschuss überhaupt in Betracht. Eine klare Zumutbarkeitsregelung gibt es bisher nicht, dies hängt u. a. von der täglichen Arbeitszeit ab und welche Zeiten für Arbeitswege regional typischerweise zurückgelegt werden. Als zumutbar gelten in der Regel 1 ¼ Std. bis 1 ½ Std. für den einfachen Weg (Auslegungen zu § 10 SGB II (SGB II 2020), § 140 SGB III (SGB III 2020)).

Das Problem des Arbeitsweges bei fehlender Fahreignung aufgrund epileptischer Anfälle wird auch in den Leitlinien zur sozialmedizinischen Beurteilung bei neurologischen Krankheiten der Deutschen Rentenversicherung Bund vom 08.07.2010 berücksichtigt: »Ist die Nutzung eines Kraftfahrzeugs zum Erreichen des Arbeitsplatzes erforderlich, ist im Einzelfall zu überprüfen, ob durch einen (einkommensabhängigen) Beförderungskostenzuschuss im Rahmen der Kraftfahrzeughilfe zumindest während der vorgeschriebenen Beobachtungszeit die Fahrten zur und von der Arbeit ermöglicht werden können« (Deutsche Rentenversicherung 2010). Dies gilt explizit auch für Personen mit einem ersten Anfall.

In einem Urteil des Sozialgerichts Ulm wurde darauf hingewiesen, dass – auch bei einer »beginnenden Epilepsie« – ein Beförderungskostenzuschuss die geeignete Maßnahme ist und Voraussetzung für einen Arbeitsplatz eben auch dessen Erreichbarkeit ist (Thorbecke und Coban 2014).

Auf Menschen mit einer Epilepsie zugeschnittene Mobilitätshilfen gibt es nicht, man muss bestehende Regelungen analog nutzen.

Relevanz für Menschen mit einer Epilepsie bei fehlender Fahreignung

Bei Menschen mit einer Epilepsie in sozialversicherungspflichtigen Arbeitsverhältnissen geht es in der Regel nicht darum, dass sie aufgrund der Anfälle keinen ÖPNV nutzen können, sondern dass am Wohnort keine öffentlichen Verkehrsmittel fahren – oder nicht zu den erforderlichen Zeiten – und die Wegstrecke zur nächsten Haltestelle nicht zu Fuß zurückgelegt werden kann.

Leider wird ein Beförderungskostenzuschuss von Leistungsträgern (i. d. R. die Deutsche Rentenversicherung [DRV]) weiterhin nur zögerlich gewährt, teils erst im Widerspruchsverfahren. Eine Ablehnung erfolgt z. B. mit der Begründung, dass der ÖPNV genutzt werden und die Fußwege zur Haltestelle zurückgelegt werden könnten und bei fehlenden öffentlichen Verkehrsmitteln auch ohne Erkrankung/Behinderung die Benutzung eines Kfz erforderlich wäre.

Entsprechend wird nun im aktuellen Rahmenkonzept der DRV zu Leistungen zur Teilhabe am Arbeitsleben (LTA) darauf hingewiesen, dass ungünstige oder fehlende Verkehrsverbindungen allein nicht leistungsbegründend sind (DRV Bund 2018). Dies würde bedeuten, dass ein berufstätiger Mensch das Risiko eines vom ÖPNV nicht ausreichend bedienten Wohnortes selbst tragen muss.

Vorgehen – praktische Hinweise

Ein Beförderungskostenzuschuss nach der Kfz-VO kann eine Kompensationsmöglichkeit für den Arbeitsweg sein.

Bei sozialversicherungspflichtig Beschäftigen liegt die Zuständigkeit meist bei der DRV, dort können auch die entsprechenden Formulare eingeholt werden. Unter anderem müssen die Entfernung vom Wohnort zur Arbeitsstätte und eine mögliche/fehlende Verbindungen mit dem ÖPNV im Detail nachgewiesen und von der regionalen öffentlichen Verwaltung bestätigt werden. Auch der Arbeitgeber ist einzubeziehen, z. B. müssen zunächst innerbetriebliche Kompensationsmöglichkeiten evaluiert werden. Eine ärztliche Stellungnahme sollte beigefügt werden, aus der die fehlende Fahreignung hervorgeht, wenn möglich mit einer prognostischen Abschätzung von deren Länge.

Ein Antrag auf Beförderungskostenzuschuss muss gut begründet werden, kann sich aber lohnen.

Wichtig ist, dass die Begründung sorgfältig einzelfallbezogen vorbereitet wird und andere mögliche Optionen bzw. Kombinationen von Optionen (z. B. Mitfahrgelegenheiten; Anpassung der Arbeitszeiten, sodass die Nutzung des ÖPNV möglich wird; (anteilig) Homeoffice) ausgeschöpft werden (Coban und Thorbecke 2012).

Fahrten während der Arbeitszeit

Fallbeispiel 5.2

Herr B ist in der Bewährungshilfe tätig. Dabei ist es in Einzelfällen erforderlich, die ihm zugeordneten Personen in deren Wohnumfeld aufzusuchen. Aufgrund der fehlenden Fahreignung ist ihm dies nicht möglich und in der ländlichen Region seines Zuständigkeitsgebietes mit dem ÖPNV nicht zu realisieren. Herr B ist als schwerbehinderter Mensch anerkannt. Lösung: Der Arbeitgeber stellt eine Mitarbeiterin als »Arbeitsassistenz« ab, für deren in dieser Zeit fehlende Arbeitsleistung wird er durch das Inklusionsamt Arbeit (ehem. Integrationsamt) finanziell im Rahmen der »außergewöhnlichen Belastung« ausgeglichen.

> **Sozialrechtlicher Hintergrund**
>
> Eine Arbeitsassistenz ist eine »begleitende Hilfe« im Arbeitsleben. Voraussetzung ist, dass die eigentliche Arbeitsleistung selbst erbracht werden kann und die Assistenz sich nur auf Hilfstätigkeiten bezieht. Typischerweise wird Arbeitsassistenz z. B. von Menschen mit einer Sinnesbehinderung oder Menschen im Rollstuhl genutzt.
>
> Leistungen für eine Arbeitsassistenz werden in der Regel als Budgetleistung, also als Geldleistung vergeben, die sich nach dem Einkommen der betreffenden Person und nach dem zeitlichen Bedarf richtet. Möglich ist aber auch eine Leistung an den Arbeitgeber zur Abdeckung außergewöhnlicher Belastungen in Form personeller Unterstützung wie in Fallbeispiel 5.2.
>
> Voraussetzung ist die Anerkennung als schwerbehinderter Mensch mit einem GdB/GdS von mindestens 50 oder eine Gleichstellung (möglich ab GdB/GdS von 30).

Auf Arbeitsassistenz besteht ein Anspruch, wenn diese notwendig ist. Voraussetzung ist ein Schwerbehindertenausweis oder eine Gleichstellung.

Relevanz für Menschen mit einer Epilepsie bei fehlender Fahreignung

Fahrten während der Arbeitszeit kommen in ganz unterschiedlichen Berufsbereichen vor. Man kann das Steuern eines PKWs als Arbeitsassistenz in Form einer »Fahrassistenz« ansehen, solange dies nicht die eigentliche Tätigkeit ist bzw. der Umfang nicht so erheblich ist, dass es sich um eine Doppelbesetzung des Arbeitsplatzes handeln würde (z. B. Tätigkeit mit ausschließlichem Außendienst).

Vorgehen – praktische Hinweise

Ansprechpartner wäre bei bestehendem Beschäftigungsverhältnis die innerbetriebliche Schwerbehindertenvertretung (wenn vorhanden) und das Inklusionsamt Arbeit bzw. der regional zuständige Integrationsfachdienst. Dort wird das weitere Verfahren begleitet und notwendige Formulare ausgehändigt. In einem notwendigen ärztlichen Attest sollte die fehlende Fahreignung benannt werden und (falls möglich) ab wann diese voraussichtlich wiedergegeben ist. Ggf. wird ein weiterer Rehabilitationsträger zur Finanzierung zugezogen, z. B. die DRV.

Eine Schwierigkeit ist, dass bei beginnender Epilepsie oft (noch) keine Anerkennung als schwerbehinderter Mensch erteilt wird. Dann kann eine Arbeitsassistenz über eine »Gleichstellung« verwirklicht werden, die bei der Agentur für Arbeit zu beantragen ist: Voraussetzung ist ein GdB von mindestens 30, aber weniger als 50 und die Notwendigkeit von Hilfen zum Arbeitsplatzerhalt, die die Anerkennung als schwerbehinderter Mensch erfordern (§ 2 Abs. 3 SGB IX, zum Vorgehen: https://www.arbeitsagentur. de/menschen-mit-behinderungen/schwerbehinderung-und-gleichstellung).

5.2 Rehabilitationsmedizin/Medizinische Rehabilitation

5.2.1 Rehabilitationsmedizin

Die Rehabilitationsmedizin berücksichtigt Kontextfaktoren, um weitestgehende Teilhabe zu ermöglichen.

Ziel der Rehabilitationsmedizin ist es, die Folgen einer chronischen Erkrankung oder körperlichen Schädigung zu minimieren und den Betroffenen eine selbstbestimmte und weitestgehend unabhängige Partizipation in allen Lebensbereichen zu ermöglichen. In Erweiterung des kurativen, diagnoseorientierten Behandlungsmodells werden Kontextfaktoren berücksichtigt, sowohl als physikalische und soziale Umweltfaktoren (z. B. Qualität des öffentlichen Personenverkehrs, Einstellungen in der Bevölkerung) als auch in der Person liegende Individualfaktoren (z. B. Lebensstil) (Bochdansky et al. 2002).

5.3 Medizinische Rehabilitation

Fallbeispiel 5.3

Frau B. ist 32 Jahre und von Beruf examinierte Altenpflegerin, seit Ende der Ausbildung ist sie im Beruf in einem Pflegezentrum tätig, wo sie vollschichtig sowohl in der stationären Pflege im 3-Schicht-Dienst tätig ist (mit Schwerpunkt in einer Wohngruppe für dementiell erkrankte Menschen), als auch vertretungsweise im trägereigenen ambulanten Pflegedienst arbeitet. Frau B. berichtete außerdem von einer hohen emotionalen Belastung durch die Erkrankung und von subjektiv bemerkten – und teils zu objektivierenden – Störung von Gedächtnisleistungen.

Mit der Diagnose eine Epilepsie und einer zum Zeitpunkt der stationären Behandlung und Diagnosestellung noch unklaren Behandlungsprognose sind bereits verschiedene berufliche Aspekte als Problembereiche markiert: Fahreignung, 3-Schicht-Dienste, Alleinarbeit und Pflegetätigkeit mit u. a. invasiven Tätigkeiten und die Unterstützung von Personen mit einem hohen Betreuungsbedarf. Eine medizinische Rehabilitation wurde initiiert mit krankheitsbezogener Information und Schulung u. a. den Zielen, die qualitative und quantitative Belastbarkeit zu objektivieren, die berichteten kognitiven Schwierigkeiten zu evaluieren und bei Bedarf zu trainieren, eine arbeitsmedizinische Gefährdungsbeurteilung zu erstellen und – in Abstimmung mit dem Arbeitgeber – Möglichkeiten zu entwickeln, wie der Verbleib am Arbeitsplatz realisiert werden kann.

Das Wichtigste im Überblick

Das Sozialgesetzbuch (SGB) IX regelt die Rehabilitation und Teilhabe von Menschen mit Behinderungen und ist unterteilt in drei Teile: a) Regelungen für Menschen mit Behinderungen und von Behinderung bedrohte Menschen, b) das Bundesteilhabegesetz mit besonderen Leistungen zur selbstbestimmten Lebensführung für Menschen mit Behinderungen (Eingliederungshilferecht) und c) die besonderen Regelungen zur Teilhabe schwerbehinderter Menschen (Schwerbehindertenrecht).

Leistungsgruppen der Rehabilitation und Teilhabe sind außer der medizinischen Rehabilitation auch Leistungen zur Teilhabe am Arbeitsleben (LTA), zur Teilhabe an Bildung, unterhaltssichernde und andere ergänzende Leistungen sowie Leistungen zur sozialen Teilhabe (§ 5 SGB IX) (SGB IX 2019).

Rehabilitationsträger sind die gesetzliche Rentenversicherung, gesetzliche Krankenkassen, Bundesagentur für Arbeit, gesetzliche Unfallversicherung, Berufsgenossenschaften resp. gesetzliche Unfallkassen, die Sozialhilfe- und Jugendhilfeträger (SGB IX § 6) (SGB IX 2019).

> Rehabilitation ist ein umfassender Begriff für medizinische, berufliche und soziale Komponenten.

Allgemeines Ziel der medizinischen Rehabilitation ist es, mit einem interdisziplinären und multimodalen Ansatz die Folgen einer Krankheit in Form von Fähigkeitsstörungen und sozialen Beeinträchtigungen vorzubeugen, zu beseitigen, zu bessern oder eine Verschlechterung abzuwenden – dies umfasst auch den Erhalt der Erwerbsfähigkeit oder die Vermeidung von Pflegebedürftigkeit. Die dafür von den Rehabilitationskliniken zu leistenden Angebote beziehen sich demnach nicht nur auf Behandlung, Therapien oder Hilfsmittel, sondern explizit auch auf die Unterstützung bei Krankheits- und Behinderungsverarbeitung, der Aktivierung von Selbsthilfepotentialen und persönlichen, sozialen und strukturellen Ressourcen, die Information und Beratung von Angehörigen und Bezugspersonen. Ein Schwerpunkt von medizinischer Rehabilitation ist die Frage von Erwerbsfähigkeit und beruflichen Perspektiven, die Durchführung einer Belastungserprobung und Arbeitstherapie, inkl. ggf. notwendigen Kontakt zum beruflichen Umfeld, um durch berufsbezogene Angebote die Chancen auf eine berufliche Integration zu klären und zu erhöhen.

> Ein epileptischer Eingriff ist eine Indikation für eine AHB.

Eine sogenannte Anschlussrehabilitation (AHB) ist eine Sonderform der medizinischen Rehabilitation: Sie kommt nur bei bestimmten Indikationen in Betracht, wird während einer stationären Behandlung initiiert und schließt sich direkt an die stationäre Behandlung an, spätestens aber zwei Wochen nach Entlassung (nur in begründeten Einzelfällen und in Absprache mit dem Leistungsträger ggf. auch später) mit dem Ziel der schnellen Stabilisierung für Alltag und Arbeitsleben.

Medizinische Rehabilitation bei Epilepsie

Die Deutsche Rentenversicherung nennt als Ziele einer – erstmalig 2010 als Indikation in die entsprechenden Leitlinien aufgenommen – medizinischen Rehabilitation bei Epilepsie die Stärkung des Krankheits-Selbstmanagements sowie die Verbesserung von beruflicher und sozialer Teilhabe und der Lebensqualität. Danach besteht Rehabilitationsbedürftigkeit »in der Notwendigkeit einer multimodalen interdisziplinären Therapie bei schwerem Anfallsleiden, kompliziertem Krankheitsverlauf, kognitiven und psychischen Beeinträchtigungen, fehlender Krankheitseinsicht sowie Schwierigkeiten bei der beruflichen Anpassung«. Die Durchführung soll in einer Reha-Einrichtung mit epileptologischem Behandlungsschwerpunkt erfolgen (Deutsche Rentenversicherung 2010).

Im Epilepsie-Zentrum Bethel wurde 1997 die bundesweit erste Klinik zur medizinischen und medizinisch-beruflichen Rehabilitation für Menschen mit Epilepsie eröffnet. Sie bietet ein entsprechend den Leitlinien auf die speziellen Bedürfnisse dieser Klientel zugeschnittenes Rehabilitationsprogramm an, das ein umfassendes Set von aufeinander abgestimmten Interventionen vorhält (Specht und Thorbecke 2010). Umgesetzt wird dies durch ein interdisziplinäres Behandlungsteam aus Medizin (Neurologie/Psychiatrie), Ergo- und Berufstherapie, Krankenpflege, Neuropsychologie, Psychotherapie, Sozialarbeit, physikalische und Sporttherapie in ca. 4–6 Wochen, je nach individuellen Fragestellungen.

Typische Rehabilitationsbedarfe und Interventionen sind in Tabelle 5.2 aufgeführt.

Tab. 5.2:
Typische Rehabilitationsbedarfe und Interventionen in der medizinischen Rehabilitation bei Epilepsie

Rehabilitative Themen	Typische Rehabilitationsbedarfe	Typische Interventionen
Behandlungsstand, Prognose und sozialmedizinische Einschätzung der Epilepsie	unscharfe Anfalls- und Syndromdiagnosen Medikamentöses Wirkpotenzial nicht ausgeschöpft potenziell operable zerebrale Läsionen nicht erkannt berufs-/tätigkeitsbezogenes Gefährdungspotential der Anfälle nicht beschrieben	Überprüfung des Epilepsie-Syndroms Umstellung der medikamentösen Therapie Anmeldung zum präoperativen Video-EEG-Monitoring sozialmedizinische Einschätzung der Anfälle (Ausschuss Arbeitsmedizin der Gesetzlichen Unfallversicherung et al. 2015)
Krankheitsverarbeitung und emotionale Anpassung	häufige psychische Komorbiditäten, v. a. Angst-Störungen, Depression, chronifizierte Anpassungsstörungen, Stigmatisierungserleben	psycho-edukative Gruppen, psychotherapeutische Einzelgespräche psychiatrische Therapie (Specht und Thorbecke 2010)

Rehabilitative Themen	Typische Rehabilitationsbedarfe	Typische Interventionen
Epilepsiebezogener Wissensstand und Krankheit-Selbstmanagement	Wissen von Menschen mit Epilepsie über ihre eigene Erkrankung oft unzureichend hohe Rate an Non-Adhärenz → Anfallsrezidive → negative soziale Konsequenzen (z. B. Fahreignung) (Specht 2008)	Einzelberatungen (Pflegevisiten) Gruppenschulung (unter Einsatz von Modulen des Schulungsprogramms MOSES (Baier et al. 2014)
Körperliche Fitness	Menschen mit Epilepsie sind seltener sportlich aktiv Sorge, dass Sport Anfälle auslöst (Capovilla et al. 2016)	Sporttherapie und -Beratung (Dröge et al. 2011)
Kognitive Leistungsstörungen	kognitive Einschränkungen z. T. sehr umschrieben; oft nachteilige Auswirkungen auf die Erwerbstätigkeit (Lahr und Specht 2012) oft konfundiert mit psychischen Störungen (z. B. Depression)	neuropsychologische Diagnostik und Beratung neuropsychologische Therapie (Mazur-Mosiewicz et al. 2015) Abschätzung, ob/wie berufliche Neuqualifizierung erfolgen kann
Berufstätigkeit	erniedrigte Erwerbstätigenquote (Wo et al. 2015) häufige Frühberentung (Specht und Coban 2016), oft in jungem Alter	ergo- und berufstherapeutisches Assessment interne und externe (= betriebliche) Belastungserprobung Kontakt mit Betrieb, um Barrieren und Ressourcen zu eruieren Bewerbungstraining (v. a. »Informationshandling« der Epilepsie)

Tab. 5.2:
Typische Rehabilitationsbedarfe und Interventionen in der medizinischen Rehabilitation bei Epilepsie
– Fortsetzung

Als eine Personengruppe mit einem besonderen Rehabilitationsbedarf haben sich Patientinnen und Patienten herausgestellt, bei denen erstmals die Diagnose einer Epilepsie oder eines epileptischen Erstanfalles gestellt wurde. Ängste vor persistierenden Anfällen und vor Stigmatisierung im beruflichen Umfeld sowie Schwierigkeiten mit der Akzeptanz der Epilepsiediagnose zählen bei ihnen zu den häufigsten Belastungen (Chaplin et al. 1992), auch ist die Erwerbstätigkeit bedroht (Holland et al. 2009). Darüber hinaus können Schwierigkeiten bei der emotionalen Anpassung und der Krankheitsverarbeitung sowie zusätzliche psychische Störungen nicht nur die Lebensqualität der Betroffenen beeinträchtigen, sondern scheinen auch das Risiko von Anfallsrezidiven zu erhöhen (Jacoby et al. 2011; Velissaris et al. 2009).

Medizinische Rehabilitation bei Epilepsie soll in einer Klinik mit epileptologischem Behandlungsschwerpunkt durchgeführt werden.

Belastungserprobung in der medizinischen Rehabilitation

Berufliche Fragestellungen stehen bei Menschen mit einer Epilepsie bzw. Anfallserkrankung während einer medizinischen Rehabilitation nicht selten im Vordergrund. Eine betriebliche Belastungserprobung ist eine wichtige Komponente, um die psychische und physische Belastbarkeit unter realitätsnahen Arbeitsbedingungen zu evaluieren und zu objektivieren. Darauf aufbauend können spezifische Ideen für die weitere berufliche Planung entwickelt werden.

Vorgehen – Praktische Hinweise

Eine medizinische Rehabilitation muss von der betreffenden Person beantragt werden:

1. Antragsformulare auf medizinische Rehabilitation z. B. bei den Servicestellen oder auf der Webseite der DRV
2. ärztliche Stellungnahme und Begründung einer medizinischen Rehabilitation
3. bei der Krankenkasse vorlegen (Ergänzung des Antrages)
4. Antrag und ärztliche Befunde einreichen

Besonderheiten

- Bei einer Ablehnung kann innerhalb von vier Wochen Widerspruch eingelegt werden. Auch wenn die ausgewählte Klinik nicht den Erfordernissen oder der Spezialisierung entspricht, kann eine Änderung beantragt werden.
- Die Krankenkasse ist z. B. zuständig bei Menschen, die altersberentet oder dauerhaft voll erwerbsgemindert sind.
- Bei Kindern, Jugendlichen, jungen Erwachsene kann auch die DRV der Eltern Leistungsträger sein.
- Private Krankenkassen können medizinische Rehabilitation in Abhängigkeit der vertraglichen Gestaltung übernehmen; in den Verträgen ist hier mitunter von »Kur« die Rede.
- Weitere Kostenträger können z. B. die Berufsgenossenschaften sein (Folgen von anerkannten Arbeitsunfällen), oder Sozialhilfeträger.

5.4 Berufliche Eignung, Ausbildung, Beruf und Arbeit

Das Wichtigste im Überblick

Die wesentliche Besonderheit für die sozialmedizinische Begutachtung von Personen mit Epilepsie erwächst aus der Natur der Erkrankung: Ihre Symptome sind nicht permanent vorhanden, sondern treten plötzlich und nicht berechenbar auf. Darüber hinaus sind Schwere der Anfallssymptomatik und das daraus resultierende Verletzungsrisiko, die Häufigkeit der Anfälle und deren Prognose interindividuell sehr variabel.

Um zu einer sachgerechten Einschätzung anfallsbezogener Gefährdungen zu kommen, sind in einer erstmals 1984 erschienenen Expertenschrift Beurteilungskriterien entwickelt worden, aus denen sich wiederum arbeitsmedizinische Eignungseinschätzungen für Berufsbilder und berufliche Tätigkeiten ableiten lassen. Eine Überarbeitung dieser Publikation wurde 1996 von den gesetzlichen Unfallversicherungen anerkannt, 2006 unterstrich das Bundessozialgericht deren Bedeutung als entscheidende Arbeitsgrundlage bei der Begutachtung von Menschen mit Epilepsie, indem es festhielt, dass »nur auf dieser Grundlage ... Feststellungen zur beruflichen Einsetzbarkeit eines Epilepsiekranken nachvollziehbar« würden (BSG 12/2006; B 13 R 27/06 R). In der aktuellen Version (»DGUV-Information 250-001«) wurden erstmalig Beurteilungskriterien für Personen mit einem ersten epileptischen Anfall publiziert (Ausschuss Arbeitsmedizin der Gesetzlichen Unfallversicherung et al. 2015).

Eine Beurteilung der beruflichen Einsetzbarkeit hat auf der Grundlage der Leitlinie der Deutschen gesetzlichen Unfallversicherung (DGUV-Information 250-001) zu erfolgen.

5.4.1 Beurteilung von Gefährdungsaspekten bei Berufsgruppen und einzelner Tätigkeit

Von der Anfallssymptomatik zur Gefährdungskategorie

Im Gegensatz zu der großen interindividuellen Varianz der klinischen Ausprägung einer Epilepsie ist die intraindividuelle Konstanz für sozialmedizinische relevante Anfallssymptome hoch. Dies erlaubt eine Transformation arbeitsmedizinisch relevanter klinischer Anfallssymptome in fünf »Gefährdungskategorien«. Dafür muss Chronologie der Anfallssymptomatik durch detaillierte Anfallsbeschreibungen von dem Betroffenen selbst wie von Anfallszeugen (i. d. R. Angehörige) oder durch Videoaufzeichnungen erhoben werden, beim Auftreten unterschiedlicher Anfallsformen für jeden Anfallstyp einzeln. Sie sollte – die arbeitsmedizinischen Kernsymptome betreffend – vom behandelnden Neurologen bestätigt werden.

Dafür sind folgende Fragen bei der Anfallsbeschreibung zu beantworten:

- Ist die **motorische Kontrolle** der Gliedmaßen eingeschränkt, z. B. durch Zuckungen oder Verkrampfungen?
- Ist das **Bewusstsein** gestört?
- **Stürzt** die Person?
- Kommt es im Rahmen einer Bewusstseinsstörung – während oder auch im Ausklang eines Anfalles – zu Verhaltensweisen, die **nicht situationsadäquat** sind, wie z. B. Greifbewegungen oder Umhergehen?
- Ergänzend, ggf. als protektiver Faktor (siehe folgender Abschnitt) nutzbar: Lässt sich eine **Aura** – im Patientenjargon oft »Vorgefühl« genannt – erfragen? Wie konstant tritt sie auf und wie lang ist sie? Kann und wird sie effektiv und konsequent (Anfallszeugen!) genutzt, um sich vor den Folgen eines Anfalles zu schützen?

Durch die Erfassung dieser Anfallsmerkmale gelangt man zu fünf in ihrem Schweregrad zunehmenden Gefährdungskategorien, denen die Anfälle einer Person zugeordnet werden können (▶ Abb. 5.1, aus Ausschuss Arbeitsmedizin der Gesetzlichen Unfallversicherung et al. 2019):

0: nur isolierte Auren
A: nur Störung der Willkürmotorik
B: Bewusstseinsstörung (ohne Sturz und ohne unangemessene Handlungen)
C: Sturz
D: Bewusstseinsstörung mit unangemessenen Handlungen

Bei mehreren Anfallsformen mit unterschiedlicher Gefährdungseinschätzung gilt für die Gesamtbeurteilung die sozialmedizinisch schwerste Anfallsform, also die mit der höchsten Gefährdungskategorie (▶ Abb. 5.1).

Abb. 5.1:
Gefährdungs-
kategorien
epileptischer
Anfälle (mit freundli-
cher Genehmigung
aus: (Ausschuss
Arbeitsmedizin der
Gesetzlichen Unfallver-
sicherung et al. 2019))

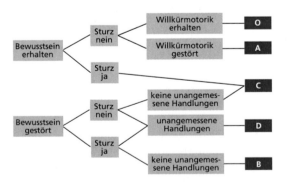

Protektive Faktoren

Bestimmte Charakteristika in Art und Auftreten der Anfälle können protektiv genutzt werden:

- Wenn alle Anfälle einer Person durch eine ausreichend lange Aura (▸ Von der Anfallssymptomatik zur Gefährdungskategorie) eingeleitet werden und die Aura nachweislich (Fremdanamnese!) zuverlässig und wirksam zu einem Schutzverhalten genutzt wird, kann die Einstufung in eine leichtere Gefährdungskategorie (A statt D oder C) erfolgen.
- Wenn seit mehr als drei Jahren alle Anfälle aus dem Schlaf heraus (nachts oder auch am Tag) oder unmittelbar nach dem Aufwachen auftreten, wird der Betroffene wie eine Person mit »mittelfristiger Anfallsfreiheit« (▸ Anfallsfrequenz) beurteilt.
- Wenn es – was sehr selten vorkommt – vorhersehbare und sicher vermeidbare unmittelbare Auslöser für Anfälle gibt, so können diese für eine individuelle protektive Regelung genutzt werden.

Anfallsfrequenz

Die »DGUV-Information 250-001« gliedert die Anfallsfrequenz in vier Stufen:

Eine Schlafbindung der Anfälle oder konstant auftretende Auren können Gefährdungen im Arbeitsleben erheblich mindern.

- langfristig anfallsfrei: mehr als fünf Jahre *ohne* antiepileptische Medikation anfallsfrei
- mittelfristig anfallsfrei:
  - Personen, die unter Medikation länger als ein oder zwei Jahre anfallsfrei sind (die notwendige anfallsfreie Beobachtungszeit beträgt im Regelfall ein Jahr, in besonderen Fällen jedoch zwei Jahre) (Thorbecke et al. 2017)
  - Personen, die nach epilepsiechirurgischem Eingriff mehr als ein Jahr anfallsfrei sind
  - Personen, die länger als drei Jahre ausschließlich aus dem Schlaf heraus (oder unmittelbar nach dem Aufwachen) Anfälle hatten
  - Personen, die seit mindestens einem Jahr nur noch Anfälle der Gefährdungskategorie »0« hatten (keine Bewusstseinsstörung und keine arbeitsmedizinisch relevanten sensorischen, sensiblen oder motorischen Symptome)
- maximal zwei Anfälle pro Jahr
- drei oder mehr Anfälle pro Jahr

Mögliche Anfallsprovokation am Arbeitsplatz – Haftungsaspekte

Schlafmangel oder auch Verschiebungen des Schlaf-Wach-Rhythmus können das Auftreten epileptischer Anfälle begünstigen (Malow 2004). Regelhaft ist dies bei idiopathischen (genetischen) generalisierten Epilepsien der Fall, sodass bei Betroffenen mit einer solchen Epilepsie generell Nachtschichten auszuschließen sind. Bei anderen Epilepsieformen ist im Einzelfall eine Tätigkeit unter Einschluss von Nachtschicht vertretbar, wenn der bisherige Epilepsieverlauf gezeigt hat, dass ein Schlafdefizit nicht zu einer Anfallsprovokation geführt hat (Ausschuss Arbeitsmedizin der Gesetzlichen Unfallversicherung et al. 2019).

Bei ca. 5 % aller Menschen mit Epilepsie lassen sich durch intermittierende Lichtreize (meist 15–25 Hz) epilepsietypische EEG-Veränderungen oder gelegentlich auch klinische Anfälle auslösen. Diese Beobachtung ist für Bürotätigkeiten mit Einsatz von Computer-Bildschirmen irrelevant. Solche Tätigkeiten können – wegen fehlender sonstiger Gefährdungsaspekte – vielmehr eine gute berufliche Einsatzmöglichkeit für Epilepsiekranke sein (Specht et al. 1998).

Ein anfallsbedingter Unfall am Arbeitsplatz ist nicht unbedingt ein Arbeitsunfall.

Aus einem anfallsbedingten Unfall wird nur dann ein Arbeitsunfall, wenn betriebliche Umstände wesentlich zur Entstehung oder zur Schwere des Unfalles beigetragen haben: »Ein Regress des Unfallversicherungsträgers gegen Unternehmer oder Arbeitskollegen ist nur dann möglich, wenn sie den Arbeitsunfall vorsätzlich oder grob fahrlässig herbeigeführt haben (vgl. § 110 SGB VII). … Bei sachgerechter Prüfung der Einsatzmöglichkeiten entsprechend den vorliegenden Empfehlungen wird ein grob fahrlässiges oder gar vorsätzliches Handeln des Unternehmers oder von Vorgesetzten selbst dann nicht angenommen werden können, wenn sich wider Erwarten im Einzelfall doch einmal ein Arbeitsunfall infolge eines epileptischen Anfalls ereignen sollte« (Ausschuss Arbeitsmedizin der Gesetzlichen Unfallversicherung et al. 2019).

Erster epileptischer Anfall: Konsequenzen für den Arbeitsplatz?

Bei einem ersten epileptischen Anfall gilt es zu klären, ob die bisherige berufliche Tätigkeit (unverändert) weitergeführt werden kann. In Abhängigkeit von Gefährdungsaspekten der Tätigkeit(en) einerseits und dem Rezidivrisiko andererseits werden in der DGUV-Information 250-001 Empfehlungen gegeben, nach welcher anfallsfreien Beobachtungszeit eine Tätigkeit wieder aufgenommen werden kann. Dabei kann bei bestimmten Befundkonstellationen eine medikamentöse Prophylaxe die erforderliche anfallsfreie Frist verkürzen (▶ Tab. 5.3, Ausschuss Arbeitsmedizin der Gesetzlichen Unfallversicherung et al. 2019).

Beurteilung der Anfallsfreiheit: 1 oder 2 Jahre erforderlich?

Mit der Überarbeitung der DGUV-Information 250-001 wurden für die Mehrzahl der darin ausgewählten Berufe bei einjähriger Anfallsfreiheit keine gesundheitlichen Bedenken gesehen, bei einigen jedoch weiterhin eine zweijährige Anfallsfreiheit unter Pharmakotherapie für notwendig erachtet; dies z. B. dann, wenn es anfallsbedingt zu einer besonders hohen Eigen- oder Fremdgefährdung mit bleibenden Gesundheitsschäden kommen kann. Dies betrifft beispielsweise die Gesundheits- und Kinderkrankenpflege, verschiedene pflegerische Spezialisierungen (Onkologie, Anästhesie o. ä.), Geburtshilfe, Hebammen und die Arbeit auf Hubarbeitsbühnen bei Anfällen der Gefährdungskategorie »D«. Auch Kontextfaktoren können Gefährdungen erhöhen, z. B. bei Alleinarbeit in der Haus- und Familienpflege.

Berufliche Eignung	hohes Risiko	mittleres Risiko	leichtes Risiko	kein relevantes Risiko
Schwere des Verletzungsrisikos bzw. der Fremdgefährdung im Falle eines Rezidivanfalles	Beispiele: Tätigkeiten in > 3 m Höhe mit Absturzgefahr Tätigkeiten mit explosiven Stoffen	Beispiele: Tätigkeiten bis 3 m Höhe Alleinarbeit mit Kindern ≥ 3 J.	Beispiele: Tätigkeiten mit kleinen Handwerkzeugen Alleinarbeit mit Erwachsenen	Beispiele: Einfache Montagetätigkeiten, Büro, Verkauf
Anfallsfreie Mindestfrist bei... provoziertem Anfall mit vermeidbarem Provokationsfaktor	sechs Monate (ohne AED)	drei Monate	keine	Keine
unprovoziertem Anfall *ohne* Hinweise für eine beginnende Epilepsie	zwei Jahre (ohne AED)	sechs Monate	drei Monate	Keine
unprovoziertem Anfall *mit* Hinweisen für eine beginnende Epilepsie	fünf Jahre (ohne AED)	Fahreignung: keine Regelung Beruf: ein Jahr*	sechs Monate	Keine

Tab 5.3: Berufliche Leitlinien bei erstem epileptischem Anfall (Vereinfachte Darstellung; zu Einzelheiten siehe (Ausschuss Arbeitsmedizin der Gesetzlichen Unfallversicherung et al. 2019))

AED: Antiepileptika, * kann bei Beginn einer Therapie mit Antiepileptika ggf. verkürzt werden

Bei Tätigkeiten oder Berufe, die nicht explizit in der DGUV Info 250-001 erwähnt sind, muss im Einzelfall geprüft werden, welcher Zeitraum von Anfallsfreiheit erforderlich ist. Um die damit verbundene Unsicherheit zu reduzieren und eine praktikable Handlungsanweisung zu entwickeln, nutzten Thorbecke et al. (Thorbecke et al. 2017) eine von Lawn et al. entwickelte Einstufung für das Risiko für einen bleibenden Gesundheitsschaden im Falle eines Anfallsrezidives (Lawn et al. 2004) als Basis für ihre Empfehlungen (▶ Tab. 5.4).

Für manche Tätigkeiten bleibt eine zweijährige Anfallsfreiheit Voraussetzung.

Tab. 5.4:
Beispiele für Tätigkeiten, die in der DGUV-Information 250-001 nicht beurteilt wurden, bei denen ein Jahr Anfallsfreiheit ausreichend erscheint bzw. bei denen zwei Jahre Anfallsfreiheit erforderlich sind (modifiziert nach Thorbecke et al. 2017, zu Einzelheiten s. dort).

Tätigkeitsbereich	1 Jahr Anfallsfreiheit	2 Jahre Anfallsfreiheit
Holz/Tischlerei	Handkreissäge Kappsäge	Nicht abgedeckte Tischkreissäge Nicht abgedeckte Hobelmaschine
Metall/Kfz	Arbeiten am laufenden Automotor Atemschutzgeräte Gruppe 1	Trenn-, Schleifscheibe Schutzgas-Schweißgerät
Garten-, Landschaftsbau	Motor-, Kettensäge Motorbetriebene Heckenschere (jeweils mit Schutzkleidung)	Nassschneider
Sonstiges	Elektrotechnische Tätigkeiten ohne Bezug zu »Arbeiten unter Spannung«	Arbeiten mit Gefahr drittgradiger Verbrennungen oder Verätzungen

5.4.2 Berufliche Rehabilitation und Teilhabe

Das Wichtigste im Überblick

Teilhabe am Arbeitsleben (LTA) und berufliche Rehabilitation sind Überbegriffe für alle beruflichen und arbeitsorientierten Maßnahmen. Es handelt sich um vielfältige Möglichkeiten in Bezug auf Zielrichtung, Intensität, Dauer und Qualifikation für verschiedene Personengruppen in verschiedenen Lebenslagen, z. B. (vgl. § 49 SGB IX) (SGB IX 2019):

- Ausbildungs-, Berufsvorbereitung, Eignungsabklärung, Berufsfindung
- verschiede Formen und Niveaus von beruflicher Bildung und Ausbildung
- berufliche Anpassung, Teilqualifizierung, Umschulung, Weiterbildung
- Trainingsmaßnahmen – auch längerfristige – zur Stabilisierung oder Steigerung der Belastbarkeit für allgemeine oder spezielle Zielgruppen, auch als Trainingsmaßnahme in berufsbildenden Bereichen von Werkstätten für behinderte Menschen (WfbM)
- Leistungen an Arbeitgeber, z. B. behinderungsbedingte bauliche Maßnahmen, behinderungsgerechte Ausstattung, technische Beratung, Arbeitshilfen, Hilfsmittel, Lohnzuschüsse, Ausgleichszahlungen bei besonderem Aufwand
- individuelle betriebliche Qualifizierung, »Job-Coaching«
- individuelle und behindertengerechte Arbeitsplatzanpassung, Hilfen, Hilfsmittel und Ausrüstung

Berufliche Ersteingliederung

Die berufliche Ersteingliederung ist der Grundbaustein der beruflichen Teilhabe und sollte gerade bei jungen Menschen mit einem »handicap« überlegt erfolgen.

Das deutsche Sozialversicherungssystem hält eine breite Palette an Interventionen bereit, um eine berufliche Erst- und Wiedereingliederung zu ermöglichen.

Individuelle Planung

Eine individuell möglichst passgenaue Planung beruflicher Perspektiven bei Jugendlichen und jungen Erwachsenen ist sinnvoll, um den Grundstein für einen positiven weiteren Verlauf zu legen. Dazu müssen verschiedene Komponenten berücksichtigt werden: kognitive Voraussetzungen und Ressourcen, emotionale und Persönlichkeitsentwicklung, soziale Kompetenzen und physische wie psychische Belastbarkeit. Von besonderer Bedeutung in Bezug auf die Epilepsie ist die Beurteilung der Berufseignung auf der Basis der in »Von der Anfallssymptomatik zur Gefährdungskategorie« aufgeführten Systematik der DGUV-Information 250-001 (Ausschuss Arbeitsmedizin der Gesetzlichen Unfallversicherung et al. 2019). Ziel muss es u. a. sein, pauschalisierte »Verbote« und eine Eingrenzung auf »Büroberufe« zu vermeiden.

Nicht zu vergessen sind die Interessen der Jugendlichen und jungen Erwachsenen. Aber auch die Einschätzung einer späteren Vermittelbarkeit ist erforderlich, ggf. sollte in Abhängigkeit der Behandlungsprognose ein Berufsbild ausgewählt werden, mit dem auch im Falle einer Persistenz der Anfälle möglichst viele Tätigkeitsfelder offenstehen bzw. eine Anpassung von Tätigkeitsfeldern flexibler ermöglicht werden kann.

Abbildung 5.2 soll einen Überblick über den Einsatz unterschiedlicher Instrumente und Maßnahmen auf den verschiedenen Qualifizierungs- und Entwicklungsebenen geben, die flexibel kombiniert oder ineinander übergehen können.

Manchmal kann es sinnvoll sein, zunächst schulische Möglichkeiten auszunutzen, bevor konkrete Ausbildungsschritte eingeleitet werden, z. B. wenn noch Förderung, gesundheitliche und persönliche Stabilisierung und Orientierung oder Behandlung im Vordergrund stehen. Die schulische Berufsvorbereitung wird durch die Bundesländer geregelt, entsprechend gibt es unterschiedliche Bezeichnungen, z. B. Berufsvorbereitungsjahr (BVJ) oder Berufsgrundbildungsjahr (BGJ). Inhaltlich geht es jedoch immer um handlungsorientiertes Lernen in Kombination mit betrieblichen Praktika und pädagogischer Begleitung sowie dem Ziel, schulische Lücken zu schließen, Bewerbungschancen zu verbessern, verschiedene Berufsfelder kennen zu lernen und eine praktische und theoretische Grundqualifikation zu erwerben. Daran können sich – mit Unterstützung und Finanzierung der Arbeitsagentur – konkret berufsvorbereitende Maßnahmen anschließen und auch das System der Ausbildung ist so differenziert ausgebaut, dass eine individuelle Gestaltung auf verschiedenen Ausbildungsniveaus möglich ist.

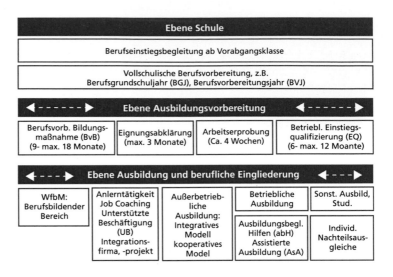

Ist die Behandlungssituation und die prognostische Einschätzung noch nicht stabil, können schulische und ausbildungsvorbereitende Angebote genutzt werden.

Vorgehen – Praktische Hinweise

Grundlage ist eine sorgfältige Planung nach den in »Von der Anfallssymptomatik zur Gefährdungskategorie« genannten Kriterien, eine Objektivierung von Interessen und Fähigkeiten, die Reflexion des Berufswunsches und die Beantwortung der Fragen, auf welchem Level ein Ausbildungserfolg wahrscheinlich ist und welche Hilfen mit welcher Intensität dafür notwendig sind.

Bezüglich schulischer Möglichkeiten können die regionale Schulbehörde oder die bisherige Schule geeignete Ansprechpartner sein. Für alle anderen berufs- und ausbildungsvorbereitenden Maßnahmen oder für die Unterstützung während der Ausbildung ist die Agentur für Arbeit zuständig, eine Vorstellung bei deren Arbeitsmedizinischem und Psychologischem Dienst ist die Regel. Sinnvoll ist es, aussagekräftige medizinische Berichte zum Behandlungs- und Therapieverlauf vorzulegen. Sofern regional erreichbar, können Epilepsie-Beratungsstellen hilfreich sein. In besonderen Fällen sollte das umfangreiche Assessment einer auf Epilepsie spezialisierten Rehabilitationsklinik genutzt werden.

Berufstätigkeit und Arbeitsplatz

Erhalt des Arbeitsplatzes

Nicht immer ist der Verlauf der Erwerbstätigkeit unkompliziert. Gründe dafür können sein, dass die Diagnose einer Epilepsie neu gestellt wird, nach Anfallsfreiheit wieder Anfälle auftreten, keine Anfallsfreiheit erreicht werden kann, sich die Anfallssituation verschlechtert oder Komorbiditäten zu Schwierigkeiten im beruflichen Verlauf, am Arbeitsplatz oder bei der Vermittlung führen.

So vielfältig wie Berufsbilder, Arbeitsplätze und Tätigkeiten sind auch deren individualisierte Beurteilung bezüglich einer möglichen arbeitsmedizinisch relevanten Gefährdung durch eine Anfallserkrankung. Um pauschalisierende Beurteilungen zu vermeiden, sollten die Leitlinien DGUV-Information 250-001 (Ausschuss Arbeitsmedizin der Gesetzlichen Unfallversicherung et al. 2019) genutzt werden, ggf. auch im Rahmen einer Vorstellung in einer Epilepsie-Ambulanz oder -Schwerpunktpraxis.

Folgende Fragen sind zu klären:

Arbeitsplatzbedingungen und -umstände genau erfragen.

- Wie stellt sich das individuell psychisch-physische Belastungspotential dar und wie ist die Prognose für Stabilisierung und Verbesserung?
- Gibt es konkrete und objektivierbare arbeitsmedizinisch relevante Gefährdungsaspekte am Arbeitsplatz bzw. bei einzelnen Tätigkeiten und wie sind die erforderlichen anfallsfreien Fristen (► Kap. 5.3.1).
- Können Gefährdungsaspekte vermieden oder kompensiert werden und wenn ja, wie?
- Wenn nein, was gibt es für Alternativen?

Falls diese nicht aus ambulanter oder stationärer Behandlung oder durch betriebsinterne Unterstützung beantwortet werden können, ist eine konkret epilepsiespezifische medizinische Rehabilitation mit Schwerpunkt medizinischer Belastungsprobung und Entwicklung beruflicher Perspektiven das Mittel der Wahl.

Manchmal können kleinere Modifikationen und Anpassungen (► Tab. 5.5) die – z. B. im Rahmen eines Betrieblichen Eingliederungsmanagements (BEM) – entwickelt werden, die arbeitsplatzbezogenen Schwierigkeiten lösen. Dabei ist darauf zu achten, bei allen Schritten den Arbeitgeber »mitzunehmen« (► Tab. 5.5).

Bereich	Beispiele für Modifikationen
Arbeitsplatzumgebung	Kanten abrunden oder abpolstern (analog Kindersicherheit) Arbeitsstuhl mit höherer Standqualität Sicherheitsarmlehnen Arbeitsplatz-, Sturzmatten
Arbeitsorganisation	Änderung von Arbeitszeit und -form Wechsel von Arbeitsaufgaben und Übernahme weniger gefährdender Tätigkeiten Herausnahme aus einem Einzelarbeitsplatz anfallsbezogene Information und Schulung der Kolleginnen und Kollegen Kern- und Gleitzeiten, max. Zweischichtsystem am Tage individualisierte Pausenregelung Auslagern von Arbeiten in ein »Homeoffice«

Tab. 5.5: Beispiele für arbeitsplatzsichernde Modifikationen und Anpassungen

Bereich	Beispiele für Modifikationen
Arbeitshilfen, Hilfsmittel und Kommunikationsmöglichkeiten	handelsübliche oder behinderungsspezifische Produkte oder Sonderanfertigungen Oft reichen übliche Hilfsmittel aus, z. B. Hebe-, Trage-, Positionierungshilfen, Griffverlängerung, Teleskopstiele, um nicht auf eine Leiter zu steigen. Zur Signalgebung können Gegensprechanlagen, Handys mit Standortüberwachung, Notsignalanlagen (z. B. für unübersichtliche Bereiche), aber auch epilepsiebezogene Meldesysteme wie Anfalls-, Sturzmelder genutzt werden. Kopfschutzhelme
Personelle Unterstützung	Mitarbeitende im Partnermodell oder als kollegiale Unterstützung, z. B. Arbeitsassistenz auch als »Fahrassistenz« (▶ Kap. 1.2) betriebliches Arbeitstraining oder Job-Coaching bei Leistungsproblemen, neuen Aufgaben und Technologien oder Umstrukturierungen externe Fachkräfte, z. B. auch Integrationsfachdienste (IFD)
Arbeitssicherheit WICHTIG: Vorhandene Bestimmungen beachten und übliche Sicherungen nutzen!	Bestehende Vorrichtungen können modifiziert oder ergänzt werden, z. B: spitz zulaufende Bedienelemente anpassen, Schutzvorrichtungen an Maschinen zur Unterbrechung der Stromzufuhr (Not-Aus-Schalter, Kontaktmatten, Lichtschranken), Schutzschilder, Abdeckhauben.

Weitere Arbeitsplatz- und berufsbezogene Beispiele finden sich in der REHADAT Wissensreihe Band 01: Wie sich die berufliche Teilhabe von Menschen mit Epilepsie gestalten lässt (Traub 2015)

Umfangreiche Informationen und Materialien zu Rehabilitation und beruflicher Teilhabe sind auf den Webseiten des Bundesministeriums für Arbeit und Soziales (http://www.einfach-teilhaben.de) und der Inklusionsämter Arbeit erhältlich (https://www.integrationsaemter.de).

Vorgehen und Praktische Hinweise

Bei beruflichen Schwierigkeiten ist eine frühzeitige Intervention sinnvoll, bevor sich Fehlanpassungen und negative Einstellungen manifestiert und ggf. festgesetzt haben. Auch hier kann zur Objektivierung und zur Entwicklung der weiteren Schritte, inkl. des möglichen weiterführenden Antrags auf LTA, eine epilepsiespezifische medizinische Rehabilitation mit Schwerpunkt beruflicher Aspekte sinnvoll sein. Vor Ort sollten interne und externe begleitende Dienste (Schwerbehindertenvertretung, Personalrat, Team des Betrieblichen Eingliederungsmanagements (BEM), Arbeitssicherheit, Betriebsmedizinischer Dienst, Integrationsfachdienst, Epilepsie-Beratungsstellen, ggf. Inklusionsamt) einbezogen werden, je nach Art und Umfang der notwendigen Anpassungen. Oft ist eine konkrete Beurteilung vor Ort durch eine Arbeitsplatzbegehung mit technischer Beratung notwendig, z. B. mit der Fachkraft für Arbeitssicherheit und dem Betriebsmedizinischen Dienst des Arbeitgebers und ggf. dem IFD und/oder Ingenieursfachdienst des Inklusionsamts Arbeit.

Literatur

Ausschuss Arbeitsmedizin der Gesetzlichen Unfallversicherung, unter Mitarbeit von:, Berkenfeld R, Bonneman S, Brodisch P, Hupfer K, Legner R, Specht U, Stumpf M, Thorbecke R (2019) Berufliche Beurteilung bei Epilepsie und nach erstem epileptischen Anfall (DGUV-Information 250-001). Berlin: Deutsche Gesetzliche Unfallversicherung. (https://publikationen.dguv.de/widgets/pdf/download/article/345, Zugriff 23.08.2020).

Baier H, Dennig D, Geiger-Riess M, Kerling F, Specht U, Thorbecke R (2014) MOSES - Modulares Schulungsprogramm Epilepsie. Er-Arbeitungsbuch, 3. neu bearbeitete Auflage. 3. Aufl. Bielefeld: Bethel-Verlag.

Bochdansky T, Prager C, Ammer K (2002) Allgemeine Rehabilitation. Grundlagen und Prinzipien. Österr Z Phys Med Rehabil 12: 47-53.

Bundesanstalt für Straßenwesen (2019) Begutachtungsleitlinien zur Kraftfahreignung, Bundesanstalt für Straßenwesen, Bergisch Gladbach, Stand 31.12.2019 (https://bast.opus.hbz-nrw.de/opus45-bast/frontdoor/deliver/index/docId/2330/file/M115-2019.pdf, Zugriff am 24.08.2020).

Capovilla G, Kaufman KR, Perucca E, Moshe SL, Arida RM (2016) Epilepsy, seizures, physical exercise, and sports: A report from the ILAE Task Force on Sports and Epilepsy. Epilepsia 57(1): 6-12.

Chaplin JE, Lasso RY, Shorvon SD, Floyd M (1992) National general practice study of epilepsy: the social and psychological effects of a recent diagnosis of epilepsy. Br Med J 304: 1416-1418.

Coban I, Thorbecke R. (2012) Mobilitätshilfen bei Epilepsie (download: https://www.stiftung-michael.de/schriften/mobilitaetshilfen/index.php?l=1; Zugriff: 13.01.2019). Bonn: Stiftung Michael.

Deutsche Rentenversicherung (2010) Leitlinie zur sozialmedizinischen Beurteilung bei Neurologischen Krankheiten.

Deutsche Rentenversicherung Bund (2018) Leistungen zur Teilhabe am Arbeitsleben (LTA) Rahmenkonzept der Deutschen Rentenversicherung. (https://www.deutsche-rentenversicherung.de/Allgemein/de/Inhalt/3_Infos_fuer_Experten/01_sozialmedizin_forschung/downloads/konzepte_systemfragen/konzepte/rahmenkonzept_lta_datei.html, Zugriff am 13.01.2019).

Dröge C, Thorbecke R, Brandt C (2011) Sport bei Epilepsie. Hamburg: Stiftung Michael.

Holland P, Lane S, Whitehead M, Marson AG, Jacoby A (2009) Labor market participation following onset of seizures and early epilepsy: Findings from a UK cohort. Epilepsia 50(5): 1030-1039.

Jacoby A, Lane S, Marson A, Baker GA, Group MS (2011) Relationship of clinical and quality of life trajectories following the onset of seizures: findings from the UK MESS Study. Epilepsia 52(5): 965-974.

Kraftfahrzeughilfeverordnung (2003) Verordnung über Kraftfahrzeughilfe zur beruflichen Rehabilitation (Kraftfahrzeughilfe-V - KfzHV); Gesetzesstand: 01.05.2003.

Lahr D, Specht U (2012) Relevanz der Neuropsychologie für die Rehabilitation von Epilepsiepatienten. Z Epileptol 25: 264-271.

Lawn ND, Bamlet WR, Radhakrishnan K, O'Brien PC, So EL (2004) Injuries due to seizures in persons with epilepsy: a population-based study. Neurology 63(9): 1565-1570.

Malow BA (2004) Sleep deprivation and epilepsy. Epilepsy Curr 4(5): 193-195.

Mazur-Mosiewicz A, Carlson HL, Hartwick C, Dykeman J, Lenders T, Brooks BL, Wiebe S (2015) Effectiveness of cognitive rehabilitation following epilepsy surgery: Current state of knowledge. Epilepsia 56(5): 735-744.

SGB II (2020) Das Zweite Buch Sozialgesetzbuch – Grundsicherung für Arbeitsuchende – in der Fassung der Bekanntmachungvom 13. Mai 2011 (BGBl. I S. 850, 2094), das zuletzt durch Artikel 2 des Gesetzes vom 12. August 2020 (BGBl. IS. 1879) geändert worden ist. (https://www.gesetze-im-internet.de/sgb_2/SGB_2.pdf, Zugriff 23.08.2020).

SGB III (2020) Das Dritte Buch Sozialgesetzbuch – Arbeitsförderung – (Artikel 1 des Gesetzes vom 24. März 1997, BGBl. I S.594, 595), das zuletzt durch Artikel 6 des Gesetzes vom 14. Juli 2020 (BGBl. I S. 1683) geändert worden ist. (https://www.gesetze-im-internet.de/sgb_3/SGB_3.pdf, Zugriff am 23.08.2020).

SGB IX (2019) Neuntes Buch Sozialgesetzbuch vom 23. Dezember 2016 (BGBl. I S. 3234), das zuletzt durch Artikel 8 des Gesetzes vom 14. Dezember 2019 (BGBl. I S. 2789) geändert worden ist. (https://www.gesetze-im-internet.de/sgb_9_2018/SGB_IX.pdf, Zugriff am 23.08.2020).

Specht U (2008) Medikamenten-Compliance bei Epilepsie. Nervenarzt 79(6): 662-668.

Specht U, Coban I (2016) Begutachtung bei Epilepsie – berufliche Ersteingliederung und Erhalt der Erwerbsfähigkeit. Der medizinische Sachverständige 112: 248-254.

Specht U, Hübner J, Bien CG (2018) Fahreignung der Gruppe 1 nach erstem epileptischen Anfall. Neurol Rehabil 24(3): 241-247.

Specht U, Mayer T, Thorbecke R (1998) Zum Risiko der Auslösung epileptischer Anfälle durch Bildschirmarbeit. Arbeitsmed Sozialmed Umweltmed 33(6): 264.

Specht U, Thorbecke R (2010) Epilepsien. In: Frommelt P ,Lösslein H (Hrsg.) Neurorehabilitation. Ein Praxisbuch für interdisziplinäre Teams. Berlin: Springer. S. 740-756.

Thorbecke R, Coban I (2014) Beförderungskostenzuschuss bei beginnender Epilepsie. Urteil des Sozialgerichts Ulm vom 13.06.2013. Z Epileptol 27(4): 283-287.

Thorbecke R, Coban I, Schierbaum D, Specht U (2017) Gefährdungsbeurteilung bei Epilepsie. DGUV Information 250-001 »Berufliche Beurteilung bei Epilepsie und nach erstem epileptischen Anfall«. ASU Arbeitsmed Sozialmed Umweltmed 52: 814-816.

Traub P (2015) Wenn die Neuronen Sonderschicht machen. Wie sich die berufliche Teilhabe von Menschen mit Epilepsie gestalten lässt. (https://www.rehadat.de/presse-service/publikationen/, Zugriff am 07.01.2019).

Velissaris SL, Wilson SJ, Newton MR, Berkovic SF, Saling MM (2009) Cognitive complaints after a first seizure in adulthood: Influence of psychological adjustment. Epilepsia 50(5): 1012-1021.

Wo MC, Lim KS, Choo WY, Tan CT (2015) Employability in people with epilepsy: A systematic review. Epilepsy Res 116: 67-78.

6   Management des anfallsfreien Patienten

Christian G. Bien und Ulrich Specht

Fallbeispiel 6.1

Ein evangelischer Pfarrer erlitt nach einer in epileptologischer Hinsicht unauffälligen Vorgeschichte schon als junger Mann mutmaßlich epileptische Anfälle mit Wahrnehmung gleichartiger nicht realer Szenen. Sie wurden nicht konsequent diagnostisch oder therapeutisch bearbeitet. Gut beschriebene bilaterale tonisch-klonische Anfälle ereigneten sich erstmals im Alter von knapp 58 Jahren. Die Ätiologie der Epilepsie, die nach interiktualen EEG-Befunden vom linken Schläfenlappen ausgeht, blieb ungeklärt: In der hochauflösenden 3-Tesla-MRT-Untersuchung nach dem Betheler epilepsiespezifischen Protokoll fand sich keine potenziell epileptogene Hirnläsion. Der Verlauf der Behandlung ist in ist in Abbildung 6.1 dargestellt; die im Folgenden gebrauchten Nummern beziehen sich auf diejenigen in dieser Abbildung.

Vorgeschichte

1,2: Nach dem zweiten als solchem identifizierten Anfall Beginn einer antikonvulsiven Pharmakotherapie mit Phenobarbital, das aus Verträglichkeitsgründen auf Valproinsäure (VPA) umgestellt wurde.
3: Unter einer VPA-Monotherapie (Dosis: 750 mg/d; Blutspiegel vor morgendlicher Einnahme: 63 µg/ml) erneuter Anfall.
4: Nach Zugabe von Lamotrigin (LTG) kommt es im 64. Lebensjahr erneut zum Anfall. LTG ist niedrig dosiert (50 mg/d; 2,7 µg/ml), und die VPA-Dosis ist reduziert worden (500 mg/d; 35 µg/ml). In der Folge wird das LTG auf 100 mg/d gesteigert.
5: Der LTG-Spiegel, der zunächst auf > 4 µg/ml gestiegen ist, fällt wieder auf 3,3 µg/ml ab – parallel zum VPA-Spiegel, der von 47 auf 22 µg/ml fällt (vermutlich unzureichende Adhärenz). Es kommt im 69. Lebensjahr erneut zum Anfall. Daraufhin Anhebung von VPA und LTG. Seither ist der Patient anfallsfrei.

Aus den Blutspiegeln zum Zeitpunkt der Anfälle kann man ableiten, dass Anfallsfreiheit nicht erreicht wird

- ohne Lamotrigin (Anfälle 1–3)
- mit VPA-Spiegeln ≤ 35 µg/ml (Anfälle 4, 5)
- mit LTG-Spiegeln < 3,5 µg/ml (Anfälle 4, 5)

Abb. 6.1:
Patient mit Epilepsie
mit links temporalen
Anfällen, die immer in
bilaterale tonisch-kloni-
sche Anfälle überge-
hen. Beschreibung des
Verlaufs im Text.
Die Lamotrigin-Blut-
spiegel wurden, um sie
hinreichend gespreizt
darstellen zu können,
mit 5 multipliziert.
Tremordarstellung se-
miquantitativ in vier
Stufen (Skala): 0 (leere
Raute) = kein Tremor;
1–3 (ausgefüllte
Rauten) = Tremor in
ansteigender Intensität.
Schraffierte Bereiche:
individuelle therapeuti-
sche Bereiche von
Valproinsäure und
Lamotrigin.
Abkürzungen:
LTG = Lamotrigin;
PB = Phenobarbital;
VPA = Valproinsäure

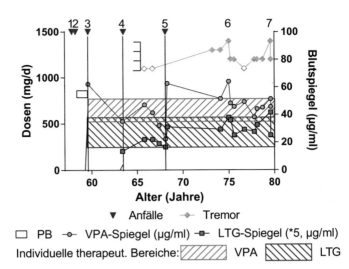

Abb. 6.1: Patient mit Epilepsie mit links temporalen Anfällen, die immer in bilaterale tonisch-klonische Anfälle übergehen. Beschreibung des Verlaufs im Text. Die Lamotrigin-Blutspiegel wurden, um sie hinreichend gespreizt darstellen zu können, mit 5 multipliziert. Tremordarstellung semiquantitativ in vier Stufen (Skala): 0 (leere Raute) = kein Tremor; 1–3 (ausgefüllte Rauten) = Tremor in ansteigender Intensität. Schraffierte Bereiche: individuelle therapeutische Bereiche von Valproinsäure und Lamotrigin. Abkürzungen: LTG = Lamotrigin; PB = Phenobarbital; VPA = Valproinsäure

Anfallsfreie Periode

Vom 69. Lebensjahr an verbleibt der Patient unter erhöhten Lamotrigin- und Valproinsäure-Dosen- und -Spiegeln anfallsfrei. Die Blutspiegel fallen seit dem fünften gesicherten Anfall nicht mehr unter [VPA] = 38 µg/ml und [LTG] = 5 µg/ml. Unter diesen Spiegeln, die höher sind als zu der Zeit mit rezidivierenden Anfällen, kommt es zu einem Halte- und Intentionstremor.

6, 7: Maxima der Tremorintensität zeigen sich unter den höchsten beim Patienten dokumentierten Spiegeln (VPA 64 und 51 µg/ml; LTG 7,6 und 8,3 µg/ml); hier kommt auch eine posturale Instabilität hinzu. Unter nachfolgenden niedrigeren Spiegeln bessert sich der Tremor, beim ersten Mal spontan, beim zweiten Mal durch eine Rücknahme der LTG-Dosis von 175 auf 150 mg/d.

Im Überblick zeichnen sich die folgenden individuellen therapeutischen Bereiche ab (Phasen ohne Anfälle und ohne beeinträchtigende Nebenwirkungen):

VPA 38–50 µg/ml
LTG 5–7,5 µg/ml

Die Blutspiegel werden beim Hausarzt durchschnittlich zweimal pro Jahr bestimmt und ebenso häufig stellt der Patient sich in der Epilepsiesprechstunde vor. Bei jedem Kontakt werden die folgenden für die Epilepsie und ihre Behandlung relevanten Punkte bearbeitet:

1. Anfallssituation (inkl. Frage nach »kleinen« Anfällen)

Individueller therapeutischer Blutspiegel-Bereich

2. Nebenwirkungen (Befragung nach Tremor im Alltag: kurze klinisch-neurologische Untersuchung: Armhalteversuch, Finger-Nase-Versuch, Augenfolgebewegungen (Nystagmus?), Gangprobe mit Wendemanöver (posturale Instabilität?); orientierender psychopathologischer Befund.
3. Blutspiegel
4. Aus 1–3 ergibt sich ggf. eine Anpassung der Dosierung
5. Routine-EEG: 1–2 mal im Jahr; hier werden immer einmal wieder links temporale Spikes dokumentiert, interessanterweise in recht guter Korrelation zu niedrigeren Blutspiegeln. Ein Anfallsmuster wurde nie registriert. Bei kritischer Betrachtung kann der Sinn dieser wiederholten Untersuchungen angezweifelt werden. Für den Patienten gehören sie seit Beginn der Behandlung zur Sicherung des Behandlungserfolges.
6. Hirn-MRT. Seit der Patient durch den Erstautor betreut wird, also in der vergangenen sechs Jahren, vier Untersuchungen. Grund: ein bei der Untersuchung im Alter von 73 Jahren entdecktes Aneurysma der A. communicans anterior (ACA), das im Verlauf nicht größer wurde und daher jetzt nicht weiter kontrolliert wird.
7. Etwa einmal im Jahr: Besprechung der Wichtigkeit einer korrekten Einnahme und der konkreten Einnahmemodalitäten. Der Patient nimmt seine Medikation richtigerweise seit Jahren aus der Wochenbox und kennt das Prinzip, vergessene Dosen nachzunehmen.
8. Komorbiditäten. Bei diesem Patienten das ACA-Aneurysma. Weitere Komorbiditäten bestehen nicht.
9. Soziale Situation. Hier: Aktivitäten des täglichen Lebens, familiäre Situation (beides auch als mögliche Hinweisgeber auf mögliche Nebenwirkungen oder Komorbiditäten)

Interessant zu beobachten ist, wie stark die Spiegel in Phasen konstanter Dosierung schwanken: von Zeitpunkt 6 an, unter stabil 600 mg VPA pro Tag: $38 \leq [VPA] \leq 51\,\mu g/ml$ (Maximum 34 % über dem Minimum); unter einer konstanten Einnahme von LTG in Höhe von 150 mg/d: $5,0 \leq [LTG] \leq 7,6\,\mu g/ml$ (Maximum 52 % über dem Minimum). Nach unseren Erfahrungen ist dies auch bei anzunehmender guter Adhärenz nicht ungewöhnlich. Die Einhaltung des o. g. individuellen therapeutischen Bereichs scheint jedenfalls der wichtigste Beitrag zu der nun schon seit 16 Jahren bestehenden Anfallsfreiheit und der meistens akzeptablen Nebenwirkungssituation; kritisch wird es hier bei starkem Tremor mit posturaler Instabilität. Insgesamt gilt es, die Adhärenz zu sichern und eventuelle spontane Spiegelschwankungen zu erkennen und ihnen ggf. zu begegnen.

Fallbeispiel 6.2

Der 58-jährige Hochschullehrer erlitt im Alter von 46 Jahren im Abstand von acht Monaten zwei unprovozierte tonisch-klonische Anfälle. Die

Absetzwunsch im Langzeitverlauf

119

Vorgeschichte des Patienten und seine Familienanamnese waren ohne Hinweise auf ein erhöhtes Epilepsierisiko. Mehrere EEG-Ableitungen der vergangenen zwölf Jahre waren ohne Nachweis epilepsietypischer Aktivität geblieben. Die MRT zeigte keine potenziell epileptogene Läsion. Nach dem zweiten Anfall war eine Behandlung mit Valproinsäure begonnen worden. Weitere Anfälle traten nicht auf, auch keine anderen Anfallsformen. Unter 900 mg/d lagen seine Blutspiegel um 60 µg/ml. Nebenwirkungen ließen sich nicht eruieren. Er stellte sich vor, um prüfen zu lassen, ob er das Antikonvulsivum nicht abdosieren könne.

Mit dem »AED withdrawal risk calculator« (Lamberink 2017), ermittelten wir für den Fall einer Abdosierung bei dem Hochschullehrer am Computerbildschirm ein individuelles Zwei-Jahres-Rückfallrisiko von 27 %; über die folgenden fünf Jahre sagte die Website eine Rezidivwahrscheinlichkeit von 35 % voraus. Daraufhin wünschte der Patient die Fortsetzung der antikonvulsiven Therapie. Wir trafen gemeinsam die Entscheidung, die Valproinsäuredosis auf 600 mg zu reduzieren. Die Entscheidung über eine Abdosierung vertagten wir auf die Zeit nach Eintritt in den Ruhestand.

Das Wichtigste im Überblick

Die wesentlichen Aufgaben in der Langzeitbetreuung anfallsfreier Patienten sind

- die Überwachung und Sicherung der fortdauernden Wirksamkeit der Therapie
- die Überwachung der Verträglichkeit der Therapie.

Die Gründe liegen auf der Hand: Rezidive gefährden die Gesundheit, die Fahreignung, die Eignung zu manchen Berufen und mitunter sogar das Leben von Patienten (Plötzlicher unerwarteter Tod von Epilepsiepatienten). Die Verträglichkeit einer antikonvulsiven Pharmakotherapie beeinflusst die Lebensqualität oft ebenso sehr wie fortdauernde Anfälle.

Oft wird die Frage zu diskutieren sein, ob man eine antikonvulsive Pharmakotherapie nach langen Jahren der Anfallsfreiheit nicht beenden könne. Neben der Information über das statistische Risiko ist hier bei der Beratung die jeweilige biografische Situation zu beachten: am besten keine Abdosierung, wenn ein Rezidiv erhebliche soziale Folgen hätte (Fahr- und Berufseignung sowie Risiko der Stigmatisierung).

6.1 Thema des Kapitels

In diesem Kapitel geht es um die ambulante Betreuung von Epilepsie-Patienten, die

- unter medikamentöser Behandlung seit mindestens einem Jahr anfallsfrei sind oder nur noch »nicht beeinträchtigende« Anfälle (non-disabling seizures) haben, also bewusst erlebte Anfälle ohne Beeinträchtigung der eigenen Steuerungsfähigkeit
- und die nicht wegen offenkundiger Nebenwirkungen in die Praxis oder Ambulanz kommen.

6.2 Häufigkeit von Anfallsfreiheit

Etwa zwei Drittel der Patienten mit der Diagnose einer Epilepsie werden unter antikonvulsiver Pharmakotherapie anfallsfrei – in der weit überwiegenden Zahl der Fälle mit einer gut vertragenen Monotherapie. Insofern sind solche Patienten in der neurologischen Praxis oder Epilepsieambulanz nicht selten.

Anfallsfreie Patienten sind keine Seltenheit in der neurologischen Praxis oder epileptologischen Ambulanz.

6.3 Anfallsfreiheit als Herausforderung für den Neurologen

Diese Patienten stellen sich scheinbar ohne konkretes Anliegen, jedenfalls ohne zu diagnostizierende oder zu behebende neurologische Beschwerden vor. Dies kann dazu führen, dass sie rasch aus der Sprechstunde, ja sogar aus dem Betreuungsverhältnis des Neurologen entlassen werden. Dabei darf man ihnen durchaus ein – oft nicht verbalisiertes – Anliegen unterstellen: den Wunsch, die Anfallsfreiheit zu sichern und eventuelle Nebenwirkungen frühzeitig zu erkennen. Beides sind originäre ärztliche Aufgaben und verdienen Aufmerksamkeit, auch wenn sie wenig Beachtung in der wissenschaftlichen Literatur finden.

Die individuelle Bedeutung des Begriffs »Anfallsfreiheit« für Patienten ist höchst unterschiedlich. So mag sich eine 20-jährige Studentin nach sieben Monaten als anfallsfrei erleben und möchte die Medikation rasch loswerden, während bei einem 42-jährigen Familienvater auch nach zehnjähriger Anfallsfreiheit Ängste vor einem Anfallsrezidiv noch so präsent sein können, dass er den Besuch eines 3-D-Kinos (aus Angst vor visuell induzierten Anfällen) ebenso vermeidet wie das Glas Sekt zu Silvester. Es ist daher sinnvoll, Patienten- und Arztsicht zu »Anfallsfreiheit« abzugleichen, um eine gemeinsame Basis für das weitere Vorgehen zu haben.

6.4 Überwachung und Sicherung der Wirksamkeit der Behandlung

6.4.1 Aussagen des Patienten

Sicherung der
Therapie-Wirksamkeit

Auch wenn der Patient versichert, anfallsfrei zu sein, sollte dies möglichst genau geprüft werden. Dies ist auch im Hinblick auf die Beurteilung der Fahreignung, die immer zur Betreuung erwachsener Epilepsiepatienten gehört, von Belang. Anfälle können unbemerkt ablaufen oder vielleicht auch vorsätzlich verschwiegen werden. Vom Patienten nicht wahrgenommene Anfälle können von Angehörigen beobachtet worden sein, so dass eine regelmäßige Fremdanamnese eine große Hilfe ist. Gelegentlich wird im Routine-EEG ein vom Patienten, möglicherweise sogar von seinen Angehörigen nicht bemerkter Anfall registriert. Im günstigsten Fall wird der Patient in einer solchen Situation von der Person getestet (Aufgaben zum Nachsprechen, zum Sprachverständnis und zur Erinnerung an den Anfallsablauf), die die Ableitung vornimmt, um zu prüfen, ob es sich nicht nur um ein subklinisches Anfallsmuster handelt. Gegen unwahre anamnestische Angaben ist man nie völlig gefeit. Oft stecken hinter verschwiegenen Anfällen unberechtigte Ängste wie die, dass Anfälle der Behörde oder der Polizei gemeldet würden. Eine solche Meldepflicht besteht in der Bundesrepublik Deutschland nicht (im Unterschied zur Situation in der DDR), im Gegenteil: Der Arzt ist zur Verschwiegenheit verpflichtet und darf diese nur in dem sehr seltenen Fall eines »rechtfertigenden Notstands« nach § 34 Strafgesetzbuch brechen.

6.4.2 Schwangerschaft

In der Schwangerschaft fällt der Spiegel einiger Medikamente ab. Dieser Effekt endet nach der Geburt wieder. Betroffen sind unter den neueren Antikonvulsiva insbesondere Lamotrigin, Levetiracetam und Oxcarbazepin (Pennell 2016). Es ist empfehlenswert, einen Blutspiegel vor Eintritt der Schwangerschaft zu bestimmen und dann regelmäßig Blutspiegel zu untersuchen (z. B. einmal im Monat), um Spiegelabfälle und die damit verbundenen Anfallsrezidive durch Dosisanpassung zu vermeiden (Vajda et al. 2014). Für weitere Informationen wird auf Kapitel 8 verwiesen.

6.4.3 Adhärenz

Die größte Bedrohung für eine einmal erreichte Anfallsfreiheit ist die unregelmäßige Einnahme der verordneten Antikonvulsiva. Ein Nachlassen der Adhärenz kann verschiedene Gründe haben. Oft ist es weniger eine schlechte Verträglichkeit als vielmehr die falsche Sicherheit, in der sich langjährig anfallsfreie Patienten wähnen. Der gute Verlauf kann solche Patienten zu der Annahme verleiten, die Epilepsie bedürfe der Behandlung gar nicht mehr – statt zu folgern, dass es die Therapie ist, die die Anfallsfreiheit sichert. Die trügerische Sicherheit wird verstärkt (und evtl. Zweifel an der Fortführung der Medikation werden erhöht), wenn akzidentelles Vergessen – ggf. auch mehrfach – nicht zu einem Anfallsrezidiv führt. Es ist daher sinnvoll, wenn der Arzt solche Überlegungen aktiv ins Gespräch einbringt und regelmäßig nachfragt, ob der Patient eine Therapiebeendigung erwägt. Die Frage, ob regelmäßig eingenommen wird, zwingt den Patienten förmlich dazu, mit »ja« zu antworten. Daher ist diese Frage kein günstiger Einstieg in das Thema »Adhärenz«. Ergiebiger ist es, zu fragen, auf welche Weise die Tabletten eingenommen werden: zu welcher Zeit, mit welcher Erinnerungshilfe, direkt aus der Tablettenschachtel oder -dose oder aus einer Wochenbox. Dies bahnt auch den Übergang zu der Empfehlung, eine Wochenbox zu verwenden, nicht zuletzt deswegen, weil diese es ermöglicht, vergessene Dosen zeitnah zu erkennen und nachzunehmen (May et al. 2018).

Sicherung der Adhärenz ist eine zentrale Aufgabe in der Langzeit-Betreuung.

6.4.4 Therapeutisches Drug-Monitoring

Blutspiegelbestimmungen im Behandlungsverlauf können helfen, unzureichende Adhärenz aufzudecken. Am aussagekräftigsten sind Talspiegel, also Werte, die morgens vor Tabletteneinnahme bestimmt werden (Patsalos et al. 2018). Nach Rezidivanfällen bei zuvor bestehender Anfallsfreiheit ist die zeitnahe Abnahme eines postiktualen Blutspiegels (▶ Abb. 6.2) indiziert, um die Fehldiagnose von Pharmakoresistenz mit der Konsequenz überflüssiger, teurer und ggf. riskanter Medikamentenumstellungen zu vermeiden. Aus der Rückmeldung eines Blutspiegelabfalls an den Patienten ergibt sich zudem die Chance, das Einnahmeverhalten konstruktiv zu reflektieren.

Blutspiegelbestimmungen

6.4.5 Wechsel vom Original auf ein Generikum oder zwischen Generika

Solche Wechsel lassen sich in jüngster Zeit oft nicht mehr vermeiden, weil Kostengründe oder fehlende Verfügbarkeit von Präparaten einen Wechsel erzwingen. Die Befürchtung, dass solche Präparatewechsel aufgrund erheblicher Unterschiede in der Bioverfügbarkeit zum Verlust der Anfallskontrolle führen könnten, wurde in neueren gut überwachten Studien nicht bestätigt (Markoula et al. 2017; Polard et al. 2015; Privitera et al. 2016; Ting et al. 2015;

Präparatewechsel in der Regel unbedenklich

Abb. 6.2:
Merkblatt »Serumspiegel nach Anfallsrezidiv« (Vor- und Rückseite). Autoren: U. Specht, P. Wolf. Bezug: Deutsche Gesellschaft für Epileptologie (E-Mail: office@dgfe.de, Service-Telefon: 0700-13141300)

Blutspiegeluntersuchung nach Anfall

Sehr geehrte/r Frau/Herr ....

Sie sind jetzt seit einiger Zeit anfallsfrei, wir freuen uns mit Ihnen darüber!

Natürlich wissen Sie, dass dies keine Garantie für weitere Anfallsfreiheit sein kann. Dieses Merkblatt möchte Sie darüber informieren, was Sie tun können, falls doch wieder einmal ein Anfall auftreten sollte.

Was ist zu tun, wenn wieder ein Anfall auftritt?

Sie sollten sich **so rasch wie möglich nach dem Anfall Blut abnehmen lassen**, um den **Blutspiegel (Serumkonzentration)** ihres Anfallsmedikamentes untersuchen zu lassen (wenn Sie mehrere Medikamente nehmen, dann ggf. die Blutspiegel von mehreren Medikamenten). Die Blutabnahme sollte möglichst innerhalb von 1-3 Stunden nach dem Anfall und vor der nächsten Medikamenteneinnahme erfolgen. Wenn das nicht zu organisieren ist, sollte das Blut spätestens am nächsten Morgen abgenommen werden (in diesem Falle bitte die Medikamente weiter einnehmen).

Warum ist die Blutabnahme wichtig?

Wenn unter medikamentöser Behandlung, z.B. nach einer Medikamentenumstellung, einmal Anfallsfreiheit erreicht ist, ist in der Regel davon auszugehen, dass die Anfälle nicht einfach ohne Grund wiederkommen. Die Bestimmung des Blutspiegels kann erklären helfen, warum doch wieder ein Anfall aufgetreten ist. Zwei Möglichkeiten gilt es zu unterscheiden:

Blutspiegel-Untersuchung nach Anfall	
Ergebnis A: Blutspiegel ist normal (im Vergleich mit früheren Werten)	**Ergebnis B:** Blutspiegel ist abgefallen (im Vergleich mit früheren Werten)
Schlussfolgerung: Änderung der Medikation (wenn nicht ein vermeidbarer Anfallsauslöser vorgelegen hat)	**Schlussfolgerung:** Grund für Blutspiegel-Abfall beseitigen, keine Änderung der Medikation

Sie sehen, dass die beiden Möglichkeiten zu sehr unterschiedlichen Schlussfolgerungen bezüglich Ihrer Behandlung führen.
Im Fall A sollte die Medikamenteneinstellung geändert werden, bei Möglichkeit B ist die Einstellung im Prinzip gut und kann so bleiben.

Wer soll die Blutabnahme durchführen, wenn ich meinen Arzt nicht erreiche?

Falls ein Anfall zu einer Zeit aufgetreten sein sollte, wo Sie Ihren behandelnden Arzt für die Blutabnahme nicht gleich erreichen können, können Sie die Blutabnahme auch von einem anderen Arzt oder z. B. in der Notfallambulanz eines Krankenhauses vornehmen lassen. Dieses ist durch die Dringlichkeit der Blutabnahme gerechtfertigt, denn das Ergebnis hat ja erhebliche Auswirkungen auf Ihre Behandlung und kann unter Umständen überflüssige, aufwändige und teure Medikamentenumstellungen verhindern helfen. Bitte zeigen Sie gegebenenfalls dieses Merkblatt vor. Das Blut kann ohne Probleme im Kühlschrank gelagert und später ins Labor gegeben werden.

Folgende Blutspiegel sollen untersucht werden:

☐ Carbamazepin	☐ Pregabalin
☐ 10-OH-Carbazepin	☐ Topiramat
☐ Lacosamid	☐ Valproinsäure
☐ Lamotrigin	☐ Zonisamid
☐ Levetiracetam	☐ ....
☐ Phenobarbital	☐ ....
☐ Phenytoin	☐ ....

Neben der Blutspiegeluntersuchung gilt es natürlich, nach anfallsfördernden Umständen zu fahnden, von denen Sie aus Erfahrung wissen, dass Sie bei Ihnen zu einem Anfall führen können. Überprüfen Sie genau, ob einer dieser Faktoren vorgelegen hat.
In jedem Fall ist es wichtig, rasch Kontakt mit Ihrem behandelnden Arzt aufzunehmen, um zu besprechen, was bei Ihnen angesichts eines wieder aufgetretenen Anfalls zu tun ist. Mit ihm können Sie auch alle weiteren Fragen erörtern.

Mit freundlichen Grüßen

Datum _____   Arztstempel/-Unterschrift

Vari et al. 2016). Die American Epilepsy Society (AES) hat daraufhin ihre früheren Bedenken gegen Herstellerwechsel aufgegeben (Vossler et al. 2016). Allerdings sind Befürchtungen aufgekommen, dass Herstellerwechsel aus psychologischen Gründen die Adhärenz gefährden (Hamer und Mayer 2019). Sachliche Informationen durch den Verordner mit Verweis auf die zuvor zitierten Studien und die AES-Stellungnahme können solchen Tendenzen entgegenwirken.

6.5 Überwachung der Verträglichkeit der Behandlung und Berücksichtigung interkurrenter Erkrankungen

6.5.1 Unerwünschte Wirkungen

Zu jedem Arztkontakt gehört die Suche nach unerwünschten Wirkungen. Hier gibt es verschiedene Strategien, die mutmaßlich unterschiedlich sensitiv und spezifisch sind. Das eine Extrem ist, nur spontane Angaben des Patienten zu berücksichtigen, das andere, durch die Abfrage möglicher Nebenwirkungen auch nicht spontan berichtete unerwünschte Wirkungen zu erheben; hier können freie Fragen nach Nebenwirkungen erfolgen, die dem Arzt bekannt sind oder bei der gegebenen Behandlung plausibel erscheinen, es können aber auch Listen möglicher Nebenwirkungen eingesetzt werden wie der in Bethel entwickelte Fragebogen zur Erfassung von Nebenwirkungen unter Antiepileptika-Therapie, FENAT (May et al. 2009), Download von https://www.epilepsieforschung.de/fachinformationen-service.html, oder eines der anderen publizierten Instrumente (May 2013). Sie werden vom Patienten im Wartezimmer ausgefüllt und geben einen Überblick über mögliche Verträglichkeitsprobleme, die dann im Arzt-Patient-Kontakt weiter besprochen werden können.

Überwachung der Verträglichkeit

6.5.2 Zusatzuntersuchungen

Klinisch-neurologisch ist die Überprüfung der Koordination und eines möglichen Tremors bei der Behandlung mit Natriumkanalblockern oder Valproinsäure sinnvoll. Wir prüfen hier routinemäßig den Armhalteversuch (zur Erkennung eines eventuell vorhandenen Haltetremors), den Finger-Nase-Versuch (zur Erkennung eines eventuell vorhandenen Intentionstremors), die Augenfolgebewegungen (zur Aufdeckung eines Blickrichtungs-Nystagmus) sowie Gang und Stand.

Klinisch-neurologische Untersuchung zur Aufdeckung von Nebenwirkungen

Routinemäßige Laboruntersuchungen sind beim gut eingestellten Epilepsiepatienten selten erforderlich, insbesondere nicht bei den neueren Substanzen seit Lamotrigin. Empfehlungen sind in Kasten 6.1 zusammengefasst.

Routinemäßige Laboruntersuchungen wenig ergiebig

1. Vor Beginn der Behandlung (oder Zugabe eines neuen Antikonvulsivums) zur Etablierung einer Baseline
2. In Hochrisikogruppen
   - Felbamat
   - Valproinsäure bei kleinen Kindern
3. Bei Patienten mit beeinträchtigter Fähigkeit zu kommunizieren
4. Am wichtigsten: bei klinischen Hinweisen auf eine Nebenwirkung

Kasten 6.1: Empfehlungen zu Laborkontrollen beim »gut eingestellten« Epilepsie-Patienten (nach Zaccara et al. 2007)

- Mehr Anfälle oder Übelkeit unter Carbamazepin, Oxcarbazepin, Eslicarbazepinacetat: Natrium
- Bei V.a. Hypersensitivität: Blutbild, Routine

Fraktur- und Osteoporoserisiko

Der Dachverband der Osteologie hat Empfehlungen dazu vorgelegt, in welchen Situationen welche diagnostischen und therapeutischen Maßnahmen hinsichtlich einer Osteoporose ergriffen werden sollen (Dachverband Osteologie 2017). Eine Epilepsiebehandlung mit Antikonvulsiva wird als moderater Risikofaktor für Frakturen angesehen. Daraus folgt die Empfehlung einer Basisdiagnostik bei Frauen vom 50. und Männern vom 60. Lebensjahr an; die Grenze an noch akzeptabel niedriger Knochendichte wird bei medikamentös behandelten Epilepsiepatienten strenger gesehen als bei Menschen ohne einen solchen Risikofaktor. Wird die altersbezogene Grenze unterschritten (▶ Kasten 6.2) sollte eine medikamentöse Osteoporoseprophylaxe erfolgen, z. B. mit Alendronat 10 mg/Tag. Knochendichte-Verlaufsuntersuchungen sind in folgenden Abständen empfehlenswert:

- Knochendichtemessung ergab keine Indikation zur medikamentösen Osteoporoseprophylaxe: Wiederholen nach 1 Jahr, wenn ein Abfall um einen T-Wert von 0,5 die Therapieentscheidung ändern würde; nach ≥ 2 Jahren, wenn erst eine Änderung um 1,0 die Therapieentscheidung ändern könnte.
- Knochendichte ergab die Indikation zur medikamentösen Osteoporoseprophylaxe: Wert von Verlaufs-Osteodensitometrien ungeklärt, da Medikamente das Frakturrisiko auch bei fehlendem Anstieg der T-Werte senken.

Ein Therapieversagen mit entsprechender Indikation zur Überprüfung der Behandlung ist gegeben, wenn die per DXA bestimmte Knochendichte um $> 5\%$ abfällt oder wenn ≥ 2 osteoporotische Frakturen aufgetreten sind. Spätestens dann ist die Hinzuziehung eines osteologisch erfahrenen Facharztes angezeigt.

Kasten 6.2: Basisdiagnostik bei Frauen ≥ 50 und Männern ≥ 60 Jahren, die wegen einer Epilepsie mit Antikonvulsiva behandelt werden (Dachverband Osteologie 2017).

1. Anamnese und klinischer Befund

Umfasst: Hinweise für Wirbelkörperfrakturen, eine sekundäre Osteoporose oder ein Malignom, mögliche Kontraindikationen und Risiken einer Osteoporose-Therapie

2. Knochendichtemessung

Standardverfahren DXA (Lendenwirbelsäule, Gesamtfemur, Femurhals) Dies ist, wenn keine ärztlich diagnostizierte Osteoporose vorliegt, keine Leistung der gesetzlichen Krankenkassen in Deutschland, so dass der Patient die Kosten in Höhe von ca. 50 € selbst tragen muss.

Indikation zur Osteoporoseprophylaxe bei Epilepsiepatienten, z. B. mit Alendronat 10 mg/d:

Lebensalter in Jahren		Niedrigster T-Score aus folgenden Werten: Mittelwert L-1-L4 oder Femurhals oder Gesamtfemur				
Frau	Mann	-2,0 bis -2,5	-2,5 bis -3,0	-3,0 bis -3,5	-3,5 bis -4,0	< -4,0
50–60	60–70	Nein	Nein	Nein	Ja	Ja
60–65	70–75	Nein	Nein	Ja	Ja	Ja
65–70		Nein	Ja	Ja	Ja	Ja
70–75	80	Ja	Ja	Ja	Ja	Ja
>75	>85	Ja	Ja	Ja	Ja	Ja

3. Bei Hinweisen auf Wirbelkörperfrakturen: Bildgebung

4. Basislabor

Calcium, Phosphat, Natrium (fakultativ), Kreatinin-Clearance, Alkalische Phosphatase, Gamma-GT, Blutbild, Blutsenkung, C-reaktives Protein, Eiweißelektrophorese, Thyroidea-stimulierendes Hormon. Im Einzelfall 25-Hydroxyvitamin D3, Testosteron bei Männern, Knochenumbaumarker

6.5.3 Vor einer geplanten Schwangerschaft

Details hierzu sind in Kapitel 8 zu finden. Kernaspekte sind:

- Möglichst niedrig dosierte Monotherapie mit einer Substanz mit geringem Missbildungsrisiko anstreben (z. B. Lamotrigin, Levetiracetam, Oxcarbazepin)
- Valproinsäure absetzen oder wenigstens so weit wie möglich reduzieren.
- Folsäure 5 mg/Tag verordnen.

6.5.4 Komorbiditäten

Im Laufe einer langen Behandlungsgeschichte können interkurrente Erkrankungen und neue Behandlungen auftreten, die in der Epilepsiebehandlung berücksichtigt werden müssen. Mitunter sind Nebenwirkungen und zusätzliche Erkrankungen schwer voneinander zu trennen, z. B. Depressionen, die unabhängig von einer Medikation auftreten können, aber auch eine Nebenwirkung sein können (Burkhardt et al. 2018).

6.6 Absetzen der Medikation

Absetzen ist mit erhöhtem Rezidivrisiko verbunden.

Langjährig anfallsfreie Patienten haben mitunter den Wunsch, die antikonvulsive Therapie zu beenden. Dies erhöht das Rezidivrisiko. Um dieses abzuschätzen und in die Beratung des Patienten einzubeziehen, bietet sich das Internettool »AED Withdrawal Risk Calculator« an (Lamberink 2017). Nach unserer Erfahrung wirkt dieses Tool, das Parameter der individuellen Krankengeschichte und Situation zugrunde legt, auf Patienten vertrauenswürdig. Oft stellen diese den Wunsch nach Abdosierung zurück, wenn sie ihre Wahrscheinlichkeit für ein Rezidiv nach zwei oder fünf Jahren sehen. Ein wichtiger Faktor bei der Entscheidung über das Absetzen ist die soziale und lebensgeschichtliche Situation des Patienten. Je nachteiliger die sozialen Konsequenzen eines Rezidivs wären, desto vorsichtiger sollte hier beraten werden. Besonders vulnerabel ist die Phase des jungen Erwachsenenalters, bevor der Patient beruflich und familiär eine sichere Position erreicht hat (Stenzel 1987). Oft ist es ratsam, einen Abdosierungsversuch auf die Zeit nach dem Ruhestand zu verschieben. Ob ein Patient vom Beginn der Abdosierung an bis drei Monate nach Absetzen kein Fahrzeug der Gruppe 1 führen kann, hängt von der Höhe des Rezidivrisikos ab (Grächmann und Albrecht 2019).

Hintergrundinformationen 6

Anfallsfreiheit

Nach den jüngsten Daten der Glasgower Gruppe erreichten 64 % von 1.795 Patienten eine mindestens einjährige Anfallsfreiheit beim jeweils jüngsten Follow-up. Dabei wurden 87 % der anfallsfreien Patienten mit einer Monotherapie, also mutmaßlich nebenwirkungsfrei oder nebenwirkungsarm, behandelt (Chen et al. 2018).

Anfallsfreiheit wird oft als kategorialer Begriff gehandhabt, insbesondere von Patienten oder Laien. Er kann sich aber immer nur auf Zeiträume oder einen Kontext (z. B. Leitlinien zur Fahreignung für Kraftfahrzeuge) beziehen. Nach zehn Jahren Anfallsfreiheit, davon fünf Jahre ohne Medikation spricht die Internationale Liga gegen Epilepsie richtigerweise von einer »resolved epilepsy« und nicht von einer »geheilten oder remittierten Epilepsie« (Fisher et al. 2014), weil das Rezidivrisiko

---

auch dann noch erhöht ist gegenüber einer Person, die nie einen epileptischen Anfall hatte.

Nonadhärenz und therapeutisches Drug-Monitoring

Rezidivanfälle bei Epilepsiepatienten mit eigentlich stabiler Anfallsfreiheit sind häufig die Folge nachlassender Einnahmegenauigkeit. Bei 61 Anfällen bei 52 Patienten im Betheler Berufsbildungswerk zeigten 44 % der postiktualen Blutspiegel einen Abfall von > 50 % gegenüber einem Baseline-Spiegel als Zeichen unzureichender Adhärenz (Specht et al. 2003). In einer größeren Population unter Einschluss auch älterer – mutmaßlich besonnenerer – Patienten zeigte sich immer noch ein Anteil von 24 % akuten Anfällen in einer Notaufnahme mit einem Blutspiegelabfall, der unzureichende Adhärenz belegt (Samsonsen et al. 2014). Dabei ist davon auszugehen, dass die unzureichende Adhärenz meist nicht intentional ist, da die große Mehrzahl der Patienten ein Interesse daran hat, anfallsfrei zu bleiben.

> Nonadhärenz ist der stärkste vermeidbare Risikofaktor für Anfallsrezidive.

Frakturrisiko bei antikonvulsiv behandelten Epilepsiepatienten

Die Osteoporose-Leitlinie hat die Literatur bezüglich des Frakturrisikos ausgewertet und referiert die folgenden leicht erhöhten Wahrscheinlichkeiten (Dachverband Osteologie 2017):

- Frauen bezüglich aller Frakturen: Hazard ratio (HR) 1,22, 95 % Konfidenzintervall (KI) 1,12–1,34
- Frauen, Hüftfrakturen: HR 1,49; 95 % KI 1,15–1,94
- Männer nur bezüglich Hüftfakturen mit erhöhtem Risiko: HR 1,53; 95 % KI 1,10–2,12

Die Daten zu der Frage, ob dieses Risiko unter der Einnahme enzyminduzierender Antikonvulsiva noch stärker erhöht ist, sind nicht konklusiv. Das Frakturrisiko scheint auch weitgehend unabhängig von der Knochendichte zu sein, sodass die Anfälle selbst eventuell zu diesem beitragen. Insgesamt folgern die Osteologen, dass ein moderat erhöhtes Risiko für Frakturen besteht und dass daher etwas strengere Grenzwerte bei den Knochendichtemessen bei der Indikationsstellung zur medikamentösen Osteoroseprophylaxe angemessen seien (wie oben und in Kasten 6.2 dargelegt).

Rezidivrisiko bei Absetzen der antikonvulsiven Therapie

Hierzu existieren zwei randomisierte prospektive Studien. Beide fanden ein doppelt so hohes Rezidivrisiko in der Absetzgruppe verglichen mit der

> Rezidivrisiko nach Absetzen der antikonvolsiven Therapie doppelt so hoch wie bei fortgesetzter Behandlung.

Gruppe, die weiter behandelt wurde. Diese und weitere Studien gingen in die neueste große Metaanalyse zum Thema ein. Diese sammelte Daten von 7.082 Patienten, von denen 1.769 in ein Prädiktionsmodell für Rückfälle eingeschlossen werden konnten. Nach zwei Jahren hatten 418/1.059 (39 %) der Patienten, die abgesetzt hatten und zu diesem Zeitpunkt auswertbar waren, einen Rückfall erlitten. Eine weitere wichtige Zahl: 9 % der hierfür auswertbaren Patienten mit mindestens einem Rezidivanfall waren im letzten Jahr ihres Follow-up noch nicht wieder anfallsfrei geworden (Lamberink et al. 2017). Das Prädiktionsmodell für Rückfälle ist nicht nur in einem Internet-Tool zu nutzen (Lamberink 2017), sondern auch anhand eines Nomogramms in der Originalpublikation auswertbar. Dieses lässt besonders gut erkennen, dass die Dauer der Anfallsfreiheit zum Zeitpunkt des Absetzens den stärksten Einfluss auf die Prognose hat. Es ist zugleich der einzige Faktor, zu dem der Patient einen Beitrag leisten kann, indem er seine Medikamente verlässlich einnimmt und eventuelle individuelle anfallsprovozierende Faktoren meidet.

Es ist empfehlenswert, über die Chancen und Risiken (z. B. mit Verweis auf das Internet-Tool) mündlich und schriftlich aufzuklären.

Literatur

Burkhardt M, Bacher M, Kornmeier R, Kurth C, Staack AM, Steinhoff BJ (2018) The General and Social Health Long-Term Outcome of Adult Epilepsy Patients at the Kork Epilepsy Center. Neurology International Open 2(02), 131-135.

Chen Z, Brodie MJ, Liew D, Kwan P (2018) Treatment Outcomes in Patients With Newly Diagnosed Epilepsy Treated With Established and New Antiepileptic Drugs: A 30-Year Longitudinal Cohort Study. JAMA Neurol 75(3), 279-286.

Dachverband Osteologie (2017) Leitlinie Osteoporose. (http://dv-osteologie.org/osteoporose-leitlinien, Zugriff am 06.03.2020).

Fisher RS, Acevedo C, Arzimanoglou A, Bogacz A, Cross JH, Elger CE, Engel J, Jr., Forsgren L, French JA, Glynn M, Hesdorffer DC, Lee BI, Mathern GW, Moshe SL, Perucca E, Scheffer IE, Tomson T, Watanabe M, Wiebe S (2014) ILAE official report: a practical clinical definition of epilepsy. Epilepsia 55(4), 475-482.

Grächmann N, Albrecht M (2019) Begutachtungsleitlinien zur Kraftfahreignung: Stand: 31.12.2019. (https://www.bast.de/BASt_2017/DE/Verkehrssicherheit/Fachthemen/U1-BLL/BLL-Download.html?nn=1816516, Zugriff am 11.03.2020).

Hamer H, Mayer T (2019) Empfehlungen der DGfE in Bezug auf Herstellerwechsel von Antikonvulsiva. (http://www.dgfe.org/home/index.aid,7473.html, Zugriff am 19.11.2019).

Lamberink HJ (2017) AED withdrawal risk calculator. (http://epilepsypredictiontools.info/aedwithdrawal, Zugriff am 19.11.2019).

Lamberink HJ, Otte WM, Geerts AT, Pavlovic M, Ramos-Lizana J, Marson AG, Overweg J, Sauma L, Specchio LM, Tennison M, Cardoso TMO, Shinnar S, Schmidt D, Geleijns K, Braun KPJ (2017) Individualised prediction model of seizure recurrence and long-term outcomes after withdrawal of antiepileptic drugs in seizure-free patients: a systematic review and individual participant data meta-analysis. Lancet Neurol 16(7), 523-531.

Markoula S, Chatzistefanidis D, Gatzonis S, Siatouni A, Siarava E, Verentzioti A, Kyritsis AP, Patsalos PN (2017) Brand-to-generic levetiracetam switch in patients with epilepsy in a routine clinical setting. Seizure 48, 1-6.

May TW (2013) Assessment of adverse effects of antiepileptic drugs: The patient's view. Epileptology 1(1), 46-54.

May TW, Berkenfeld R, Dennig D, Scheid B, Hausfeld H, Walther S, Specht U (2018) Patients' perspectives on management and barriers of regular antiepileptic drug intake. Epilepsy Behav 79, 162-168.

May TW, Brandt C, Kassel J (2009) Evaluation of a self-report questionnaire for the assessment of adverse effects of antiepileptic drugs. Epilepsia (Suppl. 4), 104.

Patsalos PN, Spencer EP, Berry DJ (2018) Therapeutic drug monitoring of antiepileptic drugs in epilepsy: a 2018 update. Therapeutic drug monitoring 40(5), 526-548.

Pennell PB (2016) Use of antiepileptic drugs during pregnancy: evolving concepts. Neurotherapeutics 13(4), 811-820.

Polard E, Nowak E, Happe A, Biraben A, Oger E (2015) Brand name to generic substitution of antiepileptic drugs does not lead to seizure-related hospitalization: a population-based case-crossover study. Pharmacoepidemiol Drug Saf 24(11), 1161-1169.

Privitera MD, Welty TE, Gidal BE, Diaz FJ, Krebill R, Szaflarski JP, Dworetzky BA, Pollard JR, Elder EJ, Jr., Jiang W, Jiang X, Berg M (2016) Generic-to-generic lamotrigine switches in people with epilepsy: the randomised controlled EQUIGEN trial. Lancet Neurol 15(4), 365-372.

Samsonsen C, Reimers A, Brathen G, Helde G, Brodtkorb E (2014) Nonadherence to treatment causing acute hospitalizations in people with epilepsy: an observational, prospective study. Epilepsia 55(11), e125-128.

Specht U, Elsner H, May TW, Schimichowski B, Thorbecke R (2003) Postictal serum levels of antiepileptic drugs for detection of noncompliance. Epilepsy Behav 4(5), 487-495.

Stenzel E (1987) Beendigung antiepileptischer Therapie: Anthropologische Aspekte. Fortschr Neurol Psychiatr 55(10), 299-305.

Ting TY, Jiang W, Lionberger R, Wong J, Jones JW, Kane MA, Krumholz A, Temple R, Polli JE (2015) Generic lamotrigine versus brand-name Lamictal bioequivalence in patients with epilepsy: A field test of the FDA bioequivalence standard. Epilepsia 56(9), 1415-1424.

Vajda FJ, O'Brien T, Lander C, Graham J, Eadie M (2014) The efficacy of the newer antiepileptic drugs in controlling seizures in pregnancy. Epilepsia 55(8), 1229-1234.

Vari MS, Pinto F, Mencaroni E, Giudizioso G, Minetti C, La Neve A, Francavilla T, Piccioli M, Striano S, Del Gaudio L, Tovo P, Striano P, Verrotti A (2016) Safety of Overnight Switch from Brand-Name to Generic Levetiracetam. Clin Drug Investig 36(1), 87-91.

Vossler DG, Anderson GD, Bainbridge J (2016) AES position statement on generic substitution of antiepileptic drugs. Epilepsy currents 16(3), 209-211.

Zaccara G, Franciotta D, Perucca E (2007) Idiosyncratic adverse reactions to antiepileptic drugs. Epilepsia 48(7), 1223-1244.

7 Indikation für prächirurgische Epilepsiediagnostik und Epilepsiechirurgie

Reinhard Schulz

Fallbeispiel 7.1

Bei der 27-jährigen Patientin bestand seit dem Alter von 14 Jahren eine Epilepsie mit folgenden Anfällen:

1. Unspezifische Auren: nicht näher zu beschreibendes Gefühl.
2. Psychomotorische Anfälle mit fehlender Reagibilität und oralen Automatismen: Frequenz: mehrfach pro Woche.
3. Sekundär generalisiert tonisch-klonische Anfälle: Frequenz: selten, zuletzt zehn Jahre zuvor.

Soziales Umfeld

Präoperativ: Realschulabschluss; dreijährige Anstellung als Bedienung in einem Lokal; selbstständige Tätigkeit als Vertreterin für Reinigungsmittel; seit mehreren Monaten Tätigkeit als Vertreterin im Außendienst einer Versicherung, für die sie ein Auto praktisch täglich benutzt und auch selbst fährt. Die Patientin lebt mit ihrer Mutter und der Familie ihres Bruders in einer Mietwohnung. Sie bezieht Leistungen der Agentur für Arbeit und Provision aus einer nebengewerblichen Tätigkeit. Als Hobby Rollschuhlaufen und Spaziergänge.

Postoperativ nach zwei Jahren: Ihr Leben nach der Operation sei besser als zuvor. Damals hatte sie immer »Tiefs« nach den Anfällen, die es jetzt nicht mehr gebe. Unmittelbar nach der Operation habe sie Gedächtnisstörungen wahrgenommen, die sich nach der Operation gebessert hätten und nicht mehr als Handicap empfunden würden. Wegen einer Quadrantenanopsie nach rechts oben sei sie postoperativ noch nicht wieder Auto gefahren. Die Patientin arbeitet in der Werbebranche auf eigene Rechnung tage- bis wochenweise mit Ständen in Bahnhöfen und Verkaufsmärkten, organisiere alles selbst inklusive Standmiete, Verschickung der Ware, Hotelunterkunft. Ergänzend erhalte sie von der Agentur für Arbeit Arbeitslosengeld II.

Medikamente

Präoperativ: Resistenz gegen Lamotrigin, Carbamazepin und Phenobarbital und Oxcarbazepin.

Postoperativ: nach zwei Jahren: Reduktion der Lamotrigin-Monotherapie 300 mg/d, Serumspiegel 8,8 μg/ml, um 50 mg/d alle drei Monate, zunächst auf 200 mg/d. Fünf Jahre postoperativ: noch Lamotrigin 150 mg/d, Plan: weitere Reduktion um 50 mg/d pro drei Monate bis zum kompletten Absetzen.

Prächirurgische Diagnostik

Die Diagnostik kam erst nach dem Wechsel des Neurologen in Gang: Innerhalb weniger Monate zunächst stationäre Aufnahme auf einer allgemein-epileptologischen Station des Epilepsiezentrums Bethel, dann kurz darauf nichtinvasives Video-EEG-Monitoring auf der prächirurgischen Diagnostik-Station. Video-EEG und Hirn-MRT (▶ Abb. 7.1A–D) ergaben konsistente Befunde für einen Anfallsursprung links temporal. Die neuropsychologische Testung bei der linksseitig sprachdominanten verwies auf leichte materialunabhängige Gedächtnisstörungen.

Operation und Outcome

Im Alter von 27 Jahren erfolgte eine erweiterte links temporale Läsionektomie. Postoperativ verblieb die Patientin bis zum jüngsten telefonischen Kontakt elf Jahre nach dem Eingriff durchgehend anfallsfrei. Es entstand eine Quadrantenanopsie nach rechts oben. Im MRT zeigte sich das gewünschte Resektionsergebnis (▶ Abb. 7.1 E, F).

Histologisch handelte es sich um einen dysembryoplastischen neuroepithelialen Tumor (DNT) WHO Grad I. Die verbalen Gedächtnisleistungen waren sechs Monate postoperativ verschlechtert.

Nach der Operation absolvierte sie eine kaufmännische Lehre und erhielt eine Anstellung bei der Postbank. Bezüglich der Fahreignung wurde ihr ein individueller Fahrversuch mit einem qualifizierten Fahrlehrer empfohlen. Sie erwies sich als fahrtauglich und fährt seither wieder Auto. Sechs Jahre postoperativ brachte sie ein gesundes Kind zur Welt.

Die Patientin ging gegen den früher behandelnden Neurologen juristisch vor und erstritt eine Zahlung von 50.000 € als angemessenes Schmerzensgeld wegen »des jahrelangen Vorenthaltens des Nutzens einer Epilepsiechirurgie«, wobei »dieser lange Zeitraum genau in die für die Entwicklung eines jugendlichen Menschen maßgebliche Lebensphase fiel«.

Diskusssion

Der geschilderte Fall ist ein Beispiel für eine verzögerte Zuweisung, hier in einer kritischen Phase des Übergangs der Adoleszenz zum Erwachsenenalter (Berufsfindung, Berufsausbildung und Gründung einer Familie), und letztlich ein positives Resultat.

Abb. 7.1:
(A) Anfallsregistrierung: neben Kau-Artefakten EEG-Anfallsmuster links temporal (EEG-Ableitung mit temporaler Längsreihe, Elektrodenbezeichnungen nach dem internationalen 10-10-System). (B) interiktuale Sharp Waves links temporal. (C, D) MRT, 1,5 Tesla, koronare und axiale Schnittführung, FLAIR-Sequenzen: Läsion links temporal basal medial (Verdacht auf benignen Tumor). (E, D) MRT, 3,0 Tesla, fünf Jahre postoperativ. Die Läsion ist erweitert reseziert worden.

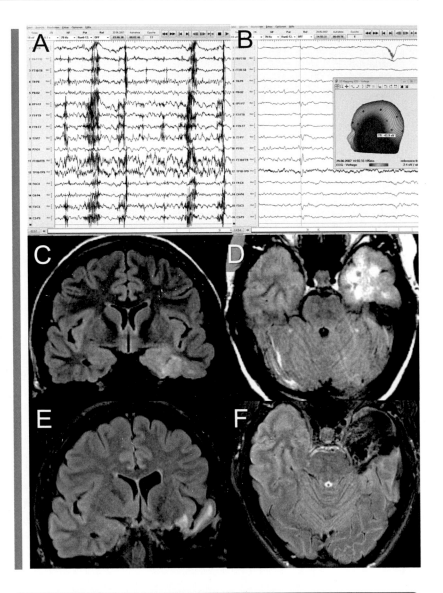

Epilepsiechirurgie ist weltweit etabliert.

Das Wichtigste im Überblick

Epilepsiechirurgie ist eine weltweit etablierte Behandlungsform medikamentös therapieresistenter fokaler Epilepsien.

Die postoperativen Ergebnisse sind gut im Vergleich zur weiteren medikamentösen Therapie, im Langzeitverlauf und im Vergleich zu therapeutischen Interventionen bei anderen neurologischen Erkrankungen.

Nationale und internationale Leitlinien fordern eine Zuweisung in ein Epilepsiezentrum mit prächirurgischer Expertise, damit beurteilt werden kann, ob eine prächirurgische Epilepsiediagnostik aussichtsreich ist. Dies soll nach dem zweiten erfolglosen, adäquat dosierten medikamentösen Behandlungsversuch geschehen. Die Qualitätsrichtlinien der American Academy of Neurology empfehlen, eine epilepsiechirurgische Diagnostik bei therapierefraktären Patienten mindestens alle drei Jahre zu erwägen und dies in den Patientenunterlagen zu dokumentieren (Fountain et al. 2011).

Optimaler Zeitraum für Epilepsiechirurgie ist das Kindes- und Jugendalter und das frühe Erwachsenenalter, um eine normale psychosoziale Entwicklung zu ermöglichen.

Soziale und psychische Folgen auch bei medikamentös relativ gut eingestellter Epilepsie mit nur wenigen Anfällen sind zu bedenken, zum Beispiel die Verunsicherung von Patient und Angehörigen aus Angst vor Unfällen oder der Verlust des Arbeitsplatzes wegen eines Anfalls in einer ungünstigen Situation.

Leitlinien fordern Überprüfung der epilepsiechirurgischen Option nach zwei gescheiterten Therapieversuchen in einem Zentrum.

7.1 Welche Patienten sollen zugewiesen werden?

Die Zuweisung zur Diagnostik in ein epilepsiechirurgisch tätiges Epilepsiezentrum soll erfolgen, wenn zwei adäquat dosierte Antiepileptika keine Anfallsfreiheit bewirkt haben. Dies gilt als Definition pharmakoresistenter Epilepsie (Kwan et al. 2010). Eine Aufdosierung bis zur Nebenwirkungsgrenze ist nicht unbedingt erforderlich. Substanzen, die wegen Nebenwirkungen nur in geringer Dosierung eingesetzt wurden (insbesondere im Falle allergischer Nebenwirkungen) gelten nicht als adäquat dosiert. Eine Substanz kann in Mono- oder Kombinationstherapie eingesetzt worden sein. Also würde zum Beispiel eine Anfallsfrequenz von 1–2 Anfällen mit Bewusstseinstrübung im Jahr bei einer Medikation von 200 bis 300 mg Lacosamid in Kombination mit 2.000 mg Levetiracetam das Kriterium der medikamentösen Therapieresistenz erfüllen.

7.2 Wann ist der optimale Zeitpunkt der Zuweisung zur Epilepsiechirurgie?

Idealerweise sollten prächirurgische Diagnostik und ggf. Epilepsiechirurgie vor der Berufswahl erfolgen.

Eine möglichst frühzeitige Zuweisung an ein für Epilepsiechirurgie zertifiziertes Epilepsie-Zentrum nach Feststellung der medikamentösen Therapieresistenz gegen zwei Antiepileptika (Pharmakoresistenz) ist wichtig und nach internationalen und nationalen Leitlinien empfohlen (Engel Jr et al. 2003; Elger et al. 2017). Bei Kindern sollte die Hirnentwicklung durch die Epilepsie möglichst wenig gestört werden; eine epileptische Enzephalopathie kann essenzielle Zeitfenster der kognitiven Entwicklung ungenutzt und unwiederbringlich verschließen. Im späteren Verlauf sprechen soziale Gründe für eine frühe Zuweisung. Schule und Lernphase sind entscheidend für die spätere Möglichkeit der Studiums- oder Berufswahl. Die berufliche Startphase ist sensibel für Abbrüche durch auch nur einen einzigen epileptischen Anfall, ebenso die Partnerwahl und die Entscheidung für Kinder (Risiko-Schwangerschaft, Pflege der Säuglinge und Kleinkinder).

Eine lange Dauer bis zur Epilepsiechirurgie kann eine sekundäre Epileptogenese in abhängigen Hirnregionen begünstigen und über viele Jahre mit einem kognitiven Abbau verbunden sein (Thompson und Duncan 2005). Sekundäre Epileptogenese und Ausbreitung des Epilepsieherdes könnten Ursache der Beobachtung sein, dass die OP-Ergebnisse bei kürzerem Epilepsieverlauf günstiger ist (so auch bei Kindern gegenüber Erwachsenen), gerade auch bei anlagebedingten gutartigen Hirntumoren und ebenso anlagebedingten fokalen kortikalen Dysplasien, deren strukturelle Ausdehnung über die Zeit unverändert bleibt (Cloppenborg et al. 2019).

7.3 Sozialmedizinische Aspekte

Postoperative epilepsiespezifische Rehabilitation empfehlenswert.

Die prächirurgische Epilepsiediagnostik umfasst nach dem deutschen DRG-System mit der OPS 1-210 neben der apparativen Diagnostik wie Video-EEG und MRT nicht ohne Grund neuropsychologische, psychiatrische und sozialrehabilitative Beurteilungen. Trotz postoperativer Anfallsfreiheit sind präoperativ schon diagnostizierte neuropsychologische Defizite auch nach dem Eingriff wahrscheinlich noch vorhanden, und es muss psychisch die Anpassung an die erwartete soziale Funktion bewältigt werden. Eine epilepsiespezifische Rehabilitation ist empfehlenswert, die die folgenden Themen adressiert: medizinische Evaluation und Behandlung, Physiotherapie, neuropsychologische Testung, Beratung und Therapie, psychotherapeutische Evaluation, Beratung und Gespräche, sozialarbeiterische Evaluation, Beratung und Gruppenarbeit, Ergotherapie. Teils sind eine medizinische Belastungserprobung und ein Bewerbungstraining indiziert (Specht und Coban 2018).

Hintergrundinformationen 7

Geschichte der Epilepsiechirurgie

Die moderne Epilepsiechirurgie begann während der stürmischen Entwicklung der medizinischen Fachrichtungen in der 2. Hälfte des 19. Jahrhunderts. Am 25.05.1886 entfernte Victor Horsley eine posttraumatische Narbe im linken Sulcus frontalis superior bei einem 20-jährigen Schotten, der 15 Jahre zuvor eine Schädelimpressionsfraktur erlitten hatte. Der Patient hatte klonische Anfälle mit Ausdehnung vom rechten Bein über die ganze Körperhälfte und schließlich auch Status epileptici, sodass der behandelnde Neurologe John Hughlings Jackson ihn zur Operation überwies (»Jackson-Anfälle«) (Schmidt und Meencke 2008, S. 5). In den folgenden Jahren wurden weiterhin, mit wechselndem Erfolg, einzelne Patienten mit posttraumatischen Narben oder großen Tumoren operiert. In Deutschland war Fedor Krause ein Pionier der Epilepsiechirurgie (Schijns et al. 2015).

Die heutige, systematische Epilepsiechirurgie begann in den 1920er Jahren mit Otfried Foerster in Breslau, der als Neurologe im 1. Weltkrieg hirnverletzte Epilepsiekranke im Wachen unter Lokalanästhesie kortikal elektrostimulierte, daraufhin die Resektion durchführte und die Ergebnisse akribisch dokumentierte. Schon damals wurde diskutiert, und von den Autoren verneint, ob epilepsiechirurgisch gesetzte Narben ähnlich den entfernten Narben epileptogen sind (Foerster und Penfield 1930). Wilder Penfield brachte die von Foerster erlernte Technik nach dem 2. Weltkrieg am Montreal Neurological Institute zur Blüte und bewirkte mit seinen Publikationen die weltweite Verbreitung (Penfield und Jasper 1954). Neben Montreal waren in der Folge besonders die University of California at Los Angeles (UCLA) und die Cleveland Clinic mit ihren leitenden Ärzten Jerome Engel jr. und Hans Otto Lüders Knotenpunkte der weltweiten Verbreitung, letzterer prägend unter anderem für das Epilepsiechirurgie-Programm in Bethel (► Abb. 7.2).

Erste epilepsiechirurgische Operationen Ende des 19. Jahrhunderts.

»Ausbeute« formeller prächirurgischer Untersuchungen

Zwei Drittel der untersuchten Patienten werden schließlich operiert; die übrigen Patienten erhalten entweder kein OP-Angebot (da keine Hypothese bezüglich einer epileptogenen Zone erstellt werden konnte oder weil die Risiken einer Operation unvertretbar waren), oder sie entschieden sich gegen eine angebotene Operation. Bei 5–30 % der Patienten war eine subdurale oder intrakranielle Elektrodeneinpflanzung erforderlich, durch zunehmend komplexe Fragestellungen im Verlauf der Jahre häufiger (Bien et al. 2013; Cloppenborg et al. 2016).

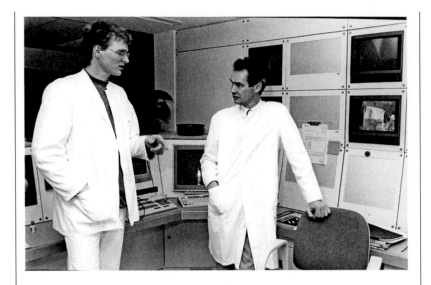

Pathologien

In der Betheler Serie prächirurgischer Diagnostik waren die häufigsten Pathologien: 25,1 % Hippokampussklerose, 16,3 % gutartiger Tumor (z. B. DNT, Gangliogliom), 14,2 % fokale kortikale Dysplasie (Typ I oder II), 6,8 % diffuse Pathologie der Hemisphäre, 2,6 % Kavernom, 7,0 % duale Pathologie, 8,9 % nichtläsionell (Cloppenborg et al. 2016).

Ergebnisse der Epilepsiechirurgie

Die Hälfte der operierten Patienten wird vollständig und langfristig anfallsfrei.

Die Berichte über die größten deutschen Serien von Epilepsiechirurgie umfassen die Zeiträume 1988 bis 2009 (Bonn: 1721 OPs; Bien et al. 2013) und 1990 bis 2013 (Bethel: 2044 OPs; Cloppenborg et al. 2016). Die postoperative Rate der Anfallsfreiheit war mit 50,5 % bzw. 50,8 % nahezu gleich, trotz der unterschiedlichen Struktur (Bonn als universitäres, Bethel als diakonisches Zentrum). Wenn zu den anfallsfreien Patienten auch die mit persistierenden Auren hinzugezählt werden, also nicht beeinträchtigende Anfälle mit erhaltenem Bewusstsein, steigt die Rate der anfallsfreien Patienten um weitere 11–15 %. Diese Zahlen entsprechen den internationalen Erfahrungen (Spencer et al. 2005; de Tisi et al. 2011).

Die operativ erzielte Anfallsfreiheit bleibt in der Regel erhalten. In einer Studie von 175 operierten Patienten mit einer mittleren Beobachtungszeit von 8,4 Jahren hatten 63 % nie ein Rezidiv; von den Patienten mit Rezidiv erlitten 51 % lediglich einen Anfall pro Jahr oder weniger (Yoon et al. 2003) Von 154 Patienten mit extratemporalen Resektionen waren 51,1 % nach 14 Jahren anfallsfrei (Engel-Klassifikation

1 = komplett anfallsfrei oder nur nicht beeinträchtigende einfach-fokale Anfälle wie z. B. Auren); bei Anfallsfreiheit nach zwei Jahren lag die Chance weiterer Anfallsfreiheit 14 Jahre postoperativ bei 88 % (Elsharkawy et al. 2008). Das Risiko von Rezidiven beim gänzlichen Absetzen der antiepileptischen Medikation beträgt im Mittel 34 %, mit erneuter Anfallskontrolle durch erneute Gabe von Antiepileptika in 91 % (Schmidt et al. 2004). Als Konsequenz wird mit dem Patienten oft eine Monotherapie mit niedriger Dosis vereinbart, auch bei längerer Anfallsfreiheit.

Im Vergleich zu anderen therapeutischen Interventionen in der Neurologie ist die Epilepsiechirurgie ausgesprochen erfolgreich. Die »number needed to treat« ist für die operative Behandlung von Temporallappenepilepsien im Vergleich zur medikamentösen Behandlung = 2, für die Thrombendarteriektomie zur Schlaganfallprophylaxe = 10 (Wiebe und Jetté 2012).

Risiken der Epilepsiechirurgie

Das allgemeine Risiko postoperativer bleibender neurologischer Defizite beträgt bei Epilepsiechirurgie 4,7 %, am häufigsten homonyme Gesichtsfelddefekte zur Gegenseite der Operation bei temporalen Resektionen; das Risiko bleibender Defizite beträgt bei invasiver Diagnostik 0,6 % (Hader et al. 2013). Das Risiko ist bei intrazerebralen Tiefenelektroden signifikant geringer als bei subduralen Elektroden (Wellmer et al. 2012).

Das Risiko der Epilepsiechirurgie muss abgewogen werden gegen das Risiko einer fortbestehenden Epilepsie. Hierbei sind Unfälle und Verletzungen durch Anfälle oder postiktuale Verwirrtheit zu nennen. Als seltenes Risiko kann es zu einem plötzlichen unerwarteten Tod im Anfall kommen, meist nachts, in der Regel in Bauchlage (SUDEP); dieses Risiko beträgt für Erwachsene, die für die Prächirurgie vorgesehen sind, 6,4 pro 1.000 Patientenjahre (Devinsky 2011).

Rehabilitation

Der Nutzen einer postoperativen stationären Rehabilitationsmaßnahme zeigte sich in einer Betheler Studie. Bei einer historischen Vergleichsgruppe mit präoperativ vergleichbarer Arbeitslosigkeit war die postoperative Teilhabe am Arbeitsmarkt abhängig von: Anfallsfreiheit, Persönlichkeitsstörung (im Unterschied von »psychiatrischer Diagnose« wie z. B. Depression), präoperativem Beschäftigungsstatus, IQ, Alter bei OP weniger als 25 Jahre und Teilnahme am Angebot einer postoperativen Reha-Maßnahme – auch in multivarianter Analyse (Thorbecke et al. 2014).

Alternativen zur Epilepsiechirurgie

Während bei medikamentös therapieresistenten Epilepsien das Ziel der Chirurgie die Anfallsfreiheit ist, strebt die medikamentöse Therapie nach Versagen der ersten Versuche eine optimale Einstellung mit möglichst wenigen Medikamenten ohne Nebenwirkungen an. In seltenen Fällen wird für einige Zeit dabei auch Anfallsfreiheit zu erreichen sein, zum Beispiel durch neue Medikamente. In der Beobachtung von 1.795 Patienten wurden 50,5 % anfallsfrei durch das erste Medikament, zusätzlich 11,6 % durch das zweite Medikament, 4,4 % durch das dritte Medikament, aber lediglich 2,1 % durch weitere Medikamente (Chen et al. 2018).

Die Erfolge der Vagusnervstimulation entsprechen etwa denen eines weiteren Medikamentenversuches; Anfallsfreiheit ist nicht zu erwarten. Das Gleiche gilt bis jetzt für intrazerebrale Stimulationsverfahren an verschiedenen Zielpunkten, z. B. Thalamuskernen oder Subthalamus.

Literatur

Bien CG, Raabe AL, Schramm J, Bader A, Urbach H, Elger CE (2013) Trends in presurgical evaluation and surgical treatment of epilepsy at one centre from 1988-2009. J Neurol Neurosurg Psychiatry 84:54-61.

Chen Z, Brodie MJ, Liew D, Kwan P (2018) Treatment outcomes with newly diagnosed epilepsy treated with established and new antiepileptic drugs. A 30-year longitudinal cohort study. JAMA Neurol 75: 279-286.

Cloppenborg T, May TW, Blümcke I, Grewe P, Hopf LJ, Kalbhenn T, Pfäfflin M, Polster T, Schulz R, Woermann FG, Bien CG (2016) Trends in epilepsy surgery: stable surgical numbers despite increasing presurgical volumes. J Neurol Neurosurg Psychiatry 87:1322-1329.

Cloppenborg T, May TW, Blumcke I, Fauser S, Grewe P, Hopf JL, Kalbhenn T, Polster T, Schulz R, Woermann FG, Bien CG (2019) Differences in pediatric and adult epilepsy surgery: A comparison at one center from 1990 to 2014. Epilepsia 60, 233-245

Devinsky O (2011). Sudden, unexpected death in epilepsy. N Engl J Med 365:1801-11.

Elger CE, Berkenfeld R et al. (2017) S1-Leitlinie Erster epileptischer Anfall und Epilepsien im Erwachsenenalter. 2017. In: Deutsche Gesellschaft für Neurologie (Hrsg.) Leitlinien für Diagnostik und Therapie in der Neurologie. (www.dgn.org/leitlinien, Zugriff am 21.08.2018).

Elsharkawy AE, Behne F, Oppel F, Pannek H, Schulz R, Hoppe M, Pahs G, Gyimesi C, Nayel M, Issa A, Ebner A (2008) Long-term outcome of extratemporal epilepsy surgery among 154 adult patients. J Neurosurg 108: 676-686.

Engel J Jr., Wiebe S, French J, Sperling M, Williamson P, Spencer D, Gumnit R, Zahn C, Westbrook E, Enos B; Quality Standards Subcommittee of the American Academy of Neurology; American Epilepsy Society; American Association of Neurological Surgeons (2003) Practice parameter: temporal lobe and localized neocortical resections for epilepsy: report of the Quality Standards Subcommittee of the American Academy of Neurology, in association with the American Epilepsy Society and the American Association of Neurological Surgeons. Neurology 60:438-447.

Foerster O, Penfield W (1930) The structural basis of traumatic epilepsy and results of radical operation. Brain 53: 99-119.

Fountain NB, Van Ness PC, Swain-Eng R, Tonn S, Bever CT Jr; American Academy of Neurology Epilepsy Measure Development Panel and the American Medical Association-Convened Physician Consortium for Performance Improvement Independent Measure Development Process (2011) Quality improvement in neurology: AAN epilepsy quality measures: Report of the Quality Measurement and Reporting Subcommittee of the American Academy of Neurology. Neurology 76: 94-99.

Hader WJ, Tellez-Zenteno JT, Metcalfe A, Hernandez-Ronquillo L, Wiebe S, Kwon CS, Jette N (2013) Complications of epilepsy surgery: a systematic review of focal surgical resections and invasive EEG monitoring. Epilepsia 54: 840-847.

Kwan P, Arzimanoglou A, Berg AT, Brodie MJ, Hauser WA, Mathern G, Moshe SL, Perucca E, Wiebe S, French J (2010) Definition of drug resistant epilepsy: Consensus proposal by the ad hoc Task Force of the ILAE Commission on Therapeutic Strategies. Epilepsia, 51: 1069–1077.

Penfield W, Jasper H (1954) Epilepsy and the functional anatomy of the human brain. Boston: Little, Brown and Company.

Spencer SS, Berg AT, Vickrey BG, Sperling MR, Bazil CW, Shinnar S, Langfitt JT, Walczak TS, Pacia SV (2005) Predicting long-term seizure outcome after resective epilepsy surgery. Neurology 65: 912-918.

Schijns OEMG, Hoogland G, Kubben PL, Koehler PJ (2015) The start and development of epilepsy surgery in Europe: a historical review. Neurosurg Rev 38: 447-461.

Schmidt D, Baumgartner C, Löscher W (2004) Seizure recurrence after planned discontinuation of antiepileptic drugs in seizure-free patients after epilepsy surgery: a review of current clinical experience. Epilepsia 45: 179-186.

Schmidt D, Meencke HJ (2008) Epilepsy surgery in Europe before the 19th century. In: Lüders HO (Hrsg.) Textbook of epilepsy surgery. London: Informa UK. S. 3-11.

Specht U, Coban I (2018) Rehabilitation nach Epilepsiechirurgie. Neurol Rehabil 24: 237-240.

Tisi De J, Bell GS, Peacock JJ, McEvoy AW, Harkness WFJ, Sander JW, Duncan JS (2011) The long-term outcome of adult epilepsy surgery, patterns of seizure remission, and relapse: a cohort study. Lancet 378: 1388-1395.

Thompson PJ, Duncan JS (2005) Cognitive Decline in Severe Intractable Epilepsy. Epilepsia 46: 1780-1787.

Thorbecke R, May TW, Koch-Stoecker S, Ebner A, Bien CG, Specht U (2014) Effects of an inpatient rehabilitation program after temporal lobe epilepsy surgery and other factors on employment 2 years after epilepsy surgery. Epilepsia 55: 725-733.

Wellmer J, von der Groeben F, Klarmann U, Weber C, Elger CE, Urbach H, Clusmann H, von Lehe M (2012) Risks and benefits of invasive epilepsy surgery workup with implanted subdural and depth electrodes. Epilepsia 53: 1322-1332.

Wiebe S, Jetté N (2012) Epilepsy surgery utilization: who, when, where, and why? Curr Opinion Neurol 25: 187-193.

Yoon HH, Kwon HL, Mattson RH, Spencer DD, Spencer SS (2003) Long-term seizure outcome in patients initially seizure-free after resective epilepsy surgery. Neurology 61:445-450.

8 Frauen und Epilepsie: Beratung bei Kinderwunsch, in der Schwangerschaft und zu Verhütungsfragen

Birgitt Müffelmann

Fallbeispiel 8.1

Eine 26-jährige Frau mit einer juvenilen myoklonischen Epilepsie (JME) seit dem 16. Lebensjahr kam in die Epilepsieambulanz des Krankenhauses Mara, Epilepsie-Zentrum Bethel, zur Beratung bei Kinderwunsch. Die Erkrankung hatte sich mit generalisierten myoklonischen und tonisch-klonischen-Anfällen manifestiert. Unter einer Valproinsäure-Therapie (Ersteinstellung) in mittlerer Dosierung (Tagesdosis 1.200 mg, Serumspiegel 82 µg/ml) war die Patientin seit mehr als zehn Jahren anfallsfrei. Sie war als Erzieherin in einer Kindertagesstätte beschäftigt.

In der Beratung gemäß den Warnhinweisen im Rote-Hand-Brief wird mit der Patientin thematisiert (Bundesinstitut für Arzneimittel und Medizinprodukte 2014), dass Valproinsäure (VPA) nur dann bei Mädchen und Frauen im gebärfähigen Alter angewendet werden soll, wenn andere Behandlungen nicht wirksam sind oder nicht vertragen werden. Der Grund hierfür ist die Beobachtung, dass Kinder, die im Mutterleib Valproinsäure ausgesetzt waren, ein hohes Risiko für schwerwiegende Entwicklungsstörungen (in bis zu 30–40 % der Fälle) und angeborene Fehlbildungen (in ungefähr 10 % der Fälle) haben.

Der Patientin wurde zur Umstellung auf eine Levetiracetam-Monotherapie geraten. Das Risiko einer unzureichenden Anfallskontrolle nach der Umstellung und die Off-Label-Verordnung von Levetiractam für die Indikation JME wurden thematisiert. Die Möglichkeit der Umstellung auf eine Lamotrigin-Monotherapie wurde besprochen, jedoch wegen des potenziell promyoklonischen Effekts von Lamotrigin nicht favorisiert. Die Patientin stellte sich zur Verlaufskontrolle in der Schwangerschaft und nach der Entbindung vor. Sie blieb auch nach der Umstellung anfallsfrei, das Kind wurde gesund geboren.

Der Fall verdeutlicht, dass bis vor einigen Jahren bei einer idiopathischen generalisierten Epilepsie viele Frauen in der Ersteinstellung mit VPA behandelt wurden. Nachdem aus den großen Schwangerschaftsregistern dosisabhängig erhöhte Risiken für Fehlbildungen und insbesondere kognitive Entwicklungsstörungen bekannt wurden, hat sich die Verordnungspraxis geändert. Nach den Anwendungsbeschränkungen aus dem Rote-Hand-Brief – zuletzt vom November 2018 (Bundesinstitut für Arzneimittel und Medizinprodukte 2018) – ist inzwischen »bei Epilepsie Valproat während der Schwangerschaft kontraindiziert, es sei denn, es stehen keine geeigneten alternativen Behandlungen zur Verfügung«.

Das Wichtigste im Überblick

Bei einer frühzeitigen präkonzeptionellen Beratung und einer engmaschigen neurologischen und gynäkologischen Begleitung in der Schwangerschaft verläuft die überwiegende Mehrheit der Schwangerschaften bei Frauen mit Epilepsie komplikationslos.

Anzustreben ist eine bestmögliche Anfallskontrolle ohne Auftreten von tonisch-klonischen Anfällen unter Einsatz eines Antiepileptikums mit möglichst niedrigem Fehlbildungsrisiko. Das sind nach aktuellem Kenntnisstand Lamotrigin, Levetiracetam oder Oxcarbazepin.

Aufgrund des dosisabhängig erhöhten Fehlbildungsrisikos und weiterer Risiken, vor allem hinsichtlich der kognitiven Entwicklung der Kinder, ist Valproinsäure bei Frauen im reproduktiven Alter kontraindiziert, es sei denn, es stehen keine alternativen Behandlungen zur Verfügung.

Die Pharmakokinetik der Antiepileptika (AED) in der Schwangerschaft macht regelmäßige Serumspiegelkontrollen und eine frühzeitige Dosisanpassung erforderlich.

Frauen können auch bei Einnahme eines Antiepileptikums zum Stillen ermutigt werden, sofern der Säugling gut hinsichtlich einer möglichen Sedierung oder Trinkschwäche beobachtet wird.

Bei allen Frauen mit Epilepsie vor der Menopause sollten Verhütungsfragen aktiv thematisiert werden.

Interaktionen zwischen oralen Kontrazeptiva und enzyminduzierenden Antiepileptika sind problematisch. Die Hormonspirale bietet sich aufgrund ihrer Sicherheit und fehlender Wechselwirkungen mit der antiepileptischen Medikation als die Verhütungsmethode 1. Wahl an.

> Präkonzeptionelle Beratung: rechtzeitig und richtig!

8.1 Beratung bei Kinderwunsch

8.1.1 Präkonzeptionelle Beratung

Frauen mit Epilepsie haben einen großen Beratungs- und Unterstützungsbedarf, vor allem hinsichtlich einer perspektivischen Familienplanung und Schwangerschaft. Die Beratung von Frauen mit Epilepsie im Hinblick auf einen möglichen Kinderwunsch empfiehlt sich möglichst frühzeitig präkonzeptionell. Die wichtigste Botschaft dabei ist, dass die überwiegende Mehrheit der Schwangerschaften auch bei Frauen mit Epilepsie komplikationslos verläuft.

Abbildung 8.1 zeigt die Bausteine der präkonzeptionellen Beratung.

Abb. 8.1:
Bausteine der präkon-
zeptionellen Beratung
(Müffelmann und Bien
2016, © Springer
Nature)

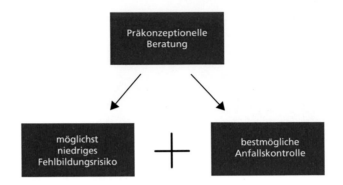

Durch einen Vergleich der Fehlbildungsrisiken verschiedener AED kann die Beratung immer differenzierter erfolgen (Tomson et al. 2018). Relevant ist in diesem Zusammenhang das erste Schwangerschaftsdrittel, da die Organogenese nach der 12. Schwangerschaftswoche abgeschlossen ist.

Das allgemeine Fehlbildungsrisiko bei Frauen ohne AED (z.T. mit Epilepsie) liegt bei ca. 1–3 % (Hernández-Díaz et la. 2012; Veiby et al. 2014) und sollte bei der Beratung als Vergleich herangezogen werden.

Idealerweise wird bereits bei der Ersteinstellung von jungen Frauen und Mädchen, spätestens aber bei der präkonzeptionellen Beratung, ein Antiepileptikum mit möglichst geringem Fehlbildungsrisiko gewählt. Dies sind nach aktuellem Kenntnisstand Lamotrigin und Levetiracetam. Beide Medikamente können bei fokalen und generalisierten Epilepsiesyndromen eingesetzt werden. Zu beachten ist dabei, dass Levetiracetam in Monotherapie für die Indikation »Juvenile myoklonische Epilepsie« nicht zugelassen ist, was eine Off-Label-Aufklärung erforderlich macht (▶ Fallbeispiel 8.1). Auch weist die Fachinformation darauf hin, dass bei nicht verhütenden Frauen im gebärfähigen Alter die Behandlung mit Levetiracetam »nicht empfohlen« wird – »es sei denn, dies ist klinisch erforderlich«. Dieser Abschnitt ist offensichtlich einem Absicherungsbedürfnis der Hersteller zuzuschreiben.

Eine antiepileptische Polytherapie ist mit einem höheren Fehlbildungsrisiko vergesellschaftet, weshalb die Medikamente in Monotherapie eingesetzt werden sollten. Da das Fehlbildungsrisiko bei allen darauf untersuchten Medikamenten mit zunehmender Dosis ansteigt, ist eine möglichst niedrige, aber noch ausreichend wirksame Dosis anzustreben. Bei langjähriger Anfallsfreiheit zum Zeitpunkt der präkonzeptionellen Beratung kann unter Nutzen-Risiko-Abwägung auch ein medikamentöser Absetzversuch thematisiert werden. Dies gilt vor allem, wenn die Frauen mit Valproinsäure behandelt werden.

8.1.2   Das Problem Valproinsäure

Nach Valproinsäure-Exposition in der Schwangerschaft ist das Fehlbildungsrisiko dosisabhängig erhöht. Es bestehen weitere Risiken, insbesondere für die kognitive Entwicklung der Kinder (Einzelheiten ▶ Hintergrundinformation). Durch den Rote-Hand-Brief wurde Ende 2014 die Anwendung von VPA bei

Frauen im gebärfähigen Alter und in der Schwangerschaft in Deutschland beschränkt. Nach den aktualisierten Anwendungsbeschränkungen aus November 2018 ist nun VPA bei Epilepsie während der Schwangerschaft kontraindiziert, es sei denn, es stehen keine geeigneten alternativen Behandlungen zur Verfügung. Bei Frauen im gebärfähigen Alter ist Valproinsäure ebenfalls kontraindiziert, es sei denn, die Bedingungen eines Schwangerschaftsverhütungsprogramms werden eingehalten. Dazu gehören u. a. eine ausführliche und schriftliche Risikoaufklärung, die Beratung zur Empfängnisverhütung, ggf. die Durchführung von Schwangerschaftstests, eine jährliche Überprüfung der Behandlung und die unverzügliche Beratung und antiepileptische Umstellung bei Planung einer Schwangerschaft. Die empfohlenen Informationsmaterialien und Formulare sind erhältlich unter: https://www.bfarm.de/SharedDocs/Risikoinformationen/Pharmakovigilanz/DE/RI/2018/RI-valproat.html, Zugriff am 24.07.2019. Insbesondere bei Anfallsfreiheit unter Valproinsäure (▶ Fallbeispiel 8.1) muss bei der Umstellung das Risiko einer unzureichenden Anfallskontrolle nach der Umstellung thematisiert werden. Bei der Umstellung von Valproinsäure auf eine Lamotrigin-Monotherapie ist zu beachten, dass in der Umstellungsphase unter der Kombination Lamotrigin und VPA das Fehlbildungsrisiko ebenfalls erhöht und somit bis zum Ende der Umstellung eine konsequente Verhütung unerlässlich ist.

Valproinsäure: Ein Medikament verabschiedet sich.

Wenn möglich, sollte nach einer präkonzeptionellen antiepileptischen Umstellung eine stabile Anfallsphase von sechs bis neun Monate abgewartet werden, bevor die Verhütung beendet wird.

8.1.3 Folsäureprophylaxe

Für alle Frauen gibt es die Empfehlung einer frühzeitigen präkonzeptionellen Folsäureprophylaxe. In Anlehnung an die Leitlinien der DGN wird Frauen mit Epilepsie zu einer höheren Folsäuredosierung (5 mg/d) geraten.

Auf die präpartale Vitamin K-Gabe an die Mutter bei Einnahme enzyminduzierender Antiepileptika zur Prävention postpartaler kindlicher Blutungen wird mittlerweile unter Berücksichtigung der amerikanischen Leitlinien verzichtet.

Die Empfehlungen zur präkonzeptionellen Beratung sind in Kasten 8.1 zusammengefasst.

Kasten 8.1: Empfehlungen bei Kinderwunsch

- Monotherapie in niedrigster wirksamer Dosis
- Präparate mit niedrigem Fehlbildungsrisiko bevorzugen (Lamotrigin, Levetiracetam oder Oxcarbazepin)
- Valproinsäure vermeiden, wenn unvermeidlich: möglichst niedrig dosieren und über Risiken aufklären
- Folsäureprophylaxe 5 mg/d
- bei präkonzeptioneller Umstellung: auf das erhöhte teratogene Risiko in der Umstellungsphase hinweisen

8.2 Beratung in der Schwangerschaft

Die Studienergebnisse unterstreichen die Bedeutung einer engmaschigen Begleitung von Epilepsiepatientinnen in der Schwangerschaft. Dabei sollten vor allem (nächtliche) tonisch-klonische Anfälle kontrolliert werden.

8.2.1 Frühschwangerschaft

Nach Bekanntwerden der Schwangerschaft sollte die Medikation fortgeführt werden. Die Serumspiegel sollten regelmäßig, d. h. in Abständen von mindestens vier Wochen, kontrolliert werden. Bei einem Serumspiegelabfall empfiehlt sich die Dosisanpassung (nach Dreisatz), um die Spiegel konstant zu halten. Die Folsäureprophylaxe sollte mindestens bis zum Ende des 1. Trimenons fortgeführt werden.

8.2.2 Weiterer Verlauf der Schwangerschaft

Die Serumspiegelkontrollen sind fortzuführen. Um die 20. Schwangerschaftswoche wird die Durchführung einer detaillierten Organ-Ultraschalluntersuchung empfohlen.

In Kasten 8.2 sind die Empfehlungen für die Schwangerschaft zusammengefasst.

Kasten 8.2:
Empfehlungen für die
Schwangerschaft

> • Fortführung der antiepileptischen Medikation
> • Folsäureprophylaxe mind. bis zum Ende des ersten Trimenons
> • Ultraschall-Feindiagnostik
> • regelmäßige Serumspiegelkontrollen
> • bei Spiegelabfall Dosisanpassung

8.2.3 Entbindung und postpartale Phase

Falls die AED-Dosis im Laufe der Schwangerschaft erhöht wurde, wird in den ersten Tagen nach der Geburt die Dosis auf das Niveau zu Beginn der Schwangerschaft zurückgeführt, um Nebenwirkungen durch den dann zu erwartenden Spiegelanstieg zu vermeiden. Bei anderweitig unerklärten Nebenwirkungen oder einer Anfallszunahme sind Serumspiegelkontrollen empfehlenswert.

Die Entbindung sollte im geburtshilflichen Zentrum erfolgen.

Nach komplikationslosem Verlauf der Schwangerschaft ist die Geburt auf natürlichem Weg prinzipiell möglich. Eine Sectio ist empfehlenswert bei einer hohen Anfallsfrequenz (mehr als ein tonisch-klonischer Anfall oder mehrere kleine Anfälle pro Woche). Auch die Anfallsprovokation durch Schlafentzug oder große Ängste können dazu führen, dass sich die Frau für eine Sectio entscheidet.

Frauen mit Epilepsie sollten in einem geburtshilflichen Zentrum mit angeschlossener Neonatologie und Neurologie entbinden.

Das Stillen wird aus epileptologischer Sicht auch bei Einnahme antiepileptischer Medikation empfohlen. Der Säugling sollte dabei gut hinsichtlich des Auftretens von Müdigkeit oder einer Trinkschwäche beobachtet werden. Im Beipackzettel von AED (z. B. Levetiracetam) wird von der Anwendung in der Stillzeit abgeraten, was unseres Erachtens in die falsche Richtung geht. Entscheidend ist die Überwachung bezüglich Trinkschwäche; sollte diese bestehen, kann eine Blutspiegeluntersuchung beim Säugling die Einschätzung erleichtern, ob das Stillen hierfür ursächlich ist.

Stillen wird empfohlen – bei guter Beobachtung des Säuglings!

Postpartal sind Vorsichtsmaßnahmen im Umgang mit dem Säugling zu beachten. So sollte der Säugling nie von der epilepsiekranken Mutter allein gebadet werden; die Frauen werden angehalten, in sicherer Position zu wickeln (d. h. auf Bett/Sofa oder Boden) und zu stillen. Dazu gehört auch, nach nächtlichem Stillen im Bett den Säugling wieder in sein eigenes Bettchen zu legen, um Gefährdungen beim Schlafen im elterlichen Bett zu vermeiden.

Insbesondere wenn Schlafentzug bei den Müttern ein anfallsprovozierender Faktor ist, sollten sie beim nächtlichen Füttern durch ihre Partner unterstützt werden. Die Verwendung einer Milchpumpe kann dabei hilfreich sein.

Die Empfehlungen für die Entbindung und die postpartale Phase finden sich in Kasten 8.3.

- Postpartale Rückführung der AED-Dosierung (nach Dosiserhöhung in der Schwangerschaft)
- Entbindung in einem geburtshilflichen Zentrum mit Neonatologie und Neurologie
- Stillen auch bei Einnahme eines Antiepileptikums
- Vorsichtsmaßnahmen im Umgang mit dem Säugling (Baden nie allein, Wickeln/Stillen in sicherer Position)

Kasten 8.3: Empfehlungen für die Entbindung und die postpartale Phase

---

8.3 Beratung zu Verhütungsfragen

Viele Frauen sind nur unzureichend über Besonderheiten der Verhütung bei gleichzeitiger Einnahme einer antiepileptischen Medikation informiert. Die wichtigste Botschaft ist deshalb, das Thema Verhütung bei allen Frauen mit Epilepsie vor der Menopause aktiv zu thematisieren.

Verhütung – dran denken und darüber reden.

8.3.1 Interaktionen zwischen oralen Kontrazeptiva und AED

Die Interaktionen zwischen AED und oralen Kontrazeptiva sind wechselseitig und vor allem für Lamotrigin gut belegt (▶ Hintergrundinformation) Schon seit längerem wird deshalb gerade im Zusammenhang mit Lamotrigin die Einnahme eines oralen Kontrazeptivums im sog. Langzyklus (d. h. die durchgehende Einnahme über mehrere Monate mit kurzer Pause von wenigen Tagen nach z. B. sechs bis acht Monaten) empfohlen. Diese Gabe minimiert Serumspiegelschwankungen und erhöht die Sicherheit der Kontrazeption (Schwenkhagen und Stodieck 2008), ist allerdings »off label«.

Aufgrund der beschriebenen Interaktionen ist die zyklische Gabe oraler Kontrazeptiva prinzipiell nur bei der Einnahme von AED ohne Enzyminduktion problemlos möglich. Bei AED mit mäßiger Enzyminduktion empfiehlt sich die Einnahme der oralen Kontrazeptiva im Langzyklus, ggf. mit zusätzlicher Verwendung einer Barrieremethode. Bei AED mit starker Enzyminduktion ist selbst die Einnahme im Langzyklus und mit erhöhter Hormondosis auch unter zusätzlicher Verwendung einer Barrieremethode nicht ohne Restrisiko bezüglich der Sicherheit der Empfängnisverhütung.

8.3.2 Verhütung mit der Hormonspirale

Empfehlenswert ist die Verhütung mit der Hormonspirale. Vorteile dabei sind die fehlenden Interaktionen mit AED und eine deutlich geringere Absetzrate im Vergleich zur Einnahme oraler Kontrazeptiva (Mandle et al. 2017).

Hintergrundinformationen 8

Fehlbildungsrisiko

Unter einer antiepileptischen Monotherapie ist das Fehlbildungsrisiko im Allgemeinen niedriger als unter einer Polytherapie (Meador et al. 2008). Die Datenlage zum Fehlbildungsrisiko häufig verordneter Antiepileptika (AED) ist durch die Auswertung der großen Schwangerschaftsregister inzwischen sehr gut (Campbell et al. 2014; Hernandez-Diaz et al. 2012; Tomson et al. 2011; Veroniki et al. 2017). Das Fehlbildungsrisiko ist für nahezu alle AED, bei denen dies untersucht werden konnte, dosisabhängig (Tomson et al. 2018; Tomson et al. 2011).

Im europäischen Schwangerschaftsregister EURAP zeigte sich für Carbamazepin in einer Dosis von mehr als 700 mg/Tag ein erhöhtes Fehlbildungsrisiko (Tomson et al. 2018), während das Fehlbildungsrisiko unter Topiramat – bei kleiner Fallzahl – im EURAP-Register nur leicht erhöht war. Ältere Untersuchungen hatten ein erhöhtes Fehlbildungsrisiko unter Topiramat vor allem in Polytherapie gezeigt (Vajda et al. 2016).

Unter Topiramat gibt es außerdem Hinweise für ein erhöhtes Risiko oraler Spaltbildungen (Alsaad et al. 2015; Hernandez-Diaz et al. 2012; Hunt et al. 2008).

Abbildung 8.2 gibt einen Überblick über das Fehlbildungsrisiko ausgewählter AED und die Dosisabhängigkeit.

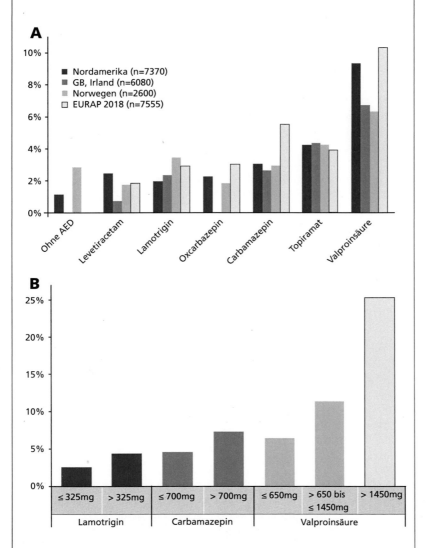

Abb. 8.2:
(A) Risiko größerer Fehlbildungen unter Antiepileptika-Mono-therapie in Abhängigkeit von dem in der Schwangerschaft eingenommenen Antiepileptikum nach folgenden vier großen Serien: Nordamerika = North American Antiepileptic Drug Pregnancy Register (Hernandez-Diaz et al. 2012); GB, Irland = UK Epilepsy and Pregnancy Register (Campbell et al. 2014; Hunt et al. 2008; Mawhinney et al. 2013); EURAP = International Register of Antiepileptic Drugs and Pregnancy (Tomson et al. 2018); Norwegen = Medical birth registry of Norway (Veiby et al. 2014). Die in der Legende beziffern die dokumentierten Schwangerschaften unter Antiepileptikatherapie **(B)** Risiko größerer Fehlbildungen in Abhängigkeit von der Tagesdosis des Antiepileptikums (nach Tomson et al., 2018). Abkürzung: AED = Antiepileptikum (Müffelmann und Bien 2016, © Springer Nature).

Nach derzeitigem Kenntnisstand sind Lamotrigin, Levetiracetam und Oxcarbazepin die AED mit dem niedrigsten Fehlbildungsrisiko (Tomson et al. 2018).

Valproinsäure

Das erhöhte Fehlbildungsrisiko nach Valproinsäureexposition in der Schwangerschaft ist seit längerem bekannt und bestätigt sich in allen großen Schwangerschaftsregistern, vor allem in höherer Dosierung (▶ Abb. 8.2A und ▶ Abb. 8.2B). Polytherapien haben insbesondere dann ein sehr hohes Fehlbildungsrisiko, wenn sie Valproinsäure enthalten (Meador et al. 2008). Dies betrifft auch die wirkungsstarke Kombination aus Lamotrigin und Valproinsäure, vor allem mit Valproinsäuredosierungen > 1.500 mg/d (Tomson et al. 2015).

Darüber hinaus haben mehrere Untersuchungen einen dosisabhängig negativen Einfluss einer Valproinsäure-Exposition in der Schwangerschaft auf die Kognition der Kinder bis zum Alter von sechs Jahren gezeigt (Baker et al. 2015; Meador et al. 2013). Der Intelligenzquotient (IQ) der Kinder, deren Mütter in der Schwangerschaft Valproinsäure eingenommen hatten, war in diesen Untersuchungen 7–10 Punkte niedriger als bei Kindern, die anderen Antiepileptika ausgesetzt waren.

Weitere Untersuchungen haben Hinweise für ein erhöhtes Autismusrisiko nach Valproinsäure-Exposition in der Schwangerschaft ergeben (Christensen et al. 2013; Wood et al. 2015). Begrenzte Daten legen außerdem nahe, dass Valproinsäure-exponierte Kinder mit höherer Wahrscheinlichkeit Symptome einer Aufmerksamkeitsdefizit-/Hyperaktivitäts-Störung entwickeln (Cohen et al. 2013).

Folsäureprophylaxe, Vitamin K

Es ist epidemiologisch schon länger belegt, dass in der Allgemeinbevölkerung die Einnahme von Folsäure 0,8 mg/d präkonzeptionell das Risiko des Auftretens von Neuralrohrdefekten reduziert (Czeizel und Dudas 1992). Die deutsche Gesellschaft für Neurologie empfiehlt in den Leitlinien von 2017 (Elger et al. 2017) weiter eine Folsäureprophylaxe von 5 mg/d und stützt sich dabei auf Empfehlungen der kanadischen Gesellschaft für Gynäkologie und Geburtshilfe (Wilson et al. 2007). Auf die eingeschränkte Evidenzlage vor allem hinsichtlich der Dosierung wird dabei verwiesen.

Die in der Vergangenheit propagierte präpartale Vitamin K-Gabe an die Mutter bei Einnahme enzyminduzierender Antiepileptika zur Prävention postpartaler kindlicher Blutungen wird in den amerikanischen Leitlinien nicht mehr empfohlen (Harden et al. 2009b).

Anfallssituation in der Schwangerschaft

Aus dem europäischen Schwangerschaftsregister »International Registry of Antiepileptic Drugs and Pregnancy« (EURAP) ist bereits seit 2006 bekannt, dass bei ca. 2/3 der Frauen die Anfallssituation in der Schwangerschaft stabil bleibt (EURAP Study Group 2006). Frauen, die neun Monate vor

Konzeption anfallsfrei waren, bleiben dies auch mit einer höheren Wahrscheinlichkeit in der Schwangerschaft (Harden et al. 2009a).

Eine Auswertung des australischen Schwangerschaftsregisters bestätigte diese Ergebnisse. Frauen mit Anfällen im Jahr vor der Schwangerschaft hatten 3–4-mal wahrscheinlicher Anfälle in der Schwangerschaft als Frauen, die im Jahr vor der Schwangerschaft anfallsfrei waren. Erwartungsgemäß hatten Frauen, die keine AED in der Frühschwangerschaft einnahmen, häufiger Anfälle in der Schwangerschaft als behandelte Frauen (Vajda et al. 2018).

Hinsichtlich der Wirksamkeit der neueren AED hatte sich im australischen Schwangerschaftsregister gezeigt, dass Levetiracetam in Monotherapie ebenso gut wirkte wie die älteren AED Valproinsäure und Carbamazepin (Vajda et al. 2014). Unter Lamotrigin konnte dagegen den EURAP-Daten zufolge weniger häufig Anfallsfreiheit erreicht werden, und es traten häufiger tonisch-klonische Anfälle auf als unter den anderen daraufhin untersuchten AED (Battino et al. 2013).

Risiken durch Anfälle in der Schwangerschaft

Während die Datenlage für das Fehlbildungsrisiko durch die großen Schwangerschaftsregister ausgezeichnet ist, wird das Risiko durch Anfälle in der Schwangerschaft (für das ungeborene Kind und Mütter) sowie die Frage der mütterlichen Mortalitätsrate erst seit einigen Jahren systematisch untersucht.

Mehr als ein tonisch-klonischer Anfall während der Schwangerschaft ist u. a. mit einer kürzeren Schwangerschaftsdauer und einem fünffach erhöhten Risiko von Frühgeburtlichkeit assoziiert (Rauchenzauner et al. 2013). Eine britische Studie aus 2014 fand ein deutlich erhöhtes Mortalitätsrisiko für Frauen mit Epilepsie in und kurz nach der Schwangerschaft etwa um das zehnfache (100 Todesfälle pro 100.000 Schwangerschaften bei Frau mit Epilepsie vs. elf pro 100.000 Schwangerschaften allgemein). Bei den meisten Todesfällen handelte es sich um den plötzlichen, unerwarteten Tod bei Epilepsiepatienten (Sudden unexpected death in epilepsy, SUDEP) (Edey et al. 2014). Auch in einer kleineren dänischen Untersuchung fand sich eine erhöhte mütterliche Mortalität während der Schwangerschaft (Christensen et al. 2018).

Pharmakokinetik in der Schwangerschaft

Durch die physiologischen Veränderungen in der Schwangerschaft (Zunahme des Verteilungsvolumens, des Herzzeitvolumes, der renalen Clearance und der Metabolisierung) kommt es z. T. zu einem deutlichen Serumspiegelabfall der AED. Diese Veränderungen sind vor allem für Lamotrigin gut belegt (Franco et al. 2008) und klinisch relevant, denn ein Serumspiegelabfall von Lamotrigin auf unter 65 % des Ausgangswertes war mit einem erhöhten Anfallsrisiko vergesellschaftet (Pennell et al. 2008). Die Clearance von Lamotrigin steigt im Laufe der Schwangerschaft bis 264 %. Die Dosis von Lamotrigin wurde durchschnittlich auf das 2,5-fache gesteigert, um die Spiegel konstant zu halten (Fotopoulou et al. 2009).

Auch für Levetiracetam konnte in einer retrospektiven Analyse während der Schwangerschaft ein signifikanter Anstieg der Clearance auf mehr als 200 % nachgewiesen werden (Reisinger et al. 2013). In dieser Untersuchung verschlechterte sich die Anfallssituation bei einem Serumspiegelabfall von mehr als 35 % im Vergleich zum präkonzeptionellen Spiegel.

Für Oxcarbazepin zeigte sich ebenfalls eine schnellere Elimination des aktiven Metaboliten in der Schwangerschaft (Sabers und Tomson 2009; Wegner et al. 2010). In einer neueren Untersuchung stieg die Cleareance für Oxcarbazepin besonders stark im zweiten Schwangerschaftsdrittel an, während dieser Anstieg für Levetiracetam bereits im ersten Schwangerschaftsdrittel erfolgte (Voinescu et al. 2018).

Bei Serumspiegelabfällen sollte eine frühzeitige Dosisanpassung bei allen AED, vor allem aber bei Lamotrigin, Levetiracetam und Oxcarbazepin, erfolgen (Battino et al. 2013; Sabers 2012).

Entbindung

Das Risiko des Auftretens eines Anfalls unter der Geburt ist mit 3,5 % gering (EURAP Study Group 2006). Allerdings wiesen mehrere neuere Arbeiten auf ein erhöhtes Risiko geburtshilflicher Komplikationen bei Frauen mit Epilepsie (incl. Präeklampsie, Blutungen, vorzeitiger Wehentätigkeit, höherer Sectio-Rate) und eine zehnfach höhere mütterliche Mortalitätsrate während der Entbindung hin (Borthen 2015; MacDonald et al. 2015; Viale et al. 2015).

Stillen

Auch wenn AED zu einem nicht unerheblichen Anteil in die Muttermilch übergehen, fand sich in einer prospektiven Studie kein negativer Einfluss auf die Kognition der Kinder im Alter von sechs Jahren (Meador et al. 2014). In einem Review wurde die Empfehlung bekräftigt, Frauen mit Epilepsie zum Stillen zu ermutigen, wobei der Säugling hinsichtlich einer möglichen Sedierung oder Trinkschwäche gut beobachtet werden sollte (Veiby et al. 2015). Trotz dieser Empfehlungen stillen prozentual weniger Frauen mit Epilepsie als Frauen in einer Vergleichskohorte ohne Epilepsie (Johnson et al. 2018).

Verhütung

Die Rate ungeplanter Schwangerschaften ist bei Frauen mit Epilepsie sehr hoch (Herzog et al. 2017).

Die Interaktionen zwischen AED und oralen Kontrazeptiva sind wechselseitig und abhängig vom Einfluss auf den Medikamentenabbau über das Cytochrom P450-System (CYP-Enzyme) bzw. die glukuronidierenden Enzyme (UGT-System). AED, die CYP-Isoenzyme induzieren, führen zu einem schnelleren Abbau der Kontrazeptiva mit der Folge einer Abschwächung der Kontrazeption (Risiko einer »break through pregnancy«). Der Hormonabbau wiederum induziert UGT-Enzyme und führt zu einer schnelleren Verstoffwechselung mancher AED mit resultierendem Serumspiegelabfall (Risiko von »break through seizures«) (Reimers et al. 2015).

Die AED-Spiegelschwankungen bei Einnahme oraler Kontrazeptiva sind vor allem für Lamotrigin gut untersucht. Während der Pilleneinnahme ist ein Absinken des Lamotriginspiegels um ca. 50 % möglich. Während der Pillenpause kann es dann zu einem Wiederanstieg des Spiegels auf 80–100 % des Baseline-Spiegels kommen (Christensen et al. 2007; Sabers et al. 2003).

Einer großen amerikanischen web-basierten Erhebung zufolge ist das Risiko für den Eintritt einer ungeplanten Schwangerschaft bei Verhütung mit oralen Kontrazeptiva mit 15,2 % signifikant höher als bei der Verhütung mit der Spirale (3,1 %) (Herzog et al. 2017).

Literatur

Alsaad AM, Chaudhry SA, Koren G (2015) First trimester exposure to topiramate and the risk of oral clefts in the offspring: A systematic review and meta-analysis. Reprod Toxicol 53, 45-50.

Baker GA, Bromley RL, Briggs M, Cheyne CP, Cohen MJ, Garcia-Finana M, Gummery A, Kneen R, Loring DW, Mawer G, Meador KJ, Shallcross R, Clayton-Smith J, Liverpool, Manchester Neurodevelopment G (2015) IQ at 6 years after in utero exposure to antiepileptic drugs: a controlled cohort study. Neurology 84(4), 382-390.

Battino D, Tomson T, Bonizzoni E, Craig J, Lindhout D, Sabers A, Perucca E, Vajda F, Group ES (2013) Seizure control and treatment changes in pregnancy: observations from the EURAP epilepsy pregnancy registry. Epilepsia 54(9), 1621-1627.

Borthen I (2015) Obstetrical complications in women with epilepsy. Seizure 28, 32-34.

Bundesinstitut für Arzneimittel und Medizinprodukte (2014) Rote-Hand-Brief Valproat (https://www.bfarm.de/SharedDocs/Risikoinformationen/Pharmakovigilanz/DE/RHB/2014/rhb-valproat.html, Zugriff am 24.07.2019).

Bundesinstitut für Arzneimittel und Medizinprodukte (2018) Rote-Hand-Brief Valproat. (https://www.bfarm.de/SharedDocs/Risikoinformationen/Pharmakovigilanz/DE/RHB/2018/rhb-valproat.html, Zugriff am 24.07.2019).

Campbell E, Kennedy F, Russell A, Smithson WH, Parsons L, Morrison PJ, Liggan B, Irwin B, Delanty N, Hunt SJ, Craig J, Morrow J (2014) Malformation risks of antiepileptic drug monotherapies in pregnancy: updated results from the UK and Ireland Epilepsy and Pregnancy Registers. J Neurol Neurosurg Psychiatry 85(9), 1029-1034.

Christensen J, Gronborg TK, Sorensen MJ, Schendel D, Parner ET, Pedersen LH, Vestergaard M (2013) Prenatal valproate exposure and risk of autism spectrum disorders and childhood autism. JAMA 309(16), 1696-1703.

Christensen J, Petrenaite V, Atterman J, Sidenius P, Ohman I, Tomson T, Sabers A (2007) Oral contraceptives induce lamotrigine metabolism: evidence from a double-blind, placebo-controlled trial. Epilepsia 48(3), 484-489.

Christensen J, Vestergaard C, Hammer Bech B (2018) Maternal death in women with epilepsy: Smaller scope studies. Neurology 91(18), e1716-e1720.

Cohen MJ, Meador KJ, Browning N, May R, Baker GA, Clayton-Smith J, Kalayjian LA, Kanner A, Liporace JD, Pennell PB, Privitera M, Loring DW, group Ns (2013) Fetal antiepileptic drug exposure: Adaptive and emotional/behavioral functioning at age 6years. Epilepsy Behav 29(2), 308-315.

Czeizel AE, Dudas I (1992) Prevention of the first occurrence of neural-tube defects by periconceptional vitamin supplementation. N Engl J Med 327(26), 1832-1835.

Edey S, Moran N, Nashef L (2014) SUDEP and epilepsy-related mortality in pregnancy. Epilepsia 55(7), e72-74.

Elger CE, Berkenfeld R (2017). Erster epileptischer Anfall und Epilepsien im Erwachsenenalter. (https://www.dgn.org/leitlinien/3410-030-041-erster-epileptischer-anfall-und-epilepsien-im-erwachsenenalter-2017, Zugriff am 24.07.2019).

EURAP Study Group (2006) Seizure control and treatment in pregnancy: observations from the EURAP epilepsy pregnancy registry. Neurology 66(3), 354-360.

Fotopoulou C, Kretz R, Bauer S, Schefold JC, Schmitz B, Dudenhausen JW, Henrich W (2009) Prospectively assessed changes in lamotrigine-concentration in women with epilepsy during pregnancy, lactation and the neonatal period. Epilepsy Res 85(1), 60-64.

Franco V, Mazzucchelli I, Gatti G, Specchio LM, La Neve A, Papantonio A, Ozkaynakci AE, Perucca E (2008) Changes in lamotrigine pharmacokinetics during pregnancy and the puerperium. Ther Drug Monit 30(4), 544-547.

Harden CL, Meador KJ, Pennell PB, Hauser WA, Gronseth GS, French JA, Wiebe S, Thurman D, Koppel BS, Kaplan PW, Robinson JN, Hopp J, Ting TY, Gidal B, Hovinga CA, Wilner AN, Vazquez B, Holmes L, Krumholz A, Finnell R, Hirtz D, Le Guen C, American Academy of N, American Epilepsy S (2009a) Management issues for women with epilepsy-Focus on pregnancy (an evidence-based review): II. Teratogenesis and perinatal outcomes: Report of the Quality Standards Subcommittee and Therapeutics and Technology Subcommittee of the American Academy of Neurology and the American Epilepsy Society. Epilepsia 50(5), 1237-1246.

Harden CL, Pennell PB, Koppel BS, Hovinga CA, Gidal B, Meador KJ, Hopp J, Ting TY, Hauser WA, Thurman D, Kaplan PW, Robinson JN, French JA, Wiebe S, Wilner AN, Vazquez B, Holmes L, Krumholz A, Finnell R, Shafer PO, Le Guen CL, American Academy of N, American Epilepsy S (2009b) Management issues for women with epilepsy–focus on pregnancy (an evidence-based review): III. Vitamin K, folic acid, blood levels, and breast-feeding: Report of the Quality Standards Subcommittee and Therapeutics and Technology Assessment Subcommittee of the American Academy of Neurology and the American Epilepsy Society. Epilepsia 50(5), 1247-1255.

Hernandez-Diaz S, Smith CR, Shen A, Mittendorf R, Hauser WA, Yerby M, Holmes LB, North American AEDPR, North American AEDPR (2012) Comparative safety of antiepileptic drugs during pregnancy. Neurology 78(21), 1692-1699.

Hernández-Díaz S, Smith CR, Shen A, Mittendorf R, Hauser WA, Yerby M, Holmes LB (2012) Comparative safety of antiepileptic drugs during pregnancy. Neurology 78(21), 1692-1699.

Herzog AG, Mandle HB, Cahill KE, Fowler KM, Hauser WA (2017) Predictors of unintended pregnancy in women with epilepsy. Neurology 88(8), 728-733.

Hunt S, Russell A, Smithson WH, Parsons L, Robertson I, Waddell R, Irwin B, Morrison PJ, Morrow J, Craig J, Epilepsy UK, Pregnancy R (2008) Topiramate in pregnancy: preliminary experience from the UK Epilepsy and Pregnancy Register. Neurology 71(4), 272-276.

Johnson EL, Burke AE, Wang A, Pennell PB (2018) Unintended pregnancy, prenatal care, newborn outcomes, and breastfeeding in women with epilepsy. Neurology 91(11), e1031-e1039.

MacDonald SC, Bateman BT, McElrath TF, Hernandez-Diaz S (2015) Mortality and Morbidity During Delivery Hospitalization Among Pregnant Women With Epilepsy in the United States. JAMA Neurol 72(9), 981-988.

Mandle HB, Cahill KE, Fowler KM, Hauser WA, Davis AR, Herzog AG (2017) Reasons for discontinuation of reversible contraceptive methods by women with epilepsy. Epilepsia 58(5), 907-914.

Mawhinney E, Craig J, Morrow J, Russell A, Smithson WH, Parsons L, Morrison PJ, Liggan B, Irwin B, Delanty N, Hunt SJ (2013) Levetiracetam in pregnancy: results from the UK and Ireland epilepsy and pregnancy registers. Neurology 80(4), 400-405.

Meador KJ, B GA, Browning N, Cohen MJ, Bromley RL, Clayton-Smith J, Kalayjian LA, Kanner A, Liporace JD, Pennell PB, Privitera M, Loring DW, Group NS (2013) Fetal antiepileptic drug exposure and cognitive outcomes at age 6 years (NEAD study): a prospective observational study. Lancet Neurol 12(3), 244-252.

Meador KJ, Baker GA, Browning N, Cohen MJ, Bromley RL, Clayton-Smith J, Kalayjian LA, Kanner A, Liporace JD, Pennell PB, Privitera M, Loring DW, Neurodevelopmental Effects of Antiepileptic Drugs Study G (2014) Breastfeeding in children of women taking antiepileptic drugs: cognitive outcomes at age 6 years. JAMA Pediatr 168(8), 729-736.

Meador KJ, Reynolds MW, Crean S, Fahrbach K, Probst C (2008) Pregnancy outcomes in women with epilepsy: a systematic review and meta-analysis of published pregnancy registries and cohorts. Epilepsy Res 81(1), 1-13.

Müffelmann B, Bien CG (2016) Pharmakologische Epilepsietherapie bei Kinderwunsch und in der Schwangerschaft. Nervenarzt 87(10), 1115-1126.

Pennell PB, Peng L, Newport DJ, Ritchie JC, Koganti A, Holley DK, Newman M, Stowe ZN (2008) Lamotrigine in pregnancy: clearance, therapeutic drug monitoring, and seizure frequency. Neurology 70(22 Pt 2), 2130-2136.

Rauchenzauner M, Ehrensberger M, Prieschl M, Kapelari K, Bergmann M, Walser G, Neururer S, Unterberger I, Luef G (2013) Generalized tonic-clonic seizures and antiepileptic drugs during pregnancy–a matter of importance for the baby? J Neurol 260(2), 484-488.

Reimers A, Brodtkorb E, Sabers A (2015) Interactions between hormonal contraception and antiepileptic drugs: Clinical and mechanistic considerations. Seizure 28, 66-70.

Reisinger TL, Newman M, Loring DW, Pennell PB, Meador KJ (2013) Antiepileptic drug clearance and seizure frequency during pregnancy in women with epilepsy. Epilepsy Behav 29(1), 13-18.

Sabers A (2012) Algorithm for lamotrigine dose adjustment before, during, and after pregnancy. Acta Neurol Scand 126(1), e1-4.

Sabers A, Ohman I, Christensen J, Tomson T (2003) Oral contraceptives reduce lamotrigine plasma levels. Neurology 61(4), 570-571.

Sabers A, Tomson T (2009) Managing antiepileptic drugs during pregnancy and lactation. Curr Opin Neurol 22(2), 157-161.

Schwenkhagen AM, Stodieck SR (2008) Which contraception for women with epilepsy? Seizure 17(2), 145-150.

Tomson T, Battino D, Bonizzoni E, Craig J, Lindhout D, Perucca E, Sabers A, Thomas SV, Vajda F, Group ES (2015) Dose-dependent teratogenicity of valproate in mono- and polytherapy: an observational study. Neurology 85(10), 866-872.

Tomson T, Battino D, Bonizzoni E, Craig J, Lindhout D, Perucca E, Sabers A, Thomas SV, Vajda F, Group ES (2018) Comparative risk of major congenital malformations with eight different antiepileptic drugs: a prospective cohort study of the EURAP registry. Lancet Neurol 17(6), 530-538.

Tomson T, Battino D, Bonizzoni E, Craig J, Lindhout D, Sabers A, Perucca E, Vajda F, group Es (2011) Dose-dependent risk of malformations with antiepileptic drugs: an analysis of data from the EURAP epilepsy and pregnancy registry. Lancet Neurol 10(7), 609-617.

Tomson T, Xue H, Battino D (2015) Major congenital malformations in children of women with epilepsy. Seizure 28, 46-50.

Vajda FJ, O'Brien T, Lander C, Graham J, Eadie M (2014) The efficacy of the newer antiepileptic drugs in controlling seizures in pregnancy. Epilepsia 55(8), 1229-1234.

Vajda FJ, O'Brien TJ, Lander CM, Graham J, Eadie MJ (2016) Antiepileptic drug combinations not involving valproate and the risk of fetal malformations. Epilepsia 57(7), 1048-1052.

Vajda FJE, O'Brien TJ, Graham JE, Hitchcock AA, Lander CM, Eadie MJ (2018) Predicting epileptic seizure control during pregnancy. Epilepsy Behav 78, 91-95.

Veiby G, Bjork M, Engelsen BA, Gilhus NE (2015) Epilepsy and recommendations for breastfeeding. Seizure 28, 57-65.

Veiby G, Daltveit AK, Engelsen BA, Gilhus NE (2014) Fetal growth restriction and birth defects with newer and older antiepileptic drugs during pregnancy. J Neurol 261(3), 579-588.

Veroniki AA, Cogo E, Rios P, Straus SE, Finkelstein Y, Kealey R, Reynen E, Soobiah C, Thavorn K, Hutton B, Hemmelgarn BR, Yazdi F, D'Souza J, MacDonald H, Tricco AC (2017) Comparative safety of anti-epileptic drugs during pregnancy: a systematic review and network meta-analysis of congenital malformations and prenatal outcomes. BMC Med 15(1), 95.

Viale L, Allotey J, Cheong-See F, Arroyo-Manzano D, McCorry D, Bagary M, Mignini L, Khan KS, Zamora J, Thangaratinam S, Collaboration EC (2015) Epilepsy in pregnancy and reproductive outcomes: a systematic review and meta-analysis. Lancet 386(10006), 1845-1852.

Voinescu PE, Park S, Chen LQ, Stowe ZN, Newport DJ, Ritchie JC, Pennell PB (2018) Antiepileptic drug clearances during pregnancy and clinical implications for women with epilepsy. Neurology 91(13), e1228-e1236.

Wegner I, Edelbroek P, de Haan GJ, Lindhout D, Sander JW (2010) Drug monitoring of lamotrigine and oxcarbazepine combination during pregnancy. Epilepsia 51(12), 2500-2502.

Wilson RD, Genetics C, Motherisk (2007) Pre-conceptional vitamin/folic acid supplementation 2007: the use of folic acid in combination with a multivitamin supplement for the prevention of neural tube defects and other congenital anomalies. J Obstet Gynaecol Can 29(12), 1003-1013.

Wood AG, Nadebaum C, Anderson V, Reutens D, Barton S, O'Brien TJ, Vajda F (2015) Prospective assessment of autism traits in children exposed to antiepileptic drugs during pregnancy. Epilepsia 56(7), 1047-1055.

9   Epilepsie und geistige Behinderung

Christian Brandt und Birgitt Müffelmann

Fallbeispiel 9.1

Ein 32-jähriger männlicher Patient wurde mit den Diagnosen einer strukturellen Epilepsie bei perinataler Hypoxie und einer Intelligenzminderung mit autistischen Zügen zur stationären Behandlung ins Epilepsiezentrum eingewiesen. Multiple Anfallstypen, insbesondere tonische Anfälle, wurden registriert. Der Patient wurde seit einiger Zeit mit einer Kombination aus Lamotrigin 250 mg (Serumkonzentration 11,8 µg/ml) und Valproinsäure 2.050 mg (104 µg/ml) behandelt. Insbesondere wurde Müdigkeit beklagt. Aufgrund der medikamentösen Therapieresistenz mit zahlreichen zuvor gescheiterten Behandlungsversuchen wurde der Behandlungsschwerpunkt auf eine Besserung der Verträglichkeit der antiepileptischen Medikation gelegt. So wurde bei unveränderter Dosis von Lamotrigin die Dosis von Valproinsäure auf 750 mg/d reduziert. Zum Entlassungszeitpunkt wurde eine Lamotriginkonzentration im Serum von 11,2 µg/ml gemessen. Die Valproinsäurekonzentration betrug 64 µg/ml. Bei einer ambulanten Kontrolle einige Monate später wurde von der Mutter des Patienten, die ihn zum Ambulanztermin begleitete, berichtet, dass die Anfälle häufiger geworden seien gegenüber dem Zeitpunkt vor der Umstellung, allerdings die Wachheit und damit einhergehend die gesamte Lebensqualität deutlich besser. Ausdrücklich wurde eine Beibehaltung der aktuellen Medikation gewünscht.

Der Fall verdeutlicht, dass bei medikamentöser Therapieresistenz der Fokus der Behandlung sich auf die Besserung der Verträglichkeit der Medikation richten soll. Hierbei ist eine Reduktion der medikamentösen Gesamtdosis oft hilfreich.

Fallbeispiel 9.2

Eine 24-jährige Patientin mit einer Epilepsie unklarer Ätiologie mit bewusst erlebten fokalen und bilateral tonisch-klonischen Anfällen seit dem 4. Lebensjahr, einer Lernbehinderung und einem komplexen Fehlbildungssyndrom wurde zur stationären Anfallsbehandlung ins Epilepsiezentrum eingewiesen. Unter einer Tagesdosis von Valproinsäure 1.500 mg und Levetiracetam 2.000 mg wurde eine Valproinsäurekonzentration im Serum von 5,49 µg/ml festgestellt, Levetiracetam war nicht nachweisbar. Im Verlauf stieg die Serumkonzentration von Valproinsäure bei unveränderter Dosierung auf 150 µg/ml an, die von Levetiracetam auf

19,1 µg/ml. Augenscheinlich hatte also vor der stationären Behandlung eine unzureichende Therapieadhärenz vorgelegen. Entscheidend in dieser Situation ist die Ursachenforschung. Die Patientin gab dabei an, dass sie Schwierigkeiten habe, »große Tabletten zu schlucken«. In einem solchen Fall sollte erwogen werden, die Darreichungsform zu ändern und damit das Schlucken zu erleichtern. Der Fall zeigt, dass die Förderung der Therapieadhärenz bei Menschen mit Epilepsie und Intelligenzminderung von ebenso entscheidender Bedeutung ist wie bei Menschen mit Epilepsie allgemein. Neben der Änderung der Darreichungsform oder der Tablettengröße, sofern möglich, sind ein Medikamenteneinnahmetraining mithilfe eines Wochendispensers, ggf. eine Umstellung von einer Dreifach- auf eine Zweifachverteilung der Dosis und manchmal auch die Sicherstellung der Medikamentengabe durch einen ambulanten Pflegedienst sinnvoll.

Das Wichtigste im Überblick

Die Prävalenz von Epilepsien ist unter Menschen mit geistiger Behinderung höher als in der übrigen Bevölkerung. Je schwerer die Intelligenzminderung ist, desto ungünstiger ist die Prognose im Hinblick auf Anfallsfreiheit. Menschen mit geistiger Behinderung und Epilepsie stellen eine Risikogruppe im Hinblick auf den plötzlichen unerwarteten Tod bei Epilepsie (SUDEP) dar. Eine gründliche Anamneseerhebung, körperliche Untersuchung und apparative Zusatzuntersuchungen und Laboruntersuchungen bilden das Gerüst der Diagnostik. Eine besondere Bedeutung kommt in zunehmendem Umfang genetischen Untersuchungen zu. Sie können u. a. dazu dienen, im konkreten Fall geeignete und ungeeignete Antiepileptika zu identifizieren. Bei der medikamentösen Behandlung müssen selbstverständlich auch bei Menschen mit geistiger Behinderung Alter, Geschlecht, Lebenssituation und Komorbiditäten berücksichtigt werden. Unter den psychischen Komorbiditäten sind insbesondere Verhaltensauffälligkeiten von besonderer Bedeutung, unter den somatischen Komorbiditäten sind Osteoporose, Spastik, Über- oder Untergewicht und Obstipation relevant. Besondere Bedürfnisse ergeben sich aus einer häufig eingeschränkten Kooperationsfähigkeit und verbalen Ausdrucksmöglichkeiten. Hier treffen individuelle Voraussetzungen der Patienten auf häufig beschränkte Möglichkeiten in Krankenhäusern und Praxen. Für die antiepileptische Behandlung gilt, dass insbesondere dann, wenn Anfallsfreiheit nicht zu erwarten ist, die Verträglichkeit der Medikation an Bedeutung für die Therapiewahl gewinnt. Kognitive Nebenwirkungen können im Alltag leicht übersehen oder der Behinderung attribuiert werden. Hier hilft eine gründliche Beobachtung. Der Einsatz standardisierter oder semi-standardisierter Instrumente kann wertvolle Beiträge leisten. Die Empfindlichkeit gegenüber Nebenwirkungen der Antiepileptika ist höher als in der Gesamtgruppe von Menschen mit Epilepsie. Die Identifikation pathophysiologischer Prozesse bei genetisch bedingten Epilepsiesyndromen eröffnet in ersten Ansätzen die Möglichkeit einer personalisierten Therapie. Auch epilepsiechirurgische Operationen sind grundsätzlich möglich. Menschen mit geistiger Behinderung sollten auf keinen Fall generell von einer präoperativen Diagnostik ausgeschlossen werden. Epilepsiechirurgische Eingriffe können resektiv oder palliativ (z. B. Kallosotomie) sein. Neben medikamentöser und chirurgischer Therapie bilden nichtmedikamentöse Behandlung, psychosoziale Begleitung und Hilfsmittelversorgung weitere wichtige Säulen der Behandlung. Es besteht die Hoffnung, dass die Einführung der Medizinischen Zentren für Erwachsene mit Behinderungen (MZEB) die Behandlungsoptionen behinderter Menschen weiter verbessert. Diakonische Epilepsiezentren bieten spezielle stationäre Settings für Epilepsiepatienten mit Behinderungen an.

9.1 Allgemeine Voraussetzungen der Epilepsiebehandlung bei Menschen mit geistiger Behinderung

Bei Menschen mit geistiger Behinderung sind einige Besonderheiten zu bedenken, die im Folgenden zusammen mit Lösungsansätzen präsentiert werden sollen. Die Kooperationsfähigkeit ist oft eingeschränkt aufgrund der Intelligenzminderung und ggf. auch einer hinzukommenden Verhaltensstörung. Dies kann zur Folge haben, dass eine formale neurologische Untersuchung nicht gelingt. In diesem Fall wird man die neurologische Untersuchung oder zumindest einen Teil durch eine Verhaltensbeobachtung des Patienten in der Untersuchungs- oder, falls die Möglichkeit besteht, in Alltagssituationen ersetzen bzw. ergänzen. Bei apparativen Untersuchungen, z. B. bei der EEG-Ableitung oder der Kernspintomografie, kann eine sedierende Medikation erforderlich sein, bei der MRT-Untersuchung unter Umständen auch eine Vollnarkose. Unserer Erfahrung nach beeinflussen Chloralhydrat (50 mg/kg Körpergewicht (KG), also bei einem Patienten mit 70 kg Körpergewicht 35 ml einer 10 %igen oralen Lösung) und niederpotente Neuroleptika in üblicher Dosierung nicht das EEG. Die normale Kommunikationsfähigkeit der Patienten ist oft eingeschränkt. Dies kann sich sowohl auf das Sprachverständnis als auch auf die eigenen sprachlichen Äußerungen beziehen. Für beides ist es wichtig, sich hinreichend Zeit zu nehmen. Die intellektuellen Fähigkeiten der Betroffenen sind je nach Ausprägung der Behinderung sehr unterschiedlich. Der Begriff der Intelligenzminderung alleine beschreibt noch nicht hinreichend die Probleme und Ressourcen des Einzelnen. Im Zuge einer verbesserten Teilhabe sollten zukünftig verstärkt Dokumente, z. B. Patienteninformationen, in Leichter

Besondere Bedürfnisse der Patienten prägen die Behandlung.

Sprache erstellt werden. Diese sind bislang aber allenfalls in Ansätzen zu finden. Die Einbeziehung gesetzlicher Betreuer ist, soweit vorhanden, verpflichtend, die Einbeziehung von Angehörigen und anderen vertrauten Personen ist ganz entscheidend. Wo immer möglich, sollte das Gespräch direkt mit dem Patienten geführt werden, was aber nicht der Einbeziehung Angehöriger widerspricht. Weitere Aspekte sind zu bedenken, wenn es sich nicht um eine ambulante, sondern um eine stationäre Krankenhausbehandlung handelt. Auch bei Menschen ohne geistige Behinderung kann ein Krankenhausaufenthalt geprägt sein von Sorgen und Ängsten. Der Patient kommt in eine unbekannte Umgebung, der Tagesablauf ist anders als zu Hause. Bei Menschen mit geistiger Behinderung kommen die oben erwähnten eingeschränkten Ressourcen hinzu. Neben den kognitiven Einschränkungen können Verhaltensauffälligkeiten, z. B. Rituale oder Aggressionen, den Behandlungsverlauf beeinflussen. Sofern es sich nicht um eine Notfallaufnahme handelt, sollten idealerweise im Vorfeld der geplanten Krankenhausaufnahme Besonderheiten geklärt und bei der Planung berücksichtigt werden. Eine Behandlung im Einzelzimmer kann sinnvoll sein, auch die Einbeziehung vertrauter Personen. Auch in das Aufnahmegespräch muss der Patient unabhängig von der Schwere seiner Behinderung einbezogen werden. Absprachen innerhalb des Behandlungsteams sind essenziell. Eine kontinuierliche Fortbildung von Mitarbeitern des Gesundheitswesens zu den besonderen Belangen von Menschen mit geistiger Behinderung ist erforderlich (Ottenottebrock und Brandt 2012). Begleiterkrankungen präsentieren sich oft atypisch. Dies kann beispielsweise bei Depressionen der Fall sein. Es ist wichtig, geäußerte Beschwerden bzw. Symptome nicht vorschnell der geistigen Behinderung zuzuschreiben, sondern gründlich zu untersuchen.

9.2   Diagnostische Aspekte

In den letzten Jahren haben diagnostische Aspekte bei der Behandlung von Menschen mit Epilepsie und geistiger Behinderung an Bedeutung gewonnen. Eine häufige Fragestellung ist die Unterscheidung zwischen dem Vorliegen epileptischer Anfälle vs. einer Verhaltensstörung, z. B. im Sinne stereotyper Verhaltensmuster. Diese Frage kann im Einzelfall nur mithilfe einer stationären Langzeit-Video-EEG-Ableitung geklärt werden. Auch bei Menschen mit Epilepsie und geistiger Behinderung sollte zumindest einmal im Leben eine MRT-Untersuchung (ggf. in Narkose) zur ätiologischen Einordnung der Epilepsie erfolgen. Nicht selten findet man dabei eine gemeinsame Ursache für die Epilepsie und die geistige Behinderung, z. B. in Form einer Malformation kortikaler Entwicklung. Genetische bzw. molekulargenetische Untersuchungsmethoden entwickeln sich stetig weiter und können ebenfalls zur ätiologischen Abklärung beitragen. Die Chromosomenanalyse wird insbesondere bei einem klinischen Verdacht auf ein chromosomal verursachtes Syndrom eingesetzt. Basisuntersuchung bei Menschen mit geistiger Behinderung ist eine Array-CGH. Dies wird bei negativem Ergebnis gefolgt von einer Paneluntersuchung. Große genetische Labors bzw. Praxen bieten Paneluntersuchungen an, deren genauer Zuschnitt sich nach dem Geschlecht, dem Manifestationsalter und nach speziellen Verdachtsdiagnosen richtet. Es ist also nicht eine genetische »Schrotschussdiagnostik« sinnvoll, sondern eine Verknüpfung mit klinischen Informationen. Die Erfahrung zeigt, dass eine ätiologische Klärung der Ursache einer geistigen Behinderung insbesondere von Angehörigen als entlastend wahrgenommen wird. Mitunter ergeben sich nach Identifikation der Krankheitsursache auch therapeutische Aspekte. Als Beispiel seien epilepsiechirurgische Behandlungsmöglichkeiten oder eine krankheitsspezifische Behandlung durch Beeinflussung der Pathophysiologie, wie beim Tuberöse-Sklerose-Komplex genannt.

9.3 Medikamentöse Behandlung

Die medikamentöse Behandlung bei Menschen mit Epilepsie und geistiger Behinderung folgt denselben Prinzipien wie die bei Menschen mit einer Epilepsie allgemein. Allerdings sind Besonderheiten zu beachten. Diese werden im Folgenden aufgeführt. Zu besonders geeigneten bzw. ungünstigen Kombinationen von AED wird auf das Kapitel »Der therapieschwierige Patient« verwiesen. Generell kann man also schlussfolgern, dass kein Antiepileptikum in der Behandlung von Menschen mit geistiger Behinderung »verboten« ist, dass man allerdings mit reduzierten Erfolgsaussichten rechnen muss.

9.4 Therapieziele und Therapiekontrolle

Therapieziel in der Epileptologie ist generell Anfallsfreiheit bei ausbleibenden oder tolerablen Nebenwirkungen. Wenn aber Anfallsfreiheit nicht erreicht werden kann, wird die Lebensqualität ganz entscheidend durch die Verträglichkeit der Antiepileptika bestimmt (May et al. 2009). Wie oben bereits erwähnt, ist die Aussicht auf Anfallsfreiheit bei Menschen mit Epilepsie und geistiger Behinderung gegeben, aber eingeschränkt. Häufiger wird man eine Reduktion der Anfallsfrequenz erreichen können. Allerdings bessert z. B. bei einem Patienten mit zahlreichen tonischen Anfällen eine Senkung der Anfallsfrequenz um einen gewissen Prozentsatz nicht zwangs-

Die Verträglichkeit der Medikation beeinflusst ganz entscheidend die Lebensqualität.

161

Adaptierte Erfolgsparameter wie z. B. eine Verringerung der Zahl von Sturzanfällen können sinnvoller sein als die reine Berücksichtigung der Anfallsfrequenz.

läufig die Lebensqualität. Entscheidender sind dann oft adaptierte Erfolgskriterien, z. B. eine Verringerung der Zahl von Sturzanfällen, eine Vermeidung von Verletzungen, ein selteneres Auftreten eines Status epilepticus oder ein Rückgang der Anzahl notfallmäßiger Krankenhauseinweisungen.

9.5 Sicherheit und Verträglichkeit der antiepileptischen Medikation

Menschen mit Epilepsie und geistiger Behinderung können unter antiepileptischer Medikation die gleichen Nebenwirkungen erleiden wie Patienten mit normaler Intelligenz. Diese auf den ersten Blick selbstverständlich erscheinende Feststellung ist deshalb wichtig, weil z. B. kognitive Nebenwirkungen bei Menschen mit ohnehin eingeschränkten kognitiven Fähigkeiten leichter übersehen werden, weil sie beispielsweise der Behinderung oder ihrem Voranschreiten zugeschrieben werden.

Nach eigener klinischer Beobachtung sind Polytherapien bei Menschen mit Intelligenzminderung häufiger als bei anderen Epilepsiepatienten. Dies kann ebenfalls zu Nebenwirkungen beitragen und damit die Lebensqualität verschlechtern. Gründe hierfür können die größere Zahl an therapieresistenten Epilepsien sein, die zur Zugabe eines Medikaments führen, aber auch die Möglichkeit, dass die Zugabe eines Medikaments einfacher ist als das Absetzen eines Medikaments aus der Therapie, das für Angehörige und Mitarbeiter manchmal angstbesetzt ist. Eine wesentliche Aufgabe epileptologischer Behandlung ist es also auch, immer wieder zu überlegen, ob und wie die Anzahl verabreichter Antiepileptika reduziert werden kann.

Zu den Schwierigkeiten, Nebenwirkungen bei Menschen mit Intelligenzminderung festzustellen, wurde oben bereits Stellung genommen. Hier können Hilfsuntersuchungen herangezogen werden, um die Verträglichkeit systematisch zu erfassen. Dabei ist die Bestimmung der Medikamenten-Serumspiegel eine wichtige Untersuchung, die dazu dienen kann, Symptome zu objektivieren bzw. in Beziehung zur Medikation zu setzen.

Therapeutisches Drug-Monitoring kann hohe Medikamenten-Serumspiegel nachweisen und damit Nebenwirkungen durch die Medikation (z. B. Übelkeit) plausibel machen.

Wo immer es möglich ist, sollte die Verträglichkeit der Medikation mit standardisierten Instrumenten im Verlauf erfasst werden. Die Checkliste für abweichendes Verhalten (ABC) hat sich hier zur Erfassung von Verhaltensstörungen im Längsschnitt bewährt (Aman et al. 1985) Die Verlaufskontrolle kognitiver Verträglichkeit kann mit dem EpiTrack® (Lutz und Helmstaedter 2005) oder dem Epitrack Junior® (Helmstaedter et al. 2010) erfolgen, ggf. mit Teilen dieser Instrumente. Hier wird man den Verlauf etwa nach Medikationsänderung oft mit den Rohwerten beurteilen müssen statt einen

Vergleich mit der Altersnorm anzustreben. Auch Verhaltensbeobachtungen, z. B. in der Ergotherapie, können hilfreich sein, um Medikamenteneffekte und Nebenwirkungen zu erfassen.

Unerwünschte Arzneimittelwirkungen spielen sich oft in einem Beziehungsfeld von Eigenschaften des Medikaments und Gegebenheiten der betroffenen Person ab. Dies wurde beispielsweise im Kapitel zu psychischen Begleiterkrankungen bei Menschen mit Epilepsie in Bezug auf das Auftreten von Psychosen unter Antiepileptika festgestellt. Aber auch für somatische Nebenwirkungen kann dies zutreffen. Enzyminduzierende Antiepileptika können das Osteoporose-Risiko verstärken, aber bei Menschen mit Behinderungen kommen häufig Ernährungsprobleme, eine verminderte Sonnenlichtexposition und Bewegungsmangel hinzu (Mayer 2005). Bestimmte Syndrome wie das Down-Syndrom gehen ebenfalls mit einem erhöhten Osteoporose-Risiko einher.

9.6 Spezielle Syndrome

Die Kenntnis einiger Syndrome, die häufig mit einer geistigen Behinderung einhergehen und mit Epilepsie assoziiert sein können, ist wichtig. Empfehlungen zur Diagnostik finden sich in Kasten 9.1. Die Identifikation pathogenetisch entscheidender Bedingungen der Krankheitsentstehung und die Entdeckung spezifisch bei bestimmten Syndromen wirksamer Therapieformen ermöglichen zumindest in Ansätzen (bislang für eine kleine Zahl von Syndromen bzw. Patienten, z. B. im Folgenden den ▶ Tuberöse-Sklerose-Komplex) eine personalisierte Medizin. Im Folgenden werden drei besonders häufige Syndrome und Optionen ihrer Behandlung vorgestellt: Tuberöse-Sklerose-Komplex, Dravet-Syndrom und Lennox-Gastaut-Syndrome.

Kenntnis und Erkennung von Syndromen ermöglichen neue Therapieoptionen.

Anamnese

- Epilepsiebeginn
- Anfallsarten
- Provokationsfaktoren, z. B. Fieber
- Primäre Entwicklungsverzögerung, Stillstand, Rückschritte?
- Familienanamnese: Epilepsie, Behinderungen, Fehlgeburten, …

Neurologisch

- Spastik?
- Muskuläre Hypotonie?
- Paresen?

Kasten 9.1: Untersuchungen zur Syndromdiagnose (Auswahl)

- Ataxie?
- Tremor?

Allgemeinmedizinisch

- Physiognomie, Augenabstand, Ohren, Körperstatur
- Zahnstellung und Zahnschmelz

Haut: Faziale Angiofibrome, Café au lait-Flecken, white spots, …?

- Augenarzt: Augenhintergrund, Katarakt?
- Herzfehler?

psychiatrisch

- Grad der geistigen Behinderung
- Verhaltensauffälligkeiten?
- Aufmerksamkeitsdefizit? Hyperaktivität?

Apparativ

- EEG: Spezielle Muster, z. B. Delta-Muster beim Angelman-Syndrom, generalisierte Slow-spike-wave-Komplexe beim LGS
- MRT: z. B. cortikale Tubera, subependymale Riesenzellastrozytome?

Allgemeine Laboruntersuchungen
genetische Untersuchungen:

- Chromosomenanalyse
- Array-CGH

Panel (adaptiert nach Geschlecht des Patienten, Beginn der Entwicklungs-verzögerung, Anamnese, zunehmend auch Trio-Exom-Analyse usw.)

9.6.1 Tuberöse-Sklerose-Komplex (TSC)

Faziale Angiofibrome (früher Adenoma sebaceum genannt) können als Auf-fälligkeit der Haut zur Diagnose führen. Mittlerweile sind zahlreiche Komor-biditäten bekannt, somatisch insbesondere bestimmte Tumoren (► Hinter-grundinformationen 9), psychisch autistische Züge. Empfehlungen zur Indikationsstellung von Untersuchungen hinsichtlich der genannten Komor-biditäten finden sich auf der Hompage der amerikanischen *Tuberous Sclerosis Alliance* (www.tsalliance.org). Aufgrund der Komplexität der Erkrankung kann eine Behandlung durch ein spezialisiertes TSC-Zentrum sinnvoll sein (www.tsdev.info). Molekulargenetische Untersuchungen auf Mutationen im

TSC1- und TSC2-Gen können die Diagnose stützen. In therapeutischer Hinsicht besteht die wichtigste Entwicklung der letzten Jahre in der Entdeckung, dass das Medikament Everolimus, ein mTOR-Inhibitor die genetisch bedingte Überaktivierung des mTOR-Stoffwechsels hemmt und somit unmittelbar die Pathophysiologie der Erkrankung beeinflusst. Everolimus ist nicht nur zur Behandlung bestimmter Tumore beim TSC geeignet, sondern auch zur Senkung der Anfallsfrequenz. Bei einer multizentrischen, doppelblinden, Placebo-kontrollierten Studie erwies sich Everolimus in zwei Behandlungsarmen (niedriger und hoher Ziel-Serumspiegel) als signifikant überlegen gegenüber Placebo (French et al. 2016). Eine weitere Analyse der Studiendaten hat gezeigt, dass es sinnvoll ist, zunächst eine Serumkonzentration im niedrigeren Bereich anzustreben (5–7 ng/ml) und bei ausbleibendem Erfolg eine höhere Serumkonzentration (5–15 ng/ml) (Franz et al. 2018). Ab dem Alter von sechs Jahren wird eine Anfangsdosis von 5 mg/m^2 Körperoberfläche (KOF) empfohlen, sofern nicht gleichzeitig ein enzyminduzierendes Medikament eingenommen wird, andernfalls 8 mg/m^2 KOF. Aufdosierungsschritte sollten individuell angepasst werden zwischen 1 und 4 mg. Als mögliche Nebenwirkungen von Everolimus sollte man u. a. Stomatitis, Diarrhoe, Fieber, Husten, Pharyngitis sowie Hypercholesterin- und Hypertriglyceridämie kennen. Hier ist ggf. eine Behandlung mit einem Statin indiziert. Trotz des multifokalen Charakters sollte bei medikamentöser Therapieresistenz ein prächirurgisches Monitoring erfolgen. Es wird aber bislang nur bei ungefähr einem Viertel der Betroffenen ein prächirurgisches Monitoring durchgeführt (Hamer et al. 2018), obwohl die Chancen auf Anfallsfreiheit durch einen epilepsiechirurgischen Eingriff hoch sind: Bei Identifikation eines führenden Tubers und adäquater Indikationsstellung führt ein epilepsiechirurgischer Eingriff in gut der Hälfte der Fälle zur Anfallsfreiheit (Jansen et al. 2007).

Eine Multisystemerkrankung mit zahlreichen Facetten

9.6.2 Dravet-Syndrom (DS)

Zur Diagnosestellung ist es wichtig, die typischen Konstellationen – zeitlicher Verlauf, Anfallsarten, Provokationsfaktoren – zu kennen: Das DS ist gekennzeichnet durch einen Beginn im ersten Lebensjahr oder allenfalls den ersten beiden Lebensjahren. Es wird eine Anfallstetrade von frühkindlichen febrilen klonischen Anfällen, Myoklonien, atypischen Absencen und komplex fokalen Anfällen beobachtet. Die Anfälle werden oft durch eine Erhöhung der Körpertemperatur (durch Fieber oder auch bei warmer Außentemperatur) begünstigt. Im Erwachsenenalter dominieren generalisierte tonisch-klonische und tonische Anfälle (Gataullina und Dulac 2017). In therapeutischer Hinsicht wird initial meist Valproinsäure eingesetzt. Die Dosierungen und die Prinzipien der Ein- und Aufdosierung entsprechen denen der Epilepsiebehandlung auch sonst üblichen. Natriumkanalinhibitoren (Carbamazepin, Oxcarbazepin, Lamotrigin und Phenytoin) sollten vermieden werden, da sie zu einer Verschlechterung beitragen können (Guerrini et al. 1998). Topiramat und Stiripentol (bei diesem Cytochrom

P450-Inhibitor muss dann die Valproinsäure-Dosis reduziert werden) werden beim DS eingesetzt. Stiripentol ist zugelassen als Co-Medikation zu Valproinsäure und Clobazam explizit beim Dravet-Syndrom. Dosierungen bei Erwachsenen liegen bei 20–25 mg/kg KG, höher in Kombination mit Enzyminduktoren (May et al. 2012). Fenfluramin erwies sich in einer randomisierten Doppelblind-Studie beim DS als wirksam (Lagae et al. 2020).

9.6.3 Lennox-Gastaut-Syndrom

Die Medikamente Felbamat und Rufinamid sind explizit für das Lennox-Gastaut-Syndrom (LGS) zugelassen. Cannabidiol hat bereits in den USA eine Zulassung für das LGS, und Fenfluramin befindet sich im Stadium der klinischen Prüfung für dieses Syndrom.

Eine schwieriger zu fassede Entität, schwierig zu behandeln, aber mit neuen Therapien am Horizont.

Diese Antiepileptika werden hier deshalb genannt, weil sie spezielle Zulassungen für das LGS haben bzw. diese angestrebt werden. Dennoch werden andere Medikamente ebenfalls, teilweise sogar deutlich häufiger, für dieses Syndrom eingesetzt. Valproinsäure als breit wirksames Medikament, bei dem keine Verschlechterung der Anfallssituation beim LGS zu befürchten ist, wird sehr häufig eingesetzt. Hier gelten selbstverständlich die üblichen Überlegungen zur Teratogenität und den übrigen möglichen Nebenwirkungen dieses Medikaments.

Lamotrigin ist zugelassen für die Behandlung des LGS und häufig effektiv. Topiramat hat ebenfalls neben seinen anderen Indikationen eine Zulassung für das LGS und ist ein potentes Antiepileptikum. Die Dosierungen dieser Medikamente entsprechen den auch sonst eingesetzten. Bei Lamotrigin ist auf die langsamere Aufdosierung in Anwesenheit von Valproinsäure zu achten (Fachinformation). Mögliche kognitive Nebenwirkungen müssen bei Topiramat beachtet werden, ▸ Kap. 4.7. Auch Clobazam ist wirksam beim LGS. Während dieses Medikament z. B. in den USA sehr häufig auch in der Dauertherapie gegeben wird, ist dies in Europa deutlich seltener. Befürchtet wird eine Gewöhnung und damit einhergehend ein Wirkverlust unter Dauertherapie mit Clobazam. Levetiracetam hat keine explizite Zulassung für das LGS, wird aber häufig eingesetzt aufgrund seiner breiten Wirksamkeit. Das Gleiche gilt für Zonisamid, Perampanel, Phenobarbital, Ethosuximid. Verschlechterungen der Sturzanfälle werden bei Carbamazepin, Oxcarbazepin, Eslicarbazepinacetat und Phenytoin gesehen. In einem internationalen Konsensartikel wird ein Behandlungsalgorithmus genannt, nach dem zunächst Valproinsäure eingesetzt werden soll, dann ggf. zusätzlich Lamotrigin, als 3. Medikament Rufinamid (möglichst mit Absetzen eines der beiden erst genannten Medikamente), dann Topiramat oder Clobazam oder Felbamat (Cross et al. 2017). Ketogene Diät und verschiedene chirurgische Techniken, insbesondere die Kallosotomie gegen atonische Sturzanfälle, werden ebenfalls genannt. Einschränkend ist zu dem Behandlungsalgorithmus anzumerken, dass er die Medikamente ohne spezielle Zulassung für das LGS, wie z. B. Levetiracetam, Zonisamid, Perampanel, lediglich in zweiter Linie berücksichtigt.

9.7 Nichtmedikamentöse Therapien und institutionelle Aspekte

Neben medikamentöser und epilepsiechirurgischer Therapie sind nichtmedikamentöse Behandlung und soziale Hilfen essenziell für die Betreuung von Menschen mit Epilepsie und Intelligenzminderung. Physiotherapie, Ergotherapie, Logopädie (zur Behandlung von Sprach- und Sprechstörungen sowie Schluckstörungen, ggf. Versorgung mit Sprachassistenzsystemen) und Sozialarbeit (z. B. Hilfe bei der Beantragung eines Schwerbehindertenausweises, Eingliederung in eine Werkstatt für Menschen mit Behinderung, Verselbstständigung vom Elternhaus und Unterstützung bei der Beantragung einer gesetzlichen Betreuung) können sinnvoll sein. Psychotherapeutische Unterstützung ist oft sowohl für die Patienten als auch für ihre Familienangehörigen wichtig. Bei Patienten mit leichter oder auch mittelgradiger Intelligenzminderung sollten Patientenschulung und Anleitung zum Krankheitsselbstmanagement nicht vergessen werden. Zu dem letzten Punkt sei auf das psychoedukative Programm Epilepsie (PEPE) verwiesen, das von Bernd Huber et al. (Stiftungsbereich Bethel.regional) entwickelt wurde (http://www.bethel-regional.de/psycho-edukatives-programm-epilepsie.html). Bei diesem Programm geht es um Wissensvermittlung, Hilfe zum adäquaten Umgang mit der Erkrankung, psychologische Bewältigung der Erkrankung, Unterstützung eines positiven Selbstkonzeptes und Förderung von Adhärenz und Selbstmanagement. Eine Übersicht über verschiedene Schulungsmaßnahmen im englischen Sprachraum (auch das PEPE-Programm wurde ins Englische übersetzt) hat ergeben, dass Selbstmanagement-Interventionen bei Menschen mit Epilepsie und geistiger Behinderung durchführbar sind und das krankheitsbezogene Wissen, die Anfallsfrequenz und die Lebensqualität verbessern können (Dannenberg et al. 2016). Im Hinblick auf das Risiko eines SUDEP kann die Versorgung mit Anfallswarngeräten bei nächtlichen generalisierten tonisch-klonischen Anfällen sinnvoll sein. Es muss dann ein Konzept geschaffen werden, das gewährleistet, dass durch das Gerät Betreuungspersonen alarmiert werden, die sich um den Betroffenen kümmern, auf Atmung und Herzfrequenz achten und bei einem Status epilepticus entsprechend eingreifen (Ryvlin et al. 2013).

> Nichtmedikamentöse Therapien sind nicht alternativ, sondern komplementär zur antiepileptischen Medikation zu sehen.

Bei therapieresistenten Sturzanfällen sollte eine Versorgung mittels Anfallsschutzhelm erwogen werden. Um die Schutzwirkung des Helmes sicherzustellen, soll ein erfahrenes Sanitätshaus beauftragt und ein geeignetes Helmmaterial gewählt werden. Ein Anfallshelm kann auch heute noch stigmatisierend wirken. Die Akzeptanz von Seiten des Patienten kann gefördert werden durch eine entsprechende Farbauswahl und die Wahl des Modells. Gegebenenfalls müssen hier Kompromisse geschlossen werden zwischen einem optimalen Schutz und der Akzeptanz des Helms. Besonderheiten wie Kinnschutz, Gesichtsschutz oder Stirnwulst sollen berücksichtigt werden. Sportliche Betätigung in dem Rahmen, der durch die Behinderung gesteckt wird, ist auch bei Menschen mit Epilepsie und geistiger Behinderung wichtig und sinnvoll, dient der allgemeinen Fitness, ggf. auch der Osteoporose-Prophylaxe und der Verbesserung der Lebensqualität. Empfehlungen zu geeigneten Sportarten sowie zur Verordnung einer Sporttherapie wurden publiziert (Dröge et al. 2011).

Epilepsiechirurgische Optionen erweitern auch bei Menschen mit geistiger Behinderung das Behandlungsspektrum. Bei Nachweis einer ätiologisch relevanten Läsion im MRT (z. B. einer fokalen kortikalen Dysplasie) kann bei adäquater Indikationsstellung bei den häufig pharmakoresistenten Epilepsien durch einen epilepsiechirurgischen Eingriff Anfallsfreiheit in einem deutlich höheren Prozentsatz erreicht werden als durch eine weitere medikamentöse Umstellung. Bei therapieresistenten Sturzanfällen sollte an eine Kallosotomie gedacht werden.

Aktuell entstehen zahlreiche medizinische Zentren für Erwachsene mit Behinderung (MZEB), die eine ambulante, multiprofessionelle, spezialisierte Behandlung bieten. Diese Entwicklung verbessert die wohnortnahe Versorgung von Menschen mit geistiger Behinderung. Stationäre Behandlungen in spezialisierten Zentren bleiben dabei unverzichtbar. Zu Indikationen siehe Kasten 9.2.

Kasten 9.2: Indikationen zur stationären Behandlung in einem Epilepsiezentrum

Diagnosesicherung

- Anfallsbeobachtung, z. B. im Videozimmer
- Video-EEG-Monitoring
- Untersuchungen in Sedierung oder Narkose

Medikamentöse Umstellung

- Schnellere Änderungen im Vergleich zur ambulanten Behandlung
- Monitoring der Verträglichkeit durch Fachpersonal
- Reduktionen des »drug-load« bei Polytherapie
- Absetzen von Phenobarbital, Kaliumbromid, Benzodiazepinen etc.

Komplexe psychosoziale Konstellationen

- Verselbständigung

Beratung bei Berufswahl (Berufsbildungswerke, Eingliederung in eine Werkstatt für Menschen mit Behinderung)
Psychologisch-psychiatrische Diagnostik und Therapie

9.8   Psychogene nichtepileptische Anfälle

Auch bei Menschen mit geistiger Behinderung können psychogene nicht-epileptische Anfälle auftreten. Häufig handelt es sich um eine Komorbidität bei Epilepsie. Die diagnostischen Merkmale unterscheiden sich im Wesentlichen nicht von denen bei Menschen ohne Intelligenzminderung. Hier sei auf das entsprechende Buchkapitel verwiesen. Die Behandlung besteht oft nicht in einer »klassischen« Psychotherapie, z. B. Verhaltenstherapie, sondern es sollte unter Einbeziehung psychologischer bzw. psychotherapeutischer Fachkompetenz versucht werden, anfallsauslösende Umstände zu analysieren und möglichst zu minimieren. Dies können ein Verlust vertrauter Bezugspersonen sein, Überforderung bei der Arbeit, laute Mitbewohner und vieles mehr. Ein adaptierter verhaltenstherapeutischer und ein soziotherapeutisch-pädagogischer Umgang ist dabei wichtig. Teilweise ist eine Anpassung der Lebensumstände (z. B. Teilzeittätigkeit in der Werkstatt zur Vermeidung von Überforderung) hilfreich. Von entscheidender Bedeutung ist die eindeutige Diagnosestellung und die Information von Bezugspersonen, also Angehörigen oder Mitarbeitern einer betreuenden Einrichtung, über die Diagnose und den Umgang mit psychogenen nichtepileptischen Anfällen. Dies vermittelt Sicherheit, reduziert Konflikte im Lebensumfeld und verhindert eine unangemessene medikamentöse Therapie.

Hintergrundinformationen 9

Einführung

Eine Intelligenzminderung ist nach ICD-10 ein Zustand von verzögerter oder unvollständiger Entwicklung der geistigen Fähigkeiten (World Health Organization 2016). Abzugrenzen ist davon die erworbene Hirnschädigung. Der Intelligenzquotient (IQ) liegt dabei mindestens zwei Standardabweichungen unter dem Durchschnitt. Von einer leichten Intelligenzminderung spricht man, wenn der IQ zwischen 50 und 69 liegt, von einer mittelgradigen bei einem IQ von 35–49, von einer schweren bei IQ 20–34 und von einer schwersten bei IQ < 20. In diesem Text wird der Begriff der Intelligenzminderung synonym mit dem der geistigen Behinderung gebraucht. Früher wurde häufig die Bezeichnung »Mentale Retardierung« verwendet, auch die Begriffe Intelligenzminderung und in neuerer Zeit Intelligenz- und Entwicklungsstörung (Intellectual and Developmental Disability) werden verwendet. Neben einer Verfeinerung der Begrifflichkeit spielt auch das Bestreben eine Rolle, diskriminierende Bezeichnungen zu vermeiden.

Die Prävalenz von Epilepsien in der allgemeinen Bevölkerung liegt zwischen 0,5 und 1 %, die Prävalenz von geistiger Behinderung bei 3 %. Zur Prävalenz von Epilepsie bei geistiger Behinderung siehe Abbildung

> Die Prävalenz von Epilepsien ist hoch unter Menschen mit geistiger Behinderung.

9.1 (Lhatoo und Sander 2001). Über alle Schweregrade hinweg haben um 22 % der Menschen mit geistiger Behinderung eine Epilepsie (Robertson et al. 2015). Auch die Komplexität der Behinderung hat eine Bedeutung für die Epilepsieprävalenz. 13 % der Menschen mit Zerebralparese haben eine Epilepsie, 25 % der Personen mit Autismus, 26 % bei mentaler Retardierung und 40 %, wenn die Kombination von Zerebralparese und mentaler Retardierung vorliegt (McDermott et al. 2005).

Abb. 9.1:
Prävalenz von Epilepsie bei geistiger Behinderung (nach Lhatoo und Sander 2001)

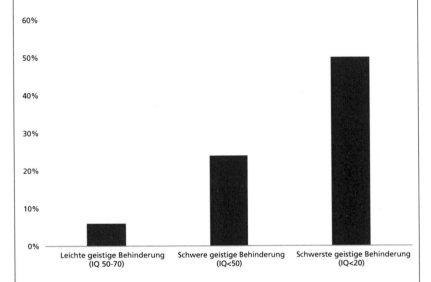

Anfallsfreiheit ist auch für Menschen mit Epilepsie und Intelligenzminderung erreichbar, aber die Aussichten sind eingeschränkt gegenüber der Gesamtgruppe von Menschen mit Epilepsie. Unter 675 Personen mit Epilepsie in Wohneinrichtungen des Epilepsie-Zentrums Bethel waren bei einer Querschnittsuntersuchung 36 % anfallsfrei (Huber et al. 2005). Auch hier ließ sich wiederum ein Zusammenhang zwischen Schweregrad der Intelligenzminderung und der Prognose feststellen (▶ Abb. 9.2). Möglicherweise lassen sich diese Zahlen nicht auf die Gesamtheit von Menschen mit Epilepsie und geistiger Behinderung übertragen. Es ist durchaus vorstellbar, dass Menschen, die in einem Langzeit-Wohnbereich leben, schwerere Epilepsieverläufe aufweisen. Die Mortalität ist unter Menschen mit Epilepsie erhöht gegenüber der allgemeinen Bevölkerung. Dies gilt insbesondere für Menschen mit geistiger Behinderung. Je nach Studie wurde hier eine Standardisierte Mortalitäts-Ratio zwischen 7 und 50 gefunden (Forsgren et al. 2005). Pneumonien und plötzlicher unerwarteter Tod bei Epilepsie (SUDEP) werden als Todesursachen genannt. Unter den existierenden Studien zu Risikofaktoren eines SUDEP wurde nur bei einem Teil erfasst, ob es sich um Menschen mit Intelligenzminderung handelte. Bei gut der Hälfte dieser Studien wurde eine Intelligenzminderung als Risikofaktor identifiziert. Nach keiner der

Studien war eine Intelligenzminderung ein protektiver Faktor im Hinblick auf einen SUDEP (Young et al. 2015). Beim Dravet-Syndrom ist das SUDEP-Risiko besonders hoch (Gataullina und Dulac 2017). Generell hat die Lebenserwartung von Menschen mit geistiger Behinderung in den letzten Jahren zugenommen und entspricht bei Personen mit leichter Intelligenzminderung mittlerweile ungefähr dem Anteil in der allgemeinen Bevölkerung (Haveman et al. 2011). Daraus ergeben sich neue Konstellationen in der Epilepsiebehandlung, z. B. im Hinblick auf epileptische Anfälle bei Menschen mit Down-Syndrom und Demenz vom Alzheimertyp.

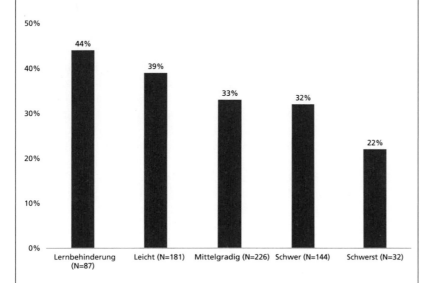

Abb. 9.2: Anfallsfreiheitschance in Prozent in Abhängigkeit vom Grad der geistigen Behinderung (nach Huber et al. 2005)

Medikamentöse Behandlung: Studienlage

Zu Recht bestehen gesetzliche Hürden im Hinblick auf die Einbeziehung nicht einwilligungsfähiger Personen in klinische Prüfungen (Studien) mit noch nicht zugelassenen Arzneimitteln. Dies bedeutet aber im Umkehrschluss, dass in aller Regel bei der Zulassung eines Antiepileptikums keine Informationen darüber vorliegen, ob dieses Medikament in der Gruppe von Menschen mit geistiger Behinderung genauso wirksam und verträglich ist wie in der Studienpopulation. Nach einem aktuellen Cochrane-Review zu pharmakologischen Interventionen bei Menschen mit Epilepsie und Intelligenzminderung gibt es 14 randomisierte kontrollierte Studien zu diesem Thema mit insgesamt 1.116 Studienteilnehmern. Dies ist über alle Studien betrachtet eine Teilnehmerzahl, wie sie durchaus bei einer einzigen Zulassungsstudie eines Antiepileptikums erreicht werden kann. Problematischer als die reine Anzahl an Probanden ist die Studienqualität. Lediglich vier Studien berichteten Daten zur Anfallsfreiheit, acht zur Anfallsfrequenz, acht zur Responderrate und nur drei Studien berichteten Daten zur Auswirkung des Medikaments auf das Verhalten. Keine Studie erwähnte Daten zum kognitiven Outcome. Insgesamt wurden moderate Reduktionen der Anfallsfrequenz in diesen Studien gesehen. Die Autoren kommen zu der Schlussfolgerung, dass Antiepileptika die Anfallsfrequenz auch bei Menschen mit refraktärer Epilepsie und Intelligenzminderung senken. Unerwünschte Arzneimittelwirkungen waren ähnlich wie in der allgemeinen Population mit Epilepsie (Jackson et al. 2015).

Die Therapie mit Antiepileptika richtet sich im Prinzip nach den gleichen Prinzipien wie bei Menschen mit Epilepsie ohne Intelligenzminderung. Die Prognose auf Anfallsfreiheit ist eingeschränkt, aber Anfallsfreiheit, eine Besserung der Anfallssituation oder adaptierter Erfolgsparameter ist erreichbar. Diese Einschätzung wird auch reflektiert durch zahlreiche offene Nachbeobachtungen zu unterschiedlichen Antiepileptika aus verschiedenen Zentren, die Menschen mit Epilepsie und geistiger Behinderung behandeln (Andres et al. 2017; Andres et al. 2018; Huber et al. 2008; Huber et al. 2004). Adaptierte Erfolgsparameter, z. B. eine Verringerung von Sturzanfällen, Vorstellungen in der Notaufnahme und Krankenhauseinweisungen, sind oft wichtiger als reine Veränderungen der Anfallsfrequenz. Solche Erfolgsparameter wurden beispielsweise in einer Registerstudie zum Einsatz von Rufinamid und anderen Medikamenten beim LGS verwendet (Nikanorova et al. 2017). Allerdings ließ sich bei dieser Registerstudie bei Patienten mit einem Syndrom, das durch besondere Therapieresistenz gekennzeichnet ist, keine wesentliche Besserung dieser Outcome-Parameter verzeichnen.

Verträglichkeit der AED

Manche unerwünschten Arzneimittelwirkungen treten unter Menschen mit Intelligenzminderung häufiger auf, z. B. Verhaltensstörungen unter Levetiracetam. In einer Vergleichsstudie zum Einsatz dieses Medikaments bei erwachsenen Patienten mit und ohne Lernschwierigkeiten wurden bei 23 % der Patienten mit Lernbehinderung Verhaltensstörungen unter Levetiracetam festgestellt im Gegensatz zu 10 % in der Gruppe ohne Lernschwierigkeiten (Brodtkorb et al. 2004). In einem vor wenigen Jahren erstellten Konsensus-Papier wurden elf Gebiete identifiziert, die nach Ansicht der Autoren besonders im Fokus von Leitlinien für geistig behinderte Menschen mit Epilepsie stehen sollten. Drei dieser Felder bezogen sich auf die Erfassung von Nebenwirkungen, insbesondere verhaltensbezogene (Kerr et al. 2009).

Generell scheinen Menschen mit Intelligenzminderung empfindlicher gegenüber Nebenwirkungen antiepileptischer Medikation zu sein, besonders in Bezug auf verhaltensbezogene Nebenwirkungen. So wurden bei 216 Kindern und Jugendlichen mit Epilepsie unerwünschte Ereignisse im Behandlungsverlauf untersucht. Unter diesen Personen hatten

67 eine Intelligenzminderung. In dieser Gruppe fanden sich bei 28 % der Patienten verhaltensbezogene Nebenwirkungen im Vergleich zu 6 % in der Gruppe ohne Intelligenzminderung (Harbord 2000).

In einer eigenen Untersuchung zu kognitiven Nebeneffekten von Topiramat konnten wir folgendes feststellen: Menschen mit leichter oder mittelgradiger Intelligenz können durchaus einer – wenn auch meist eingeschränkten – neuropsychologischen Untersuchung zugänglich sein und prinzipiell die gleichen kognitiven Nebenwirkungen erleiden, die bei Topiramat bekannt sind (Brandt et al. 2015).

Spezielle Syndrome

Tuberöse-Sklerose-Komplex

Der Tuberöse-Sklerose-Komplex (TSC) ist eine genetisch bedingte Multisystemerkrankung mit verschiedenen Organmanifestationen (Curatolo 2015). Diese betreffen auf der Ebene von Intelligenz und Verhalten eine geistige Behinderung, Autismus, Epilepsie und das soziale Verhalten. Wichtige somatische Komorbiditäten sind kardiale Rhabdomyome, subependymale Riesenzellastrozytome, renale Angiomyolipome, eine pulmonale Lymphangioleiomyomatose (Thiele et al. 2014), Schilddrüsenknoten (Auladell et al. 2015), eine fibröse Knochendysplasie (Li et al. 2015) und Zahnschmelzprobleme (Purwar et al. 2016). Pathophysiologisch wurde der mTOR-Signalweg identifiziert. Kortikale Tubera haben der Erkrankung den Namen gegeben, aber die Erkenntnis, dass es sich um eine Multisystemerkrankung handelt, hat letztlich zur Bezeichnung »Tuberöse-Sklerose-Komplex« geführt. Als genetische Korrelate wurden Mutationen im TSC1- und TSC2-Gen gefunden.

Dravet-Syndrom

Es wird ein Stadium mit fiebergebundenen Anfällen bis zum Alter von zwölf Monaten, ein Stadium der Verschlechterung zwischen ein und fünf Jahren und danach ein Stabilisationsstadium unterschieden. Dieser Ausdruck bedeutet allerdings nicht, dass man mit Anfallsfreiheit rechnen könnte. Diese wird selten erreicht.

Beim ersten Auftreten von Anfällen beim Dravet-Syndrom wird im Alltag noch keine Entwicklungsverzögerung festgestellt. Diese beginnt in der Regel mit dem 2. Lebensjahr, ebenso können Bewegungsstörungen auftreten. Der plötzliche unerwartete Tod bei Epilepsie (SUDEP) tritt beim DS häufiger als bei anderen Epilepsiesyndromen auf. Nach einer aktuellen Arbeit beträgt die syndromspezifische Mortalitätsrate 15,84/1.000 Personenjahre, die entsprechende SUDEP-Rate 9,32/1.000 Personenjahre. Diese muss in Beziehung gesetzt werden zur SUDEP-Rate von 5,1/1.000 Personenjahre bei Erwachsenen mit therapieresistenter Epilepsie (Cooper et al. 2016). Während in dieser Arbeit SUDEP ganz überwiegend bei Kindern und Jugendlichen gesehen wurde, werden anderorts zwei Altersgipfel genannt, nämlich zwischen ein und drei und dann jenseits von 18 Lebensjahren (Gataullina und Dulac 2017).

Beim Dravet-Syndrom werden hauptsächlich Genmutationen im SCN1A-Gen gefunden, aber auch, insbesondere bei schweren Verlaufsformen, kombiniert mit SCN2A- und SCN3A-Deletionen. Seltener sind die Gene SCN1B, GABRG2 oder SCN2A betroffen. In 10–20 % der Fälle bleibt die genetische Ursache unklar.

Lennox-Gastaut-Syndrom (LGS)

Das LGS ist im Gegensatz zu den vorgenannten Syndromen eine schwieriger zu fassende Entität. Es handelt sich nicht um ein einheitliches Krankheitsbild, vielmehr gibt es unterschiedliche Diagnosekriterien. Auch gibt es keine bekannte ursächliche Genmutation. Eine Zeit lang schien sogar umstritten, ob das LGS tatsächlich existiert. In den letzten Jahren ist die Diagnose wieder häufiger anzutreffen. Eine Expertengruppe einigte sich aktuell auf folgende Definition: Erforderlich sind multiple Anfallstypen einschließlich tonischer oder atonischer Anfälle oder Absencen, wobei die tonischen Anfälle vorwiegend während der Nacht auftreten sollten. Außerdem ist das Vorliegen eines pathologischen EEGs erforderlich, insbesondere ein interiktuales Muster generalisierter Slow-Spike-Wave-Komplexe, die im Wachen auftreten (Cross et al. 2017).

Es wird in dem Konsenspapier festgehalten, dass andere Gruppen zusätzliche EEG-Marker für die Diagnose verlangen, z. B. paroxysmale schnelle Rhythmen von 10–20 Hz im Schlaf. Außerdem ist in der genannten aktuellen Definition nicht die Intelligenzminderung enthalten. Als Begründung wird angegeben, dass diese zu Beginn der Erkrankung nicht zwangsläufig vorliegt. Fokale Anfälle können beim LGS ebenfalls auftreten. In dieser Hinsicht trägt die aktuelle ILAE-Klassifikation der Syndrome der Tatsache Rechnung, die das LGS unter die kombinierten generalisierten und fokalen Epilepsiearten einordnet (Scheffer et al. 2017).

Felbamat wurde in den 1990er Jahren zugelassen, und es wurden große Hoffnungen in das Medikament gesetzt. Aufgrund von aplastischen Anämien und Leberversagen, teilweise mit tödlichem Verlauf, wurde der Einsatz des Medikaments mit strengen Auflagen versehen. Studiendaten zu Rufinamid zeigen beim LGS eine im Vergleich zu Placebo signifikante Abnahme der Anfallsfrequenz, insbesondere der Frequenz von Sturzanfällen (Glauser et al. 2008). Wesentliche Nebenwirkungen sind Müdigkeit, Erbrechen, Appetitverlust mit resultierender Gewichtsabnahme

Cannabidiol führte in einer aktuellen Studie bei Kindern und Erwachsenen mit LGS in der Zusatztherapie in Dosierungen von 10 und 20 mg Cannabidiol pro Kilogramm Körpergewicht zu einer größeren Reduktion der Frequenz von Sturzanfällen als Placebo (Devinsky et al. 2018). In einer Studie zum Einsatz von Clobazam bei LGS wird trotz der weit verbreiteten Befürchtungen eins Wirkverlustes eine mehrjährig anhaltende mediane Reduktion der Anfallsfrequenz berichtet (Conry et al. 2014), ältere Quellen berichten von einem Auftreten einer Toleranz bei ca. 30 % der Patienten (Munn und Farrell 1993).

Institutionelle Aspekte

Aktuell konnte gezeigt werden, dass eine stationäre Krankenhausbehandlung in einem Epilepsiezentrum zu einer Besserung der Anfallsfrequenz führen kann. Bei dieser Untersuchung am Epilepsie-Zentrum Bethel wurde eine modifizierte Glasgow-Epilepsy-Outcome-Scale verwendet (Espie et al. 2003). Hier werden die Sorgen von Angehörigen und Betreuungspersonen als Surrogat-Parameter für die Lebensqualität der Betroffenen herangezogen. Es zeigten sich bei der Behandlungsgruppe signifikante Verbesserungen der anfallsbezogenen Ängste, der Sorgen bezüglich Verletzungen und Risiken, der medizinischen Behandlung und diagnostischer Angelegenheiten. Auch im Bereich der generellen Lebensqualität, der Wirksamkeit der Antiepileptika und der Verträglichkeit der Antiepileptika wurde eine Verringerung der Sorgen festgestellt. Lediglich im Bereich der sozialen Auswirkungen der Erkrankung fand sich keine signifikante Besserung gegenüber einer Kontrollgruppe (Brandt, in Vorbereitung).

Zusammenfassung

Ein schonendes Herangehen an pharmakotherapeutische Änderungen (vorsichtige Ein- und Aufdosierung unter Berücksichtigung von Nebenwirkungen und ihrer Erfassung) ist sinnvoll. In den letzten Jahren ergeben sich, gerade bei genetisch bedingten Syndromen, die mit Epilepsie und Intelligenzminderung einhergehen können, Ansätze einer personalisierten Medizin. Hier sind insbesondere der Tuberöse Sklerose-Komplex und das Dravet-Syndrom zu nennen. Eine chirurgische Epilepsiebehandlung (resektiv, Kallosotomie) ist nicht ausgeschlossen. Gerade bei Menschen mit Epilepsie und geistiger Behinderung ist eine ganzheitliche Herangehensweise inklusive sozialer Hilfen, Hilfsmittelversorgung und psychologischer bzw. psychotherapeutischer Begleitung für Patienten und Angehörige wichtig.

Literatur

Aman MG, Singh NN, Stewart AW, Field CJ (1985) The aberrant behavior checklist: a behavior rating scale for the assessment of treatment effects. Am J Ment Defic 89(5), 485-491.
Andres E, Kerling F, Hamer H, Kasper B, Winterholler M (2017) Behavioural changes in patients with intellectual disability treated with perampanel. Acta Neurol Scand 136(6), 645-653.

Andres E, Kerling F, Hamer H, Winterholler M (2018) Behavioural changes in patients with intellectual disability treated with brivaracetam. Acta Neurol Scand.

Auladell M, Boronat S, Barber I, Thiele EA (2015) Thyroid nodules on chest CT of patients with tuberous sclerosis complex. Am J Med Genet A 167A(12), 2992-2997.

Brandt C, Lahr D, May TW (2015) Cognitive adverse events of topiramate in patients with epilepsy and intellectual disability. Epilepsy Behav 45, 261-264.

Brodtkorb E, Klees TM, Nakken KO, Lossius R, Johannessen SI (2004) Levetiracetam in adult patients with and without learning disability: focus on behavioral adverse effects. Epilepsy Behav 5(2), 231-235.

Conry JA, Ng YT, Kernitsky L, Mitchell WG, Veidemanis R, Drummond R, Isojarvi J, Lee D, Paolicchi JM, Investigators OVS (2014) Stable dosages of clobazam for Lennox-Gastaut syndrome are associated with sustained drop-seizure and total-seizure improvements over 3 years. Epilepsia 55(4), 558-567.

Cooper MS, McIntosh A, Crompton DE, McMahon JM, Schneider A, Farrell K, Ganesan V, Gill D, Kivity S, Lerman-Sagie T, McLellan A, Pelekanos J, Ramesh V, Sadleir L, Wirrell E, Scheffer IE (2016) Mortality in Dravet syndrome. Epilepsy Res 128, 43-47.

Cross JH, Auvin S, Falip M, Striano P, Arzimanoglou A (2017) Expert Opinion on the Management of Lennox-Gastaut Syndrome: Treatment Algorithms and Practical Considerations. Front Neurol 8, 505.

Curatolo P (2015) Mechanistic target of rapamycin (mTOR) in tuberous sclerosis complex-associated epilepsy. Pediatr Neurol 52(3), 281-289.

Dannenberg M, Mengoni SE, Gates B, Durand MA (2016) Self-management interventions for epilepsy in people with intellectual disabilities: A scoping review. Seizure 41, 16-25.

Devinsky O, Patel AD, Cross JH, Villanueva V, Wirrell EC, Privitera M, Greenwood SM, Roberts C, Checketts D, VanLandingham KE, Zuberi SM, Group GS (2018) Effect of Cannabidiol on Drop Seizures in the Lennox-Gastaut Syndrome. N Engl J Med 378(20), 1888-1897.

Dröge C, Thorbecke R, Brandt C (2011) Sport bei Epilepsie. Hamburg: Stiftung Michael.

Espie CA, Watkins J, Duncan R, Sterrick M, McDonach E, Espie E, McGarvey C (2003) Perspectives on epilepsy in people with intellectual disabilities: comparison of family carer, staff carer and clinician score profiles on the Glasgow Epilepsy Outcome Scale (GEOS). Seizure 12(4), 195-202.

Forsgren L, Hauser WA, Olafsson E, Sander JW, Sillanpaa M, Tomson T (2005) Mortality of epilepsy in developed countries: a review. Epilepsia 46 Suppl 11, 18-27.

Franz DN, Lawson JA, Yapici Z, Brandt C, Kohrman MH, Wong M, Milh M, Wiemer-Kruel A, Voi M, Coello N, Cheung W, Grosch K, French JA (2018) Everolimus dosing recommendations for tuberous sclerosis complex-associated refractory seizures. Epilepsia 59(6), 1188-1197.

French JA, Lawson JA, Yapici Z, Ikeda H, Polster T, Nabbout R, Curatolo P, de Vries PJ, Dlugos DJ, Berkowitz N, Voi M, Peyrard S, Pelov D, Franz DN (2016) Adjunctive everolimus therapy for treatment-resistant focal-onset seizures associated with tuberous sclerosis (EXIST-3): a phase 3, randomised, double-blind, placebo-controlled study. Lancet 388(10056), 2153-2163.

Gataullina S, Dulac O (2017) From genotype to phenotype in Dravet disease. Seizure 44, 58-64.

Glauser T, Kluger G, Sachdeo R, Krauss G, Perdomo C, Arroyo S (2008) Rufinamide for generalized seizures associated with Lennox-Gastaut syndrome. Neurology 70(21), 1950-1958.

Guerrini R, Dravet C, Genton P, Belmonte A, Kaminska A, Dulac O (1998) Lamotrigine and seizure aggravation in severe myoclonic epilepsy. Epilepsia 39:508-512.

Hamer HM, Pfafflin M, Baier H, Bosebeck F, Franz M, Holtkamp M, Kurlemann G, May TW, Mayer T, Metzner M, Steinhoff BJ, Stodieck S, Straub HB, Weber YG,

Brandt C (2018) Characteristics and healthcare situation of adult patients with tuberous sclerosis complex in German epilepsy centers. Epilepsy Behav 82, 64-67.

Harbord MG (2000) Significant anticonvulsant side-effects in children and adolescents. J Clin Neurosci 7(3), 213-216.

Haveman M, Perry J, Salvador-Carulla L, Walsh PN, Kerr M, Van Schrojenstein Lantman-de Valk H, Van Hove G, Berger DM, Azema B, Buono S, Cara AC, Germanavicius A, Linehan C, Maatta T, Tossebro J, Weber G (2011) Ageing and health status in adults with intellectual disabilities: results of the European POMONA II study. J Intellect Dev Disabil 36(1), 49-60.

Helmstaedter C, Schoof K, Rossmann T, Reuner G, Karlmeier A, Kurlemann G (2010) Introduction and first validation of EpiTrack Junior, a screening tool for the assessment of cognitive side effects of antiepileptic medication on attention and executive functions in children and adolescents with epilepsy. Epilepsy Behav 19(1), 55-64.

Huber B, Bocchicchio M, Feuerbaum E, May T, Meinert T, Robertson E, Schorlemmer H, Wagner W, Wilking E, Seidel M (2008) Efficacy and tolerability of pregabalin in patients with difficult-to-treat epilepsy and intellectual disability. Epilepsy Behav 13(2), 397-401.

Huber B, BÖMmel W, Hauser I, Horstmann V, Liem S, May TH, Meinert T, Robertson E, Schulz L, Seidel M, Tomka-Hoffmeister M, Wagner W (2004) Efficacy and tolerability of levetiracetam in patients with therapy-resistant epilepsy and learning disabilities. Seizure 13(3), 168-175.

Huber B, Hauser I, Horstmann V, Jokeit G, Liem S, Meinert T, Robertson E, Schorlemmer H, Wagner W, Seidel M (2005) Seizure freedom with different therapeutic regimens in intellectually disabled epileptic patients. Seizure 14(6), 381-386.

Jackson CF, Makin SM, Marson AG, Kerr M (2015) Pharmacological interventions for epilepsy in people with intellectual disabilities. Cochrane Database Syst Rev(9), CD005399.

Jansen FE, van Huffelen AC, Algra A, van Nieuwenhuizen O (2007) Epilepsy surgery in tuberous sclerosis: a systematic review. Epilepsia 48:1477-1484.

Kerr M, Scheepers M, Arvio M, Beavis J, Brandt C, Brown S, Huber B, Iivanainen M, Louisse AC, Martin P, Marson AG, Prasher V, Singh BK, Veendrick M, Wallace RA (2009) Consensus guidelines into the management of epilepsy in adults with an intellectual disability. J Intellect Disabil Res 53(8), 687-694.

Lagae L, Sullivan J, Knupp K, Laux L, Polster T, Nikanorova M, Devinsky O, Cross JH, Guerrini R, Talwar D, Miller I, Farfel G, Galer BS, Gammaitoni A, Mistry A, Morrison G, Lock M, Agarwal A, Lai WW, Ceulemans B (2020) Fenfluramine hydrochloride for the treatment of seizures in Dravet syndrome: a randomised, double-blind, placebo-controlled trial. Lancet 394(10216), 2243-2254.

Lhatoo SD, Sander JW (2001) The epidemiology of epilepsy and learning disability. Epilepsia 42 Suppl 1, 6-9; discussion 19-20.

Li P, Boronat S, Geffrey Alexandra L, Barber I, Grottkau Brian E, Thiele Elizabeth A (2015) Rib and vertebral bone fibrous dysplasia in a child with tuberous sclerosis complex. American Journal of Medical Genetics Part A 167(11), 2755-2757.

Lutz MT, Helmstaedter C (2005) EpiTrack: tracking cognitive side effects of medication on attention and executive functions in patients with epilepsy. Epilepsy Behav 7(4), 708-714.

May T, Brandt C, Kassel J. (2009) Evaluation of a self-report questionnaire for the assessment of adverse effects of antiepileptic drugs. Epilepsia 50(4), 104.

May TW, Boor R, Mayer T, Jurgens U, Rambeck B, Holert N, Korn-Merker E, Brandt C (2012) Concentrations of stiripentol in children and adults with epilepsy: the influence of dose, age, and comedication. Ther Drug Monit 34(4), 390-397.

Mayer T (2005) Besondere Bedeutung von Knochenstoffwechselstörungen bei mehr-fach–behinderten Menschen mit Epilepsie. Zeitschrift für Epileptologie 18(3), 178-183.

McDermott S, Moran R, Platt T, Wood H, Isaac T, Dasari S (2005) Prevalence of epilepsy in adults with mental retardation and related disabilities in primary care. Am J Ment Retard 110(1), 48-56.

Munn R, Farrell K (1993) Open study of clobazam in refractory epilepsy. Pediatr Neurol 9(6), 465-469.

Nikanorova M, Brandt C, Auvin S, McMurray R (2017) Real-world data on rufinamide treatment in patients with Lennox-Gastaut syndrome: Results from a European noninterventional registry study. Epilepsy Behav 76, 63-70.

Ottenottebrock H, Brandt C (2012) Verhaltensauffällige Reaktionen: Den Krankenhausaufenthalt gestalten. CNE.fortbildung(1), 11-12.

Purwar P, Sareen S, Sheel V, Gupta A, Ansari U, Becharbhai PU, Dixit M, Bhargava A, Yadav RR, Bansal U, Dixit J (2016) Gingival Overgrowth Leading to the Diagnosis of Familial Tuberous Sclerosis Complex. Case Rep Dent 2016, 8195321.

Robertson J, Hatton C, Emerson E, Baines S (2015) Prevalence of epilepsy among people with intellectual disabilities: A systematic review. Seizure 29, 46-62.

Ryvlin P, Nashef L, Lhatoo SD, Bateman LM, Bird J, Bleasel A, Boon P, Crespel A, Dworetzky BA, Hogenhaven H, Lerche H, Maillard L, Malter MP, Marchal C, Murthy JM, Nitsche M, Pataraia E, Rabben T, Rheims S, Sadzot B, Schulze-Bonhage A, Seyal M, So EL, Spitz M, Szucs A, Tan M, Tao JX, Tomson T (2013) Incidence and mechanisms of cardiorespiratory arrests in epilepsy monitoring units (MORTEMUS): a retrospective study. Lancet Neurol 12(10), 966-977.

Scheffer IE, Berkovic S, Capovilla G, Connolly MB, French J, Guilhoto L, Hirsch E, Jain S, Mathern GW, Moshe SL, Nordli DR, Perucca E, Tomson T, Wiebe S, Zhang YH, Zuberi SM (2017) ILAE classification of the epilepsies: Position paper of the ILAE Commission for Classification and Terminology. Epilepsia 58(4), 512-521.

Thiele EA, Granata T, Matricardi S, Chugani HT (2014) Transition into adulthood: tuberous sclerosis complex, Sturge-Weber syndrome, and Rasmussen encephalitis. Epilepsia 55 Suppl 3, 29-33.

Word Health Organization (2016) International Statistical Classification of Diseases and Related Health Problems 10th Revision. (https://icd.who.int/browse10/2016/en, Zugriff am 08.09.2020).

Young C, Shankar R, Palmer J, Craig J, Hargreaves C, McLean B, Cox D, Hillier R (2015) Does intellectual disability increase sudden unexpected death in epilepsy (SUDEP) risk? Seizure 25, 112-116.

10 Psychische Störungen bei Epilepsiepatienten

Kirsten Labudda, Christian Brandt und Nadine Vietmeier

Fallbeispiel 10.1

Ein 55-jähriger Frührentner mit nicht bewusst erlebten fokalen motorischen und bilateralen tonisch-klonischen Anfällen unklarer Ätiologie seit dem 40. Lebensjahr stellte sich zur Überprüfung der antiepileptischen Medikation in der Epilepsieambulanz vor. Unter einer Kombinationstherapie mit Lamotrigin 300 mg/d und Valproinsäure 600 mg/d war er seit neun Jahren anfallsfrei. Der Patient berichtete dennoch Angst vor weiteren Anfällen und sei verunsichert, ob die derzeitige Medikation aufgrund von subjektiv empfundenen Konzentrationsstörungen »nicht verändert werden sollte«. Auf Nachfrage berichtete er eine niedergeschlagene Stimmung und Einschlafstörungen. Er benannte Freudlosigkeit und könne »sich zu nichts mehr aufraffen«. Von sozialen Aktivitäten hatte er sich zurückgezogen. Seine Tätigkeit als Tischler hatte er bereits Jahre zuvor nach einer epilepsiespezifischen Rehabilitation in Bethel, aus der er arbeitsunfähig entlassen worden war, aufgegeben. Seitdem fühlte er sich »zu nichts nütze« und litt zeitweise unter Suizidgedanken.

Zu Beginn des stationären Aufenthalts auf der Station für Verhaltensmedizinische und Psychotherapeutische Epileptologie (VPE) im Krankenhaus Mara wurde die Diagnose einer mittelgradigen depressiven Störung gestellt und die berichteten Konzentrationsstörungen nach neuropsychologischer Testung als Bestandteil der depressiven Symptomatik eingeordnet. Von einer medikamentösen Umstellung wurde Abstand genommen. Neben Psychoedukation zur depressiven Erkrankung fand ein Aktivitätenaufbau statt, was zu einer affektiven Stabilisierung beitrug. In der anschließenden kognitiven Arbeit wurden dysfunktionale Annahmen in Bezug auf die Epilepsie disputiert (z. B. »Wenn andere von meiner Erkrankung erfahren, halten sie mich für dumm«), wodurch Schamgefühle und Versagensängste gelindert wurden. Dem Patienten gelang es, eine Lebensperspektive für sich zu entwickeln und Interessen aufzubauen. Die Motivation für eine ambulante Psychotherapie wurde gefördert, sodass der Patient diese im Anschluss wahrnahm und eine langfristige Stabilisierung im Alltag erfahren konnte. Bei Verlaufsuntersuchungen sechs und 18 Monate nach der stationären Behandlung war die depressive Symptomatik remittiert.

Fallbeispiel 10.2

Eine 41-jährige Mutter eines Sohnes berichtete in der Epilepsieambulanz Bethel von seit 20 Jahren bestehenden Anfällen (Frequenz: 2–4x/Monat), die erst kürzlich mittels Video-EEG als psychogen eingeordnet und zuvor erfolglos ausschließlich mit Antiepileptika behandelt worden seien. Die Aufgabe ihrer Tätigkeit als Friseurin infolge der Anfälle vor mehreren Jahren verursachte Insuffizienzgefühle und eine deprimierte Stimmung mit Lebensüberdrussgedanken.

Zu Beginn der Behandlung auf der VPE-Station des Krankenhaus Mara hielt die Patientin zunächst an einem somatischen Krankheitskonzept fest. Nach Psychoedukation und klinisch-psychologischer Diagnostik war die Reflexion innerpsychischer Prozesse für sie anfangs mühsam. Mit Unterstützung berichtete sie dann über wiederholte belastende Erfahrungen in ihrem Leben. Bis zu ihrem zehnten Lebensjahr sei es zu sexuellen Übergriffen durch Täter im familiären Kontext gekommen. Sie berichtete von Intrusionen der Ereignisse sowie ständiger Anspannung, die sie bislang »als Zeichen von Schwäche zu ignorieren« versuchte.

Die Diagnose einer posttraumatischen Belastungsstörung (PTBS) wurde gestellt. Es entlastete die Patientin, dass die psychogenen Anfälle als posttraumatische dissoziative Symptome eingeordnet werden konnten. Nach einer Psychoedukationsphase wurde die Narrative Expositionstherapie (NET; Schauer et al. 2011) als traumafokussiertes Verfahren durchgeführt. Vorübergehend nahm die Anfallsfrequenz mit 1x/Woche während der Konfrontationsphase zu, das intrusive Erleben reduzierte sich jedoch. Zur Verlaufskontrolle nach 18 Monaten nahm die Patientin eine ambulante Psychotherapie wahr. Die Anfallsfrequenz war bei verbesserter Stimmung auf 1 x/Quartal zurückgegangen.

Das Wichtigste im Überblick

a. Patienten mit Epilepsien leiden häufiger als die Normalbevölkerung an psychische Störungen. Psychische Störungen können bei allen Epilepsiesyndromen auftreten. Epilepsieassoziierte Variablen, wie die Anfallshäufigkeit, Anfallsarten oder das Alter bei Epilepsiebeginn hängen nicht deutlich mit dem Auftreten psychischer Störungen zusammen.

b. Tierexperimentelle Studien und erste Studien aus dem Humanbereich legen nahe, dass belastende Lebensereignisse sowohl die Entstehung psychischer Störungen als auch die Entstehung einer Epilepsie begünstigen können. Es wird angenommen, dass Epilepsien und psychische Störungen gemeinsame pathogene Mechanismen teilen, wenngleich diese noch nicht ausreichend erforscht sind.

c. Psychischer Störungen haben einen ungünstigen Einfluss auf den Erfolg der Anfallsbehandlung.

d. Im Rahmen der Diagnostik ist es wichtig, epileptische Anfälle von psychogenen nichtepileptischen Anfällen (PNEA) – also einer rein psychischen Erkrankung – zu differenzieren.

e. Anfallsassoziierte psychopathologische Symptome (wie iktuale Angst oder postiktuale Psychosen) müssen von Symptomen anderer psychischer Störungen abgegrenzt werden.

10.1 Diagnostisches Vorgehen

10.1.1 Screening auf psychiatrische Komorbiditäten

Das Vorliegen psychischer Störungen kann die Behandlung epileptischer Anfälle erschweren (▶ Hintergrundinformationen 10) und die Lebensqualität von Patienten reduzieren. Screeningverfahren für psychopathologische Symptome sollten daher standardmäßig bei Erstdiagnose einer Epilepsie, bei Erstverordnung und Umstellung der Medikation sowie bei Routineuntersuchungen durchgeführt werden (Empfehlungen für Instrumentarien sind in Tabelle 10.1 zusammengefasst). Hierdurch können unerwünschte Arzneimittelwirkungen überprüft und von komorbiden psychischen Störungen unterschieden werden. Da psychische Auffälligkeiten die Vulnerabilität für spätere emotionale Nebeneffekte von Antiepileptika erhöhen, bietet die Erfassung psychischer Symptome eine wichtige Entscheidungshilfe bei der Auswahl eines passenden Präparats.

10.1.2 Weiterführende klinisch-psychologische Diagnostik

Weisen Patienten psychische Auffälligkeiten auf, sollte eine weiterführende klinisch-psychologische Diagnostik und psychotherapeutische Behandlung durchgeführt werden. Exemplarisch wird auf die Standarddiagnostik der VPE-Station im Krankenhaus Mara hingewiesen (▶ Tab. 10.1). Neben einer biografischen und Anfallsanamnese wird diese standardmäßig zu Behandlungsbeginn und -ende durchgeführt. Die Durchführung der in Tabelle 10.1 genannten Interviewverfahren erlaubt bei geschulter Durchführung eine valide Diagnosestellung von psychischen Störungen, die durch die Ergebnisse der Fragebogenverfahren ergänzt werden. Zusätzlich können Familienmitglieder des Patienten Hinweise über die Ätiologie und den Verlauf psychopathologischer Auffälligkeiten geben, die bei der Differenzialdiagnostik (▶ Kap. 10.2) hilfreich sind.

Bei psychischen Auffälligkeiten ist eine weiterführende klinisch-psychologische Diagnostik indiziert.

Tab. 10.1:
Standarddiagnostik
zur Erfassung
psychischer und
Persönlichkeitsstö-
rungen auf der Sta-
tion für Verhaltens-
medizinische und
Psychotherapeuti-
sche Epileptologie
im Krankenhaus
Mara.

Verfahren (dt. Versionen)	Erfasst:	Art und Durchfüh-rungsdauer
Mini International Neuropsychiatric Interview (M.I.N.I.; Ackenheil et al. 1999) mit Ergänzung durch das Epilepsy Addendum for Psychiatric Assessment (Mintzer und Lopez 2002)	Psychische Störungen, mit Abgrenzung zu anfalls- oder medikationsassoziierten Symptomen	Interview 60 Minuten
Strukturiertes Klinisches Interview für DSM-IV, Achse II (Fydrich et al. 1997)	Persönlichkeitsstörungen	Interview 30 Minuten
Symptomcheckliste (SCL-90-R; Franke 2000)	Psychische Symptombelastung auf verschiedenen Dimensionen	Fragebogen 15 Minuten
Childhood Trauma Questionnaire (CTQ; Wingenfeld et al. 2010)	Missbrauch und Misshandlung in Kindheit und Jugend	Fragebogen 10 Minuten
Neurological Disorders Depression Inventory – Epilepsy (NDDI-E; Brandt et al. 2014)	Depressive Symptomatik	Fragebogen 2 Minuten
State Trait Anxiety Inventory (STAI; Laux et al. 1981)	Allgemeine und aktuelle Ängstlichkeit	Fragebogen 5 Minuten
Fragebogen zu Dissoziativen Symptomen (FDS-20; Spitzer et al. 2015)	Dissoziationsneigung	Fragebogen 10 Minuten
Screening für Somatoforme Störungen (SOMS 7; Rief und Hiller 2008)	Körperliche Beschwerden	Fragebogen 5 Minuten
Hamburg Modules for the Assessment of Psychosocial Health (HEALTH 49; Rabung et al. 2007)	Allgemeine Aspekte psychosozialer Gesundheit	Fragebogen 15 Minuten

10.2 Differenzialdiagnostik

10.2.1 Epileptische versus psychogene nichtepileptische Anfälle

Psychogene nichtepileptische Anfälle
(PNEA, auch dissoziative Anfälle) sind rein
psychisch verursacht,
können epileptischen
Anfällen jedoch
ähneln.

Mit einer Prävalenz von 2–33/100.000 stellen psychogene nichtepileptische Anfälle (PNEA) eine der wichtigsten Differenzialdiagnosen von epileptischen Anfällen dar (LaFrance et al. 2013). Bei PNEA handelt es sich um eine psychische Störung, die sich durch das Auftreten paroxysmaler Ereignisse charakterisiert. Die Anfälle ähneln in ihrer Semiologie epileptischen Anfälle, sind allerdings nicht neurologisch verursacht und gehen daher nicht mit epilepsietypischen Potentialen einher. Da epileptische Anfälle und epileptische Anfälle nicht selten in Kombination auftreten, stellt die Abgrenzung von epileptischen Anfällen bzw. bei komorbidem Vorliegen einer Epilepsie eine Herausforderung im klinischen Alltag dar.

Video-EEG

Laut Konsensus-Papier der ILAE (LaFrance et al. 2013) lässt sich die Diagnose von PNEA am sichersten dann stellen, wenn Anfälle mittels Video-EEG dokumentiert wurden. Sind epilepsietypischen Potentialen im iktualen EEG während eines habituellen Anfalls abwesend und zeigen sich auch im interiktualen EEG keine epilepsietypische Potentiale, kann die Diagnose bei der großen Mehrheit der Patienten sichergestellt werden. In manchen Kliniken werden Provokations- oder Suggestionstechniken zur Anfallsinduktion während des EEGs angewendet. Hierbei werden Anfälle z. B. verbal suggeriert oder es wird ein Placebo injiziert, verbunden mit der Aussage, dass die Injektion vermutlich einen Anfall auslösen wird. Die Wahrscheinlichkeit eines Anfalls wird so erhöht, mithilfe verbaler Suggestion etwa um den Faktor drei (Kandler et al. 2018). Wenngleich gelegentlich Bedenken gegen dieses Vorgehen vorgebracht werden, so kann dieses Prozedere zur schnelleren Diagnoseklärung führen. Die Diagnoseklärung erlaubt nicht nur die Einleitung der richtigen Behandlungsmaßnahmen, sondern ermöglicht auch das Absetzen der meist vorher verschriebenen antiepileptischen Medikation beim Vorliegen ausschließlicher PNEA.

Das Video-EEG ist der Goldstandard zur Differnzialdiagnostik von epileptischen Anfällen und PNEA.

Semiologiebeobachtung

Die Analyse semiologischer Anfallsmerkmale kann hilfreiche Hinweise bei der Diagnosestellung liefern. Typisch für PNEA ist eine längere Dauer im Vergleich zu epileptischen Anfällen. Anfälle mit einer Dauer von mehr als zehn Minuten legen den Verdacht auf PNEA stark nahe. Prädiktiv für das Vorliegen von PNEA sind ein erhaltenes Bewusstsein, Augen-/Lidflattern und die Beeinflussbarkeit der Anfälle durch andere (Syed et al. 2011). Besonders prädiktiv für epileptische Anfälle waren geöffnete Augen, abrupter Beginn und postiktuale Verwirrtheit oder Schlaf. Andere Merkmale wie iktuales Kämpfen, rhythmische Beckenbewegungen, iktuales Weinen, Drehungen auf den Bauch, Kopfschütteln sowie postiktuales Erbrechen, postiktuale Flachatmung oder eine bogenförmige Überstreckung des Rückens (Arc de Cercle, Opisthotonus) waren zwar hochspezifisch für PNEA, aber nur selten zu beobachten.

10.2.2 Anfallsassoziierte psychopathologische Symptome – iktuale Angst, iktuale und postiktuale Psychosen

Es muss zwischen anfallsunabhängigen psychischen Störungen und anfallsassoziierten psychopathologischen Symptomen differenziert werden.

Iktuale Angstzustände, d. h. das Empfinden milder bis hin zu starker Angst während eines epileptischen Anfalls stellt mit 60 % die häufigste Form der psychischen Auren (Kanner 2011) dar. Iktuale Angstzustände treten bei bis zu 20 % der Patienten, insbesondere mit medialer Temporallappenepilepsie (TLE), seltener mit Frontallappenepilepsie (mit Fokus im anterioren cingulären Cortex oder im orbitofrontalen Cortex) auf (Munger Clary 2014). Dass iktuale Ängste häufig als Panikstörung fehldiagnostiziert werden, liegt daran, dass es bei iktualen Angstzuständen zu physiologischen und psychischen Symptomen kommen kann, die nicht von den möglichen Symptomen einer Panikattacke bei einer Panikstörung zu unterscheiden sind. Jedoch lassen sich auch Unterschiede zwischen iktualen Angstzuständen und den Symptomen einer Panikstörung beobachten (► Tab. 10.2). Bei der Anfallsanamnese und der klinisch-psychologischen Diagnostik bei Epilepsiepatienten ist es besonders wichtig, die Art und den Verlauf von Angstsymptomen sowie den Zusammenhang zwischen der Angstsymptomatik und dem Auftreten epileptischer Anfälle zu explorieren.

Tab. 10.2:
Typische Merkmale von iktualer Angst und von Panikattacken im Vergleich

Merkmale	Iktuale Angst	Panikattacke
Dauer	Meist < 1 Minute	> 5 Minuten
Intensität	leicht bis mäßig, selten Todesangst	stark ausgeprägt, häufig Todesangst
Zeitpunkt des Auftretens	tagsüber oder aus dem Schlaf heraus	variabel, nie aus dem Schlaf heraus
Symptomatik/ Verlauf	autonome Symptome: Hyperventilation, Übelkeit, Schmerzen/Beklemmungsgefühl in der Brust, Parästhesien Wahrnehmung der Umgebung: unverändert oder mit Derealisations-/Depersonalisationserleben	
	meist sehr stereotyp Angst oft diffus (objektlos) oft vorausgehende oder nachfolgende andere epileptische Symptome	häufig variabel Angst zu sterben (ersticken, Herzinfarkt) wird sehr häufig angegeben
Komorbidität	unspezifisch, komorbide Panikstörung möglich	mind. 50 % mit komorbider Agoraphobie
Erkrankungsbeginn	variabel	späte Adoleszenz, frühes Erwachsenenalter + 30.–40. Lebensjahr

Iktuale Angst und eine Panikstörung können auch komorbide auftreten. Mintzer und Lopez (2002) berichteten, dass vier von zwölf (33 %) untersuchten Patienten mit iktualen Angstzuständen auch interiktual eine Panikstörung aufwiesen. Die Autoren führen das komorbide Vorkommen von iktualen und interiktualen Angstsymptomen auf die Involvierung der Amygdala bei der Generierung von sowohl iktualen als auch epilepsieunabhängigen Angstsymptomen zurück.

10.2.3 Epilepsieassoziierte psychotische Symptome

Insbesondere im Rahmen von einfach- oder komplex-fokalen nichtkonvulsiven Staten kann es zu psychotischem Erleben in Form von formalgedanklichen Auffälligkeiten bis hin zur Inkohärenz, ängstlich-agitiertem, teils bizarren Verhalten, wahnhaftem Erleben und auditiven und visuellen Halluzinationen, typischerweise über mehrere Stunden kommen (Elliott et al. 2009).

Psychotisches Erleben kann durch non-konvulsive Staten bedingt sein oder postiktual auftreten.

Etwa 25 % der psychotischen Symptome bei Epilepsiepatienten treten postiktual auf, d. h. bis zu sieben Tage nach einem generalisierten Anfall und halten durchschnittlich 70 Stunden an (Elliott et al. 2009). Davon betroffen sind ca. 6–10 % der Epilepsiepatienten, häufig mit fokalen Epilepsien mit bilateralem epileptogenen Fokus (Maguire et al. 2018). Besonders häufig sind postiktuale psychotische Zustände bei Patienten mit einer Erkrankungsdauer von mehr als zehn Jahren und nach einer Häufung sekundär-generalisierter tonisch-klonischer Anfälle. Niedrigdosierte antipsychotische Medikation oder Benzodiazepingabe reduzieren häufig prompt die Symptome (Maguire et al. 2018). Das Symptombild ist heterogen. Häufig treten affektive Symptome (depressive und/oder manische Stimmungslage), paranoide, grandiose oder religiöse Wahnsymptome sowie auditive oder visuelle Halluzinationen auf. Auch ein delirantes Bild ist möglich. Von der postiktualen Psychose abzugrenzen ist die Alternativpsychose. Hierbei handelt es sich um das sehr seltene Auftreten prolongierter psychotischer Symptome nachdem Anfälle spontan sistierten. Geht dies mit der Normalisierung eines zuvor pathologischen EEGs einher, spricht man von einer «forcierten Normalisierung» (Akanuma et al. 2005).

Da sich iktuale oder postiktuale psychotische Symptome nicht klar abgrenzen lassen von Symptomen wie sie bei Schizophrenien oder wahnhaften Störungen auftreten können, muss im Rahmen einer klinisch-psychologischen Diagnostik bei Epilepsiepatienten grundsätzlich exploriert werden:

- ob angegebene psychotische oder auch affektive Symptome in direktem zeitlichem Bezug zum Auftreten von Anfällen (d. h. vor, während oder nach einem Anfall) stehen oder unabhängig von Anfällen ebenso bestehen.
- ob psychopathologische Symptome (z. B. auch depressive Verstimmungen oder aggressiv-impulsives Verhalten) durch eine Veränderung der

antiepileptischen Medikation oder – im Hinblick auf psychotisches Erleben – durch ein Sistieren anfallsassoziierter Hirnaktivität bedingt sein können.

10.3 Psychische Nebenwirkungen antiepileptischer Medikation

Antiepileptika können positive und negative psychotrope Eigenschaften haben. Zu den positiven zählen z. B. die stimmungsstabilisierende Wirkung von Lamotrigin, die zur Zulassung dieses Medikaments zur Prävention depressiver Episoden bei Patienten mit Bipolar-I-Störung und überwiegend depressiven Episoden geführt hat, oder die Wirkung von Pregabalin bei generalisierter Angststörung. Es gibt Klasse I- bzw. II-Evidenzen für die Wirksamkeit von Pregabalin bei generalisierter Angststörung, von Gabapentin bei sozialer Phobie und evtl. Panikstörung und Lamotrigin bei der posttraumatischen Belastungsstörung (Mula et al. 2007a). In einer eigenen offenen Untersuchung war Pregabalin wirksam in der Behandlung der Epilepsie und gleichzeitig bestehender Ängste (Brandt et al. 2013). Nach klinischer Erfahrung und der Literatur sind Lamotrigin, Oxcarbazepin und Lacosamid Antiepileptika mit überwiegend guter psychischer Verträglichkeit; Levetiracetam, Topiramat, Zonisamid und Perampanel mit vorsichtigen zu betrachtenden psychotropen Eigenschaften. Eine psychiatrische Diagnose in der Vorgeschichte prädisponiert zur Entwicklung psychischer Nebenwirkungen unter dem jeweiligen Medikament (Mula et al. 2007b). Zu Brivaracetam gibt es Hinweise, dass dieses Medikament psychisch besser verträglich ist als Levetiracetam (Brandt et al. 2016). Mögliche negative psychotrope Antiepileptika-Nebenwirkungen sind insbesondere Verhaltensstörungen (z. B. Aggressivität und Agitiertheit), Depressivität und Psychosen. Aggressives Verhalten wurde unter Levetiracetam berichtet (Helmstaedter et al. 2008), insbesondere bei Menschen mit Lernschwierigkeiten (Brodtkorb et al. 2004). Im Jahr 2008 wurde durch die amerikanische Gesundheitsbehörde ein Warnhinweis herausgegeben bezüglich der Verursachung von Suizidalität durch Antiepileptika. Grundlage war eine Metaanalyse von elf Antiepileptika-Studien. In den Verum-Gruppen dieser Studien waren vier Suizidversuche bzw. Suizide aufgetreten. Aus klinischer Sicht ist diese Betrachtung von elf Studien mit unterschiedlichen Antiepileptika als eine Einheit kritisch zu sehen. Auf die mögliche Entwicklung von einer Suizidalität muss bei Menschen mit Epilepsie grundsätzlich geachtet werden.

10.4 Behandlung psychischer Störungen bei Epilepsiepatienten

10.4.1 Psychotherapeutische Interventionen bei Epilepsien

Neben der Behandlung komorbider psychischer Störungen (▸ Fallbeispiel 10.1) zielen psychotherapeutische Interventionen bei Personen mit Epilepsien auf die Erhöhung der Lebensqualität ab. Diese können einzeln und in Kombination, im Einzel- und Gruppensetting sowie parallel zu einer pharmakologischen Behandlung durchgeführt werden. Nach Empfehlungen der ILAE sollte eine psychotherapeutische Behandlung als integraler Bestandteil einer Epilepsiebehandlung mindestens folgende Komponenten umfassen:

- Psychoedukation: Patienten sollten über ihre Anfälle und deren Behandlung, individuelle Unterstützungsmöglichkeiten und mögliche komorbide Symptome informiert werden. Hierdurch kann eine Verbesserung der Medikamentenadhärenz und der durch den Patienten erlebten Unterstützung erzielt werden.
- Behandlung komorbider psychischer Störungen: Hohe Evidenz erzielen kognitiv-verhaltenstherapeutische Verfahren und fertigkeitsbasierte Interventionen (z. B. Problemlöse-, soziales Kompetenztraining).
- Förderung der Adhärenz: Die Adhärenz sollte in einem wertfreien Dialog angesprochen werden. Zur Erhöhung der Adhärenz sind Problemlösestrategien wirksam. Patienten können durch technikbasierte Strategien (z. B. Handy-Apps) an die Medikamenteneinnahme erinnert werden.
- Behandlung kognitiver Auffälligkeiten: Verschiedene Strategien können in psychologische Interventionen integriert werden, um das Selbstvertrauen des Patienten in seine kognitiven Fähigkeiten zu fördern. Therapeutische Sitzungen können z. B. gemeinsam verschriftlicht oder als Audioaufnahmen mitgegeben werden. Bei Konzentrationsschwierigkeiten bietet es sich an, die Sitzungsdauer zu verkürzen.
- Unterstützung bei psychosozialen Belastungen: Familiengespräche, das Training sozialer und kommunikativer Fertigkeiten und die Aktivierung sozialer Ressourcen (z. B. Anbindung an eine Selbsthilfegruppe) können zu einer offenen Kommunikation über die Erkrankung beitragen.

10.4.2 Psychopharmakologische Behandlung

Psychiatrische Begleiterkrankungen bedürfen wie auch somatische Komorbiditäten einer Behandlung nach den Leitlinien und dem Kenntnisstand des jeweiligen Fachgebietes. Häufig wird die Befürchtung geäußert, dass Antidepressiva und Neuroleptika anfallsauslösend wirken könnten. Diese Befürchtung ist für die überwiegende Zahl der Medikamente nicht berechtigt.

Unter Behandlung mit dem atypischen Neuroleptikum Clozapin treten dosisabhängig bei bis zu 4,5 % der Patienten epileptische Anfälle auf. Bei den übrigen Neuroleptika ist das Risiko einer Anfallsauslösung nur leicht erhöht (Steinert et al. 2011). Auch moderne Antidepressiva erhöhen in der Regel nicht das Anfallsrisiko. In Placebo-kontrollierten Studien mit Antidepressiva wurde in den Verum-Armen eine geringere Häufigkeit von epileptischen Anfällen gefunden im Vergleich zum Placebo-Arm. Ausnahmen waren die Medikamente Bupropion, Clomipramin und Maprotilin (Kanner 2016). Selektive-Serotonin-Wiederaufnahme-Inhibitoren (SSRIs) und Serotonin-Norepinephrin-Wiederaufnahme-Inhibitoren (SNRIs) sollten in Anbetracht des Verträglichkeitsprofils bevorzugt eingesetzt werden im Vergleich zu trizyklischen Antidepressiva. Auch Methylphenhydat geht nach aktuellem Kenntnisstand nicht mit einem erhöhten Anfallsrisiko einher (Adams et al. 2017).

Wechselwirkungen zwischen Antiepileptika und Psychopharmaka müssen beachtet werden. Paroxetin, Fluoxetin, Fluvoxamin und in geringerem Ausmaß auch Sertralin wirken enzyminhibierend, die Serumkonzentrationen von Paroxetin, Sertralin und Citalopram werden durch enzyminduzierende Antiepileptika gesenkt (Kanner 2016). Die Serumkonzentrationen von Haloperidol, Bromperiodol, Chlorpromazin, Ziprasidon, Risperidon und Clozapin werden in Anwesenheit enzyminduzierender Antiepileptika gesenkt. Neuroleptika können enzyminduzierend (Chlorpromazin, Thioridazin) oder enzyminhibierend (Haloperidol, Chlorpromazin, Quetiapin, Risperidon) wirken (Brandt und Pohlmann-Eden 2006). Für Lithium werden anfallsauslösende Eigenschaften beschrieben (Kerr et al. 2011).

10.5 Zusammenfassung

- Bei Epilepsiepatienten muss in der Differenzialdiagnostik immer exploriert werden, ob psychopathologische Symptome
  - nur während eines Anfalls auftreten, also Teil der Anfallssemiologie sind.
  - direkt vor oder nach einem Anfall auftreten und damit nicht als eigenständige psychische Störung zu beurteilen sind.
  - nach Veränderung der Medikation eingetreten sind und somit als Nebenwirkung zu werten sind.
  - psychopathologische Symptome auch unabhängig vom Auftreten von Anfällen vorliegen und somit als komorbide psychische Störung zu beurteilen sind.
- Eine Psychotherapie ist bei psychischen Komorbiditäten indiziert und zielt neben der Symptomreduktion auf eine Verbesserung der Lebensqualität und Medikamentenadhärenz ab.

- Antiepileptika können positive und negative psychotrope Eigenschaften haben. Psychiatrische Vorerkrankungen sind ein Risikofaktor für psychische Nebenwirkungen unter Antiepileptika.
- Psychopharmaka wirken in der Regel nicht anfallsauslösend. Insbesondere gilt dies für SSRIs, SNRIs und neuroatypische Neuroleptika. Ausnahmen sind Clozapin, Bupropion, Clomipramin und Maprotilin.
- Interaktionen zwischen Psychopharmaka und Antiepileptika sind zu beachten.

Hintergrundinformationen 10

Prävalenz von psychischen Störungen bei Menschen mit Epilepsien

Die meisten Studien zur Häufigkeit psychischer Störungen bei Menschen mit Epilepsien zeigen, dass die Prävalenz im Vergleich zur Normalbevölkerung in der Mehrheit der Studien um das etwa zwei- bis siebenfache erhöht ist (▶ Tab. 10.3).

Die Prävalenzzahlen schwanken allerdings teils erheblich zwischen den Studien, was z. B. darauf zurückzuführen ist, dass unterschiedliche Gruppen von Menschen mit Epilepsien untersucht wurden. Relativ übereinstimmend finden sich höhere Prävalenzzahlen bei Patienten mit schwer behandelbaren oder pharmakorefraktären (Swinkels et al. 2001; Labudda et al. 2017). Populationsbasierte Studien berichten niedrigere Prävalenzraten von etwa 30–35 % (Tellez-Zenteno et al. 2007).

Zusammenhang zwischen epilepsieassoziierten Variablen und psychischen Störungen bei Epilepsiepatienten

Strukturelle und funktionelle Hirnänderungen in limbischen Hirnarealen sind mit der Entstehung und Aufrechterhaltung psychischer Störungen assoziiert (Jones und O'Brien 2013). Damit in Einklang bestätigen einige Studien, dass Patienten mit TLE häufiger von psychischen Störungen betroffen sind als Patienten mit generalisierten Epilepsiesyndromen (Perini et al. 1996). Dies konnte in anderen Studien nicht bestätigt werden (Manchanda et al. 1996; De Araújo Filho et al. 2008). Zwischen TLE Patienten und Patienten mit extratemporalen Epilepsieformen finden sich meist keinen Unterschied in der Häufigkeit psychischer Störungen (Adams et al. 2008; Labudda et al. 2017). Während Sperli et al. (2009) und Glosser et al. (2000) berichten, dass Patienten mit rechtsseitigen fokalen Epilepsiesyndromen häufiger psychische Störungen aufweisen als Patienten mit linksseitigem Fokus, konnten andere Studien dies nicht bestätigen (Adams et al. 2008). Ähnlich inkonsistent ist die Studienlage bezüglich der Bedeutung des Alters bei Epilepsiebeginn und der Erkrankungsdauer für das Auftreten psychischer Störungen bei

Tab. 10.3:
Punkt- oder Jahresprä-
valenzzahlen aus Stu-
dien bei Menschen mit
Epilepsie (Adams et al.
2008; Amruth et al.
2014; Akanuma et al.
2008; Brandt et al.
2010; De Araújo Filho
et al. 2008; Glosser
et al. 2000; Labudda
et al. 2017; Manchanda
et al. 1996; Perini et al.
1996; Rai et al. 2012;
Swinkels et al. 2001;
Sperli et al. 2009; Tell-
ez-Zenteno et al.
2007). Zum Vergleich
wurden metanalytisch
ermittelte Jahresprä-
valenzen psychischer
Störungen in der eu-
ropäischen (Achse-I-
Störungen; Wittchen
et al. 2011) und Präva-
lenzzzahlen von Per-
sönlichkeitsstörungen
in der westlichen Nor-
malbevölkerung (er-
mittelt aus zehn Studi-
en zu 5-Jahres-,
10-Jahres- oder Le-
benszeitprävalenzen;
Volkert et al. 2018)
angegeben.

Psychische Störung	Prävalenz bei Menschen mit Epilepsien	Prävalenz in der europäischen Normalbevölkerung
Mindestens eine psychische Störung	30–65 %	27 %
Depressive Störungen	14–44 %	8 %
Angststörungen	13–31 %	14 %
Psychosen	1–8 %	1 %
Persönlichkeitsstörungen	4–23 %	12 %

Epilepsiepatienten. Die Anfallsart und die Anfallshäufigkeit stand in den meisten Studien nicht in Zusammenhang mit dem Auftreten psychischer Störungen (De Araújo Filho et al. 2008; Labudda et al. 2017). Amruth et al. (2014) zeigten jedoch, dass Patienten mit weniger als einem Anfall im Jahr seltener depressive Störungen aufweisen als Patienten mit häufigeren Anfällen. Akanuma et al. (2008) berichten, dass Patienten mit generalisierten Epilepsien ohne psychische Störungen häufiger anfallsfrei werden als Patienten mit psychischen Störungen.

Zusammenhang zwischen psychosozialen Variablen und psychischen Störungen bei Epilepsiepatienten

Einige Studien berichten, dass Arbeitslosigkeit, ein niedriges Einkommen und ein niedriger Bildungsstand Risikofaktoren für die Entwicklung psychischer Störungen bei Epilepsiepatienten darstellen (Mensah et al. 2006; Fuller-Thomson and Brennenstuhl 2009). Auch die wahrgenommene Stigmatisierung durch die Epilepsie (Leaffer et al. 2011) sowie ein hohes alltägliches Stresserleben (Lee et al. 2010) scheinen positiv mit dem Bestehen von Depressivität bei Epilepsiepatienten assoziiert zu sein.

Mittlerweile gibt es erste Studien, die bekannte Vulnerabiliätsfaktoren für die Entstehung von psychischen Störungen auch bei Epilepsiepatienten untersuchen. Hierzu zählt insbesondere das Erleben früher belastender Erfahrungen in Kindheit und Jugend. In einem Vergleich mit Daten aus einer Gruppe von Personen aus der Normalbevölkerung konnten wir zeigen, dass Epilepsiepatienten signifikant häufiger angaben, emotionalen und sexuellen Missbrauch in der Kindheit und Jugend erlebt zu haben (Labudda et al. 2017). Das Erleben von Missbrauch war ein Prädiktor für das Vorliegen einer aktuellen psychischen Störung in unserer Untersuchung.

Psychische Störungen und Epilepsien: gemeinsame pathogene Mechanismen?

Das Interesse an Erkenntnissen zu den Auswirkungen von frühen belastenden Lebenserfahrungen bei Menschen mit Epilepsien ist in der letzten Zeit gestiegen, weil vermutet wird, dass sie nicht nur bei der Entwicklung von psychischen Störungen eine Rolle spielen, sondern auch bei der Entwicklung der Epilepsien selbst. Tierexperimentelle Studien haben gezeigt, dass frühe belastende Erfahrungen (z. B. die Trennung eines Jungtieres von der Mutter) später sowohl zu einer Zunahme ängstlicher und depressiver Verhaltensweisen als auch zu einer beschleunigten Epileptogenese, im Sinne eines verstärkten Amygdala-Kindlings, führten (Salzberg et al. 2007). Eine Schlüsselstruktur der neuroendokrinen Stressreaktion bei Tier und Mensch stellt die Hypothalamus-Hypophysen-Nebennierenrinden-Achse (hypothalamic-pituitary-adrenal axis, HPA-axis) dar. Es gilt als gesichert, dass chronischer Stress auch bei Menschen zu langanhaltenden Veränderungen der HPA-Achse und insbesondere limbischer Hirnareale führen kann (Jones und O'Brien 2013). Es wird daher vermutet, dass auch beim Menschen durch frühe belastende Lebenserfahrungen ausgelöste Veränderungen der HPA-Achse sowohl die Vulnerabilität für die Entwicklung von Epilepsien als auch von psychischen Störungen begünstigen. Auch aus dem Humanbereich gibt es erste Studien, die nahelegen, dass psychische Störungen nicht zwangsläufig erst die Folge einer Epilepsie sind, sondern das Auftreten von Epilepsien begünstigen können. In einer schwedischen Kohortenstudien (Adelöw et al. 2012) wurde gezeigt, dass bereits > 1 Jahr vor dem Auftreten eines ersten Anfalls das Risiko für eine psychische Erkrankung erhöht war. Wenngleich die genannten Befunde die Vermutung nahelegen, dass Epilepsien und psychische Störungen gemeinsame neurobiologische pathogene Mechanismen teilen, so sind die genauen Mechanismen bislang nicht abschließend erklärt.

Literatur

Ackenheil M, Stotz-Ingenlath G, Dietz-Bauer R, Vossen A (1999) MINI Mini International Neuropsychiatric Interview, German Version 5.0.0, DSM IV. München: Psychiatrische Universitätsklinik München.

Adams J, Alipio-Jocson V, Inoyama K, Bartlett V, Sandhu S, Oso J, Barry JJ, Loring DW, Meador KJ (2017) Methylphenidate, cognition, and epilepsy: A 1-month open-label trial. Epilepsia 58:2124–2132.

Adams SJ, O'Brien TJ, Lloyd J, Kilpatrick CJ, Salzberg MR, Velakoulis D (2008) Neuropsychiatric morbidity in focal epilepsy. Br J Psychiatry 192:464–469.

Adelöw C, Andersson T, Ahlbom A, Tomson T (2012) Hospitalization for psychiatric disorders before and after onset of unprovoked seizures/epilepsy. Neurology 78:396–401.

Akanuma N, Hara E, Adachi N, Hara K, Koutroumanidis M (2008) Psychiatric co-morbidity in adult patients with idiopathic generalized epilepsy. Epilepsy Behav 13:248–251.

Akanuma N, Kanemoto K, Adachi N, Kawasaki J, Ito M, Onuma T (2005) Prolonged postictal psychosis with forced normalization (Landolt) in temporal lobe epilepsy. Epilepsy Behav 6:456–459.

Amruth G, Praveen-kumar S, Nataraju B, Kasturi P (2014) Study of psychiatric comorbidities in epilepsy by using the Mini International Neuropsychiatric Interview. Epilepsy Behav 33:94–100.

Brandt C, Labudda K, Illies D, Schöndienst M, May TW (2014) Schnelle Erkennung einer Depressiven Störung bei Menschen mit Epilepsien. Nervenarzt 85:1151–1155.

Brandt C, May TW, Bien CG (2016) Brivaracetam as adjunctive therapy for the treatment of partial-onset seizures in patients with epilepsy: The current evidence base. Ther Adv Neurol Disord 9:474–482.

Brandt C, Pohlmann-Eden B (2006) Interaktionen zwischen Antiepileptika und Psychopharmaka. Zeitschrift fur Epileptol 19:95–108.

Brandt C, Schoendienst M, Trentowska M, May TW, Pohlmann-Eden B, Tuschen-Caffier B, Schrecke M, Fueratsch N, Witte-Boelt K, Ebner A (2010) Prevalence of anxiety disorders in patients with refractory focal epilepsy–a prospective clinic based survey. Epilepsy Behav 17:259–263.

Brandt C, Schoendienst M, Trentowska M, Schrecke M, Fueratsch N, Witte-Boelt K, Pohlmann-Eden B, May TW (2013) Efficacy and safety of pregabalin in refractory focal epilepsy with and without comorbid anxiety disorders - Results of an open-label, parallel group, investigator-initiated, proof-of-concept study. Epilepsy Behav 29:298–304.

Brodtkorb E, Klees TM, Nakken KO, Lossius R, Johannessen SI (2004) Levetiracetam in adult patients with and without learning disability: Focus on behavioral adverse effects. Epilepsy Behav 5:298–304.

De Araújo Filho GMDA, Rosa VP, Lin K, Caboclo LOSF, Sakamoto AC, Yacubian EMT, Filho GM d A, Rosa VP, Lin K, Caboclo LOSF, Sakamoto AC, Yacubian EMT (2008) Psychiatric comorbidity in epilepsy: A study comparing patients with mesial temporal sclerosis and juvenile myoclonic epilepsy. Epilepsy Behav 13:196–201.

Elliott B, Joyce E, Shorvon S (2009) Delusions, illusions and hallucinations in epilepsy: 1. Elementary phenomena. Epilepsy Res 85:162–171.

Franke GH (2000) Die Symptom-Checkliste von Derogatis – Deutsche Version - Manual., 2nd edn. Göttingen: Beltz.

Fuller-Thomson E, Brennenstuhl S (2009) The association between depression and epilepsy in a nationally representative sample. Epilepsia 50:1051–1058.

Fydrich T, Renneberg B, Schmitz B, Wittchen H (1997) SKID-II. Strukturiertes Klinisches Interview für DSM-IV. Achse II: Persönlichkeitsstörungen Interviewheft. Göttingen: Hogrefe.

Glosser G, Zwil AS, Glosser DS, O'Connor MJ, Sperling MR (2000) Psychiatric aspects of temporal lobe epilepsy before and after anterior temporal lobectomy. J Neurol Neurosurg Psychiatry 68:53–58.

Helmstaedter C, Fritz NE, Kockelmann E, Kosanetzky N, Elger CE (2008) Positive and negative psychotropic effects of levetiracetam. Epilepsy Behav 13:535–541.

Jones NC, O'Brien TJ (2013) Stress, epilepsy, and psychiatric comorbidity: How can animal models inform the clinic? Epilepsy Behav 26:363–369.

Kandler R, Lawrence S, Pang C, Lai M, Whitehead K (2018) Optimising the use of EEG in non-epileptic attack disorder: Results of a UK national service evaluation. Seizure 55:57–65.

Kanner AM (2011) Ictal Panic and Interictal Panic Attacks: Diagnostic and Therapeutic Principles. Neurol Clin 29:163–175.

Kanner AM (2016) Most antidepressant drugs are safe for patients with epilepsy at therapeutic doses: A review of the evidence. Epilepsy Behav 61:282–286.

Kerr MP, Mensah S, Besag F, De Toffol B, Ettinger A, Kanemoto K, Kanner A, Kemp S, Krishnamoorthy E, LaFrance WC, Mula M, Schmitz B, Van Elst LT, Trollor J, Wilson SJ (2011) International consensus clinical practice statements for the treatment of neuropsychiatric conditions associated with epilepsy. Epilepsia 52:2133–2138.

Labudda K, Illies D, Herzig C, Schröder K, Bien CG, Neuner F (2017) Current psychiatric disorders in patients with epilepsy are predicted by maltreatment experiences during childhood. Epilepsy Res 135:43–49.

LaFrance WC, Baker GA, Duncan R, Goldstein LH, Reuber M (2013) Minimum requirements for the diagnosis of psychogenic nonepileptic seizures: A staged approach: A report from the International League Against Epilepsy Nonepileptic Seizures Task Force. Epilepsia 54:2005–2018.

Laux L, Glanzmann P, Schaffner P, Spielberger CD (1981) Das State Trait Angstinventar. Göttingen: Beltz.

Leaffer EB, Jacoby A, Benn E, Hauser WA, Shih T, Dayan P, Green R, Andrews H, Thurman DJ, Hesdorffer D (2011) Associates of stigma in an incident epilepsy population from northern Manhattan, New York City.

Lee SA, Lee SM, No YJ (2010) Factors contributing to depression in patients with epilepsy. Epilepsia 51:1305–1308.

Maguire M, Singh J, Marson A (2018) Epilepsy and psychosis: A practical approach. Pract Neurol 18:106–114.

Manchanda R, Schaefer B, McLachlan RS, Blume WT, Wiebe S, Girvin JP, Parrent A, Derry PA (1996) Psychiatric disorders in candidates for surgery for epilepsy. J Neurol Neurosurg Psychiatry 61:82–89

Mensah SA, Beavis JM, Thapar AK, Kerr M (2006) The presence and clinical implications of depression in a community population of adults with epilepsy. Epilepsy Behav 8:213–219.

Mintzer S, Lopez F (2002) Comorbidity of ictal fear and panic disorder. Epilepsy Behav 3:330–337.

Mula M, Pini S, Cassano GB (2007a) The role of anticonvulsant drugs in anxiety disorders: A critical review of the evidence. J Clin Psychopharmacol 27:263–272.

Mula M, Trimble MR, Sander JW (2007b) Are psychiatric adverse events of antiepileptic drugs a unique entity? A study on topiramate and levetiracetam. Epilepsia 48:2322–2326.

Munger Clary HM (2014) Anxiety and epilepsy: What neurologists and epileptologists should know. Curr Neurol Neurosci Rep 14:445.

Perini GI, Tosin C, Carraro C, Bernasconi G, Canevini MP, Canger R, Pellegrini a, Testa G (1996) Interictal mood and personality disorders in temporal lobe epilepsy and juvenile myoclonic epilepsy. J Neurol Neurosurg Psychiatry 61:601–605.

Rabung S, Hirfst T, Koch U, Wittchen HU, Schulz H (2007) »Hamburger Module zur Erfassung allgemeiner Aspekte psychosozialer Gesundheit für die therapeutische Praxis (HEALTH)« - Psychometrische Überprüfung eines neuen Selbstbeurteilungsinstruments zur multidimensionalen Erfassung psychosozialer Gesundheit. Phys Medizin Rehabil Kurortmedizin 17:133–140.

Rai D, Kerr MP, McManus S, Jordanova V, Lewis G, Brugha TS (2012) Epilepsy and psychiatric comorbidity: A nationally representative population-based study. Epilepsia 53:1095–1103.

Rief W, Hiller W (2008) Screening für somatoforme Störungen: SOMS. Bern: Huber.

Salzberg M, Kumar G, Supit L, Jones NC, Morris MJ, Rees S, O'Brien TJ (2007) Early postnatal stress confers enduring vulnerability to limbic epileptogenesis. Epilepsia 48:2079–85.

Schauer M, Neuner F, Elbert T (2011) Narrative Exposure Therapy (NET). A Short-Term Intervention for Traumatic Stress Disorders (2nd ed.). Cambridge/Göttingen: Hogrefe & Huber.

Sperli F, Rentsch D, Despland PA, Foletti G, Jallon P, Picard F, Landis T, Seeck M (2009) Psychiatric comorbidity in patients evaluated for chronic epilepsy: A differential role of the right hemisphere? Eur Neurol 61:350–357.

Spitzer C, Stieglitz R-D, Freyberger H (2015) Fragebogen zu Dissoziativen Symptomen, 3. Aufl. Bern: Huber.

Steinert T, Baier H, Froscher W, Jandl M (2011) Epileptische Anfälle unter der Behandlung mit Antidepressiva und Neuroleptika. Fortschr Neurol Psychiatr 79:138–143.

193

Swinkels WAM, Kuyk J, de Graaf EH, van Dyck R, Spinhoven P (2001) Prevalence of psychopathology in Dutch epilepsy inpatients: A comparative study. Epilepsy Behav 2:441–447.

Syed TU, Lafrance WC, Kahriman ES, Hasan SN, Rajasekaran V, Gulati D, Borad S, Shahid A, Fernandez-baca G, Garcia N, Pawlowski M, Loddenkemper T, Amina S, Koubeissi MZ (2011) Can Semiology Predict Psychogenic Nonepileptic Seizures? A Prospective Study. Ann Neurol 69:997–1004.

Tellez-Zenteno JF, Patten SB, Jetté N, Williams J, Wiebe S (2007) Psychiatric comorbidity in epilepsy: A population-based analysis. Epilepsia 48:2336–2344.

Volkert J, Gablonski T-C, Rabung S (2018) Prevalence of personality disorders in the general adult population in Western countries: systematic review and meta-analysis. Br J Psychiatry 1–7.

Wingenfeld K, Spitzer C, Mensebach C, Grabe H, Hill A, Gast U, Schlosser N, Hopp H, Beblo T, Driessen M (2010) The german version of the Childhood Trauma Questionnaire (CTQ): Preliminary psychometric properties. PPmP Psychother Psychosom Medizinische Psychol 60:442–450.

Wittchen HU, Jacobi F, Rehm J, Gustavsson A, Svensson M, Jönsson B, Olesen J, Allgulander C, Alonso J, Faravelli C, Fratiglioni L, Jennum P, Lieb R, Maercker A, Os J Van, Preisig M, Salvador-carulla L (2011) The size and burden of mental disorders and other disorders of the brain in Europe 2010. Eur Neuropsychopharmacol 21:655–679.

11 Besondere Patientengruppen, insbesondere ältere Menschen

Christian Brandt

Fallbeispiel 11.1

Bei einer zum Zeitpunkt der Vorstellung in unserer Klinik 73-jährigen Patientin war 13 Jahre zuvor, also im Alter von 60 Jahren, ein Meningeom als Zufallsbefund festgestellt worden.

Zwei Jahre später erlitt sie einen ersten tonisch-klonischen Anfall. Nach einem weiteren Anfall wurde sie auf Valproinsäure eingestellt, der Tumor wurde operativ entfernt.

Sechs Monate nach der Operation traten erneut Anfälle auf. Drei Jahre später verschlechterte sich allmählich ihr Allgemeinzustand mit psychomotorischer Verlangsamung, Antriebsstörung, Nachlassen der kognitiven Leistungsfähigkeit, Abnahme der Gehfähigkeit und letztlich Rollstuhlpflichtigkeit. Es wurde die Diagnose eines Normaldruckhydrozephalus gestellt und ein ventrikulo-peritonealer Shunt implantiert. Der Zustand der Patientin besserte sich jedoch nicht.

Bei Beginn der stationären Behandlung in unserer Klinik nahm die Patientin Valproinsäure in einer Tagesdosis von 1.500 mg (Serumkonzentration 82 µg/ml). Wir stellten Schritt für Schritt auf eine Monotherapie mit Levetiracetam 3.000 mg (Serumkonzentration 25,7 µg/ml) um. Die Patientin wurde rasch wacher und lebhafter, ihr Gedankengang und ihre Sprache flüssiger, die Feinmotorik besser. Wir stellten die Diagnose einer chronischen Valproat-Enzephalopathie. Diese tritt meist bei höheren Dosen bzw. Serumkonzentrationen von Valproinsäure auf. Ihr Beginn ist schleichend mit psychomotorischer Verlangsamung und einem demenziellen Bild. Begleitend können spinocerebelläre oder extrapyramidale Symptome auftreten. Die Besserung nach Absetzen oder deutlicher Dosisreduktion von Valproinsäure tritt oft mit einer längeren Latenz (bis zu mehreren Monaten) auf im Gegensatz zu der bei unserer Patientin beobachteten raschen Besserung. Eine chronische Valproat-Enzephalopathie kann auch bei jüngeren Menschen auftreten, aber bei älteren Patienten ist die Differenzialdiagnose breiter. Die Abgrenzung gegenüber einer Alters-Demenz kann schwierig sein, ebenso die gegenüber anderen Grunderkrankungen wie dem bei unserer Patientin auswärts angenommene Hydrozephalus.

Fallbeispiel 11.2

Bei einer zum Zeitpunkt der Vorstellung in unserer Klinik 69-jährigen Patientin bestand eine langjährige strukturelle Epilepsie bei Z. n. einer

Meningoenzephalitis im Kleinkindalter. Anamnestisch traten wöchentlich ca. 2–3 fokale nicht bewusst erlebte motorische Anfälle auf. Die Patientin hatte zahlreiche Begleiterkrankungen, insbesondere eine Osteoporose, Z. n. tiefer Beinvenenthrombose, arterielle Hypertonie und Hypercholesterinämie.

Als Aufnahmeanlass wurde einerseits die Anfallsfrequenz genannt, andererseits aber Nebenwirkungen der antiepileptischen Medikation mit Übelkeit, Brechreiz und Müdigkeit. Die Müdigkeit sei so stark, dass eine Teilnahme am Tagesgeschehen kaum noch möglich sei. In der Folge habe die Patientin oft zu wenig Flüssigkeit zu sich genommen und sei exsikkiert.

Nach verschiedenen Therapieversuchen war die Patientin auswärts schließlich auf eine antiepileptische dreifach-Kombination aus Zonisamid 400 mg täglich (Serumkonzentration bei Aufnahme 24,5 µg/ml), Lacosamid 400 mg (6,1 µg/ml) und Carbamazepin retard 1.200 mg (Carbamazepin im Serum 10 µg/ml, Carbamazepin-Epoxid 2,1 µg/ml).

Wir sahen bei Aufnahme eine zunächst wache Patientin, die bereits während der Aufnahmeuntersuchung erheblich ermüdete. Sie zeigte verbale Perseverationen, war zur Person und Situation eingeschränkt orientiert, zum Ort und zur Zeit gar nicht. Wir setzten Carbamazepin ausschleichend ab, ohne die Dosis der anderen Antiepileptika zu ändern. Der Grund für dieses Vorgehen lag darin, dass der Enzyminduktor Carbamazepin in Anbetracht der Osteoporose und der internistischen Begleitmedikation (Xipamid, Ramipril, Oxybutynin, Risedronsäure, Cholecalciferol und Edoxaban) als ungünstig anzusehen war. Außerdem sollte die Gesamtmedikamentendosis (»drug-load«) vermindert werden. Das ausschleichende Absetzen von Carbamazepin gelang problemlos. Die Vigilanz der Patientin besserte sich erheblich, sie »verwandelte sich« in eine rüstige ältere Dame, die sich auch zunehmend sicher auf der Stationsebene bewegen konnte.

Die ist ein Beispiel dafür, dass eine antiepileptische Polytherapie gerade bei älteren Menschen vermieden werden sollte.

Ein weiterer Aspekt, der bei unserer Patientin allerdings nicht vorlag, könnte auch die Vermeidung einer Hyponatriämie unter Carbamazepin sein. Bei unserer Patientin war das Serumnatrium bei Aufnahme nur leicht vermindert (134 mmol/l, normal ≥ 135 mmol/l) und bei letzter Kontrolle im unteren Normbereich (136 mmol/l).

Das Wichtigste im Überblick

Ältere Menschen mit Epilepsie haben häufig Begleiterkrankungen, nehmen dementsprechend neben den Antiepileptika weitere Medikamente ein und können besonders empfindlich auf die Medikamente reagieren.

Die medikamentöse antiepileptische Behandlung sollte niedrig dosiert begonnen werden.

> Noch sorgfältiger als bei jüngeren Menschen sollte eine Polytherapie vermieden werden.
> Bei Auftreten kognitiver Einbußen muss geprüft werden, ob es sich um Nebenwirkungen der antiepileptischen Medikation handeln kann.
> Bei Leber- und Niereninsuffizienz hat die Bestimmung der Medikamentenkonzentration im Serum eine besondere Bedeutung.
> Bei renal ausgeschiedenen Medikamenten muss gegebenenfalls die Dosis angepasst werden.

11.1 Ältere Menschen mit Epilepsie

11.1.1 Differenzialdiagnose

Bei Menschen, die in jüngeren Lebensjahren eine Epilepsie entwickelt haben und damit älter geworden sind, wurde die Diagnose in der Regel bereits gestellt. Differenzialdiagnostische Überlegungen kommen dann zum Tragen, wenn im Alter weitere anfallsartige Phänomene auftreten, die vielleicht fälschlich der Epilepsie zugeschrieben werden. Wichtige Differenzialdiagnosen anfallsartiger Zustände im Alter sind: Zerebrale Durchblutungsstörungen (Schlaganfall, transitorische ischämische Attacke), Synkopen und Bewegungsstörungen.

Die häufigste Ursache einer Altersepilepsie, also einer sich im höheren Lebensalter neu manifestierenden Epilepsie, ist ein vorangegangener Schlaganfall. Eine typische Situation ist die, dass ein Patient, der vor einiger Zeit einen Schlaganfall erlitten hatte, unter Verdacht auf eine erneute zerebrale Ischämie ins Krankenhaus eingeliefert wird, diese dann mit bildgebenden Untersuchungen ausgeschlossen und die Diagnose eines ersten epileptischen Anfalls gestellt wird. Damit stellt sich die Frage der Einleitung einer medikamentösen antiepileptischen Therapie. Während früher die Faustregel galt, dass man eine medikamentöse antiepileptische Behandlung erst nach dem zweiten unprovozierten Anfall einleiten sollte, hat sich herausgestellt, dass epileptische Anfälle bei einer durch einen Schlaganfall bedingten zerebralen Läsion ein hohes Rezidivrisiko haben. Hier ist es also sinnvoll, bereits nach einem ersten antiepileptischen Anfall ein Antiepileptikum einzudosieren.

11.1.2 Auswahl eines geeigneten Antiepileptikums für die Ersttherapie

Grundsätzlich folgt die Auswahl der Medikation den gleichen Prinzipien wie auch bei jüngeren Menschen: Enzyminduzierende Antiepileptika sind möglichst ebenso zu vermeiden wie Medikamente mit schlechter kognitiver

Verträglichkeit. Auch Enzyminhibitoren wie Valproinsäure sind allerdings problematisch, z. B. in Kombination mit Cumarinderivaten. Die Enzyminhibition führt zu einem Anstieg der INR mit Blutungsrisiko.

Enzyminduktoren und -inhibitoren und kognitiv beeinträchtigende Medikamente vermeiden.

Ein besonderes Augenmerk sollte auf die Vermeidung von zerebellären Nebenwirkungen wie Schwindel, Sehstörungen und Ataxie gelegt werden. Aufgrund von Begleiterkrankungen wie z. B. einer Polyneuropathie sind ältere Menschen für diese Nebenwirkungen besonders anfällig. Lange Zeit war Lamotrigin dasjenige Medikament, dessen Wirksamkeit und Verträglichkeit bei im Alter neu beginnenden Epilepsie am besten dokumentiert war (Rowan et al. 2005). Mittlerweile kann man Levetiracetam ebenfalls als günstig bewerten. Damit stellt sich, wie auch bei jüngeren Menschen mit Epilepsie, in der Erstbehandlung die Auswahl in der Regel zwischen Lamotrigin und Levetiracetam. Man wird auch bei älteren Menschen einbeziehen, wie aktiv die Epilepsie ist, also bei einer Epilepsie mit schon initial häufigeren Anfällen eher Levetiracetam wählen, bei geringerer Anfallsfrequenz eher Lamotrigin. Zu Kurzportraits ausgewählter Antiepileptika bei älteren Menschen siehe Tabelle 11.1. Meiden sollte man CBZ, OXC und ESL wegen ihrer Hyponatriämieneigung und VPA wegen des Risikos kognitiver Defizite und einer Enzephalopathie. Des Weiteren sollten Enzyminduktoren (PHT, PB, CBZ, schwächer auch OXC, ESL, TPM) sowie Enzyminhibitoren (VPA) gemieden werden wegen potenziell nachteiliger Effekte auf Wirkung und Nebenwirkungen bei Polypharmazie (Cumarine, Chemotherapeutika als prominenteste Beispiele). Lamotrigin und Levetiracetam sind prinzipiell gut geeignet zur Behandlung von Epilepsien bei Alzheimer-Erkrankung (auch bei Menschen mit Down-Syndrom). Levetiracetam dürfte nach klinischer Erfahrung besser auf Myoklonien wirken.

Tab. 11.1:
Antikonvulsiva bei besonderen Patientenpopulationen

Substanz	Anwendung bei älteren Patienten	Niereninsuffizienz	Leberinsuffizienz
Brivaracetam	Eingeschränkte Erfahrung; prinzipiell gut geeignet; Ataxie und Sedierung beachten Eindosierung: Beginn mit 2 x 25 mg, Aufdosierung zunächst nur bis 2 x 50 mg	Keine Dosisanpassung; bei Dialysepatienten nicht empfohlen	Dosisreduktion
Carbamazepin	Ungünstig wg. Enzyminduktion und zerebellärer Nebenwirkungen	Dosisreduktion	Dosisreduktion
Eslicarbazepin	Cave Hyponatriämie und zerebelläre NW; günstige kognitive Verträglichkeit	Dosisreduktion; bei schwerer Niereninsuffizienz nicht empfohlen	Bei leichter und mittelgradiger keine Dosisanpassung, Anwendung bei schwerer nicht empfohlen

Substanz	Anwendung bei älteren Patienten	Niereninsuffizienz	Leberinsuffizienz
Ethosuximid		Dosiserhöhung an Dialysetagen	?
Felbamat		Dosisreduktion	Nicht anwenden aufgrund der Lebertoxizität
Gabapentin	Gut verträglich	Dosisreduktion; bei Dialysepatienten nur an Dialysetagen geben	Keine Aussage in der Fachinformation; nach eigener Einschätzung keine Dosisanpassung aufgrund eines fehlenden hepatischen Metabolismus
Lamotrigin	Gut wirksam und verträglich Eindosierung wie bei Jüngeren, Aufdosierung zunächst nur bis zu einer Serumkonzentration von 4–6 µg/ml, besonders auf zerebelläre Nebenwirkungen achten	Ggf. Dosisreduktion	Dosisreduktion ab Child-Pugh Grad B
Lacosamid	Cave zerebelläre NW; günstige kognitive Verträglichkeit Beginn mit 50 mg, Aufdosierung in Schritten von 50 mg pro Woche, zunächst bis max. 2 x 100 mg	Dosisreduktion bei schwerer Niereninsuffizienz; Zusatzgabe nach Dialyse	Dosisreduktion bei leichter und mittlerer; bei schwerer nicht untersucht
Levetiracetam	Gut wirksam und verträglich Beginn mit 1–2 x 250 mg, wöchentliche Aufdosierung in diesen Schritten	Dosisreduktion; Zusatzgabe nach Dialyse	Bei leichter und mittelgradiger keine Dosisanpassung
Methsuximid		»Mit Vorsicht anwenden«	»Mit Vorsicht anwenden«
Oxcarbazepin	Cave Hyponatriämie und zerebelläre NW; günstige kognitive Verträglichkeit	Dosisreduktion	Bei leichter und mittelgradiger keine Dosisanpassung, bei schwerer »Vorsicht geboten«

Tab. 11.1: Antikonvulsiva bei besonderen Patientenpopulationen – Fortsetzung

199

Tab. 11.1:
Antikonvulsiva bei besonderen Patientenpopulationen – Fortsetzung

Substanz	Anwendung bei älteren Patienten	Niereninsuffizienz	Leberinsuffizienz
Perampanel	Eingeschränkte Erfahrung; prinzipiell gut geeignet; Ataxie und Sedierung beachten	Bei leichter keine Dosisanpassung; bei schwerer und Dialysepatienten nicht empfohlen	Bei leichter und mittelgradiger Dosisanpassung; Anwendung bei schwerer nicht empfohlen
Phenobarbital	Ungünstig wg. Enzyminduktion	Dosisreduktion bei schwerer	Dosisreduktion
Phenytoin	Ungünstig wg. Enzyminduktion und zerebellärer Nebenwirkungen	»Mit Vorsicht anwenden«	»Mit Vorsicht anwenden«
Pregabalin	Gut verträglich	Dosisreduktion; Zusatzgabe nach Dialyse	Keine Dosisanpassung
Primidon	Ungünstig wg. Enzyminduktion	Dosisreduktion	Dosisreduktion; bei schwerer kontraindiziert
Sultiam		Nicht oder mit Vorsicht anwenden	?
Topiramat	Problematisch wg. kognitiver NW	Dosisreduktion; Zusatzgabe nach Dialyse	Ggf. Dosisreduktion bei mäßiger bis schwerer
Valproinsäure	Problematisch wg. Einzyminhibition und kognitiver NW	Ggf. Dosisreduktion	kontraindiziert
Vigabatrin		Dosisreduktion	?
Zonisamid	Problematisch wg. kognitiver NW	Ggf. Dosisreduktion; bei akutem Nierenversagen absetzen	Bei leichter und mittelgradiger Dosisreduktion; Anwendung bei schwerer nicht empfohlen

11.1.3 Status epilepticus bei älteren Menschen mit Epilepsie

Verwirrtheits- oder Dämmerzustände können Symptome eines non-konvulsiven Status epilepticus sein.

Zunächst einmal wird hier auf das entsprechende Kapitel zum Status epilepticus verwiesen. Als Besonderheit bei älteren Menschen ist eine hohe Morbidität und Mortalität festzustellen (Vilella et al. 2018, Details ▶ Hintergrundinformationen 11). Eine symptomatische Genese ist häufig. In differenzialdiagnostischer Hinsicht sind non-konvulsive Staten wichtig. Hier ist in der Regel ein EEG erforderlich, da die klinische Symptomatik sehr subtil sein kann. Differenzialdiagnostisch sind hier Verwirrtheitszustände anderer Ursache, z. B. bei Exsikkose, und delirante Syndrome zu erwähnen.

11.1.4 Erstmanifestation einer generalisierten Epilepsie im höheren Lebensalter

Dieses Phänomen ist zwar selten, aber dennoch gerade deswegen differenzialdiagnostisch wichtig. Hier ist etwa an generalisierte Epilepsien mit myoklonischen Anfällen, z. T. auch Absencen und generalisierten tonisch-klonischen Anfällen zu denken. Die Patienten haben generalisierte interiktuale epilepsietypische Potentiale (Gilliam 2000).

11.2 Leber- und Niereninsuffizienz

Die Pharmakokinetik eines Medikaments wird beeinflusst durch Resorption, Distribution, Metabolismus und Elimination. Entscheidend für den Metabolismus eines Medikaments ist die Leber, die Nieren sind das wichtigste Ausscheidungsorgan (Johannessen Landmark 2012). Dementsprechend können also bei eingeschränkter Leber- bzw. Nierenfunktion Besonderheiten beim Einsatz eines Medikaments zu bedenken sein. Siehe Tabelle 11.1 zu den einzelnen Medikamenten.

Hintergrundinformationen 11

Auswahl der Medikation

1. Bei einer Vergleichsstudie zwischen Lamotrigin, Gabapentin und Carbamazepin war die Anfallskontrolle in allen drei Gruppen ähnlich, jedoch war die Verträglichkeit von Lamotrigin und Gabapentin besser. Die Retentionsrate (die Wirksamkeit und Verträglichkeit zusammenfasst) von Lamotrigin war in dieser Studie besser als die von Gabapentin und diese wiederum besser als die von Carbamazepin (Rowan et al. 2005). Allerdings wurde in dieser Studie mit unretardiertem Carbamazepin verglichen.
2. Bei einer Vergleichsstudie zwischen retardiertem Carbamazepin, Levetiracetam und Lamotrigin war die Ein-Jahres-Retentionsrate von Levetiracetam signifikant höher als die von Carbamazepin. Die Retentionsrate von Lamotrigin lag in der Mitte zwischen den anderen beiden Medikamenten (näher zu Levetiracetam), unterschied sich

---

nicht signifikant von der der Komparatoren (Werhahn et al. 2015). Eine Gegenüberstellung der Retentionsraten findet sich in Abbildung 11.1.

3. Patienten mit der Erstmanifestation einer Epilepsie nach dem Alter von 65 Jahren benötigen niedrigere Dosen von Antiepileptika im Vergleich zu Menschen, die ihre Epilepsie in einem jüngeren Lebensalter entwickelt haben, und haben bessere Aussichten auf Anfallskontrolle (Stefan et al. 2014).

Prognose des Status epilepticus bei älteren Menschen

1. Bei einer retrospektiven Analyse von 90 Fällen eines Status epilepticus bei Menschen im Alter von 70 Jahren oder älter wurde eine Mortalität von 31,2 % festgestellt. Bei 32,2 % wurde zum Entlassungszeitpunkt ein neu aufgetretenes neurologisches Defizit registriert. Risikofaktoren für ein ungünstiges Outcome waren eine akut symptomatische Ätiologie, ein fokal-motorischer Status, die Bewusstseinslage und eine Statusdauer von mehr als zwölf Stunden (Vilella et al. 2018).

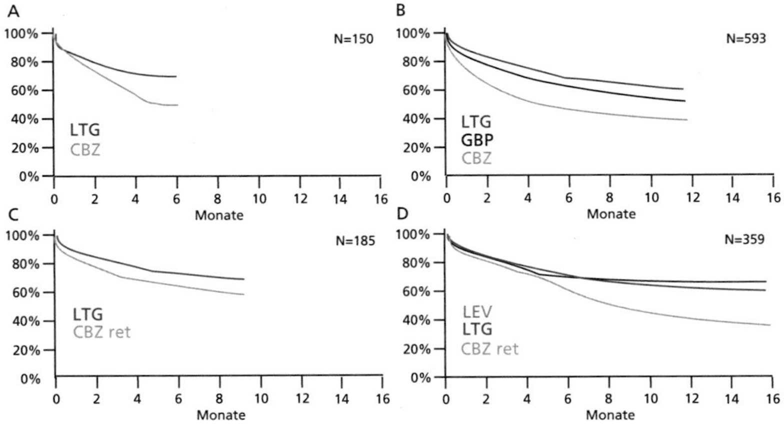

Abb. 11.1: Vergleich der Retentionsraten von Antiepileptika bei älteren Menschen in den vier existierenden prospektiven randomisierten Studien (Abbildung: Christian G. Bien) Geglättete Darstellung der originalen Kaplan-Meier-Kurven. Die Koordinatensysteme sind im Interesse einer besseren Vergleichbarkeit der Studien identisch. A) Brodie MJ et al., Epilepsy Res 1999;37:81. (B) Rowan AJ et al., Neurology 2005;64:1868. (C) Saetre E et al., Epilepsia 2007;48:1292. (D) Werhahn KJ et al., Epilepsia 2015;56:450. CBZ = Carbamazepin; LTG = Lamotrigin; CBZ ret = Carbamazepin retard; LEV = Levetiracetam; GBP = Gabapentin

Epileptische Anfälle und Demenz vom Alzheimer-Typ

1. Epileptische Anfälle treten bei Menschen mit einer Demenz vom Alzheimer-Typ 2-6 Mal häufiger auf als bei Kontrollpersonen im gleichen Alter (Nicastro et al. 2016). Häufig sind bilaterale Myoklonien und tonisch-klonische Anfälle.
2. Obwohl dieses Kapitel sich mit älteren Menschen mit Epilepsie befasst, muss an dieser Stelle auf Menschen mit Down-Syndrom verwiesen werden. Diese haben ein erhöhtes Risiko, bereits in jüngeren Lebensjahren eine Alzheimer-Demenz zu erleiden und in dem Rahmen auch Myoklonien und generalisierte tonisch-klonische Anfälle (▶ Kap. 9).

Psychosoziale Implikationen

1. Bei einer Vergleichsstudie von Menschen mit der Erstmanifestation einer Epilepsie ab dem Alter von 65 Jahren, mit ihrer Epilepsie älter gewordenen Patienten und jüngeren Epilepsiepatienten gaben die älteren Patienten aus beiden Gruppen eine vergleichsweise niedrige Lebensqualität an. Epilepsie-bezogene Ängste, insbesondere im Hinblick auf Stigmatisierung waren besonders bei älteren Menschen mit länger bestehender Epilepsie häufig (May et al. 2015).

Literatur

Gilliam F, Steinhoff BJ, Bittermann HJ, Kuzniecky R, Faught E, Abou-Khalil B (2000) Adult myoclonic epilepsy: a distinct syndrome of idiopathic generalized epilepsy. Neurology 55, 1030-1033.

Johannessen Landmark C, Baftiu A, Tysse I, Valsø B, Larsson PG, Rytter E, Johannessen SI (2012) Ther Drug Monit 34:440-445.

May TW, Pfafflin M, Brandt C, Furatsch N, Schmitz B, Wandschneider B, Kretz R, Runge U, Geithner J, Karakizlis H, Rosenow F, Kerling F, Stefan H (2015) Epilepsy in the elderly: restrictions, fears, and quality of life. Acta Neurol Scand 131 (3), 176-186.

Nicastro N, Assal F, Seeck M (2016) From here to epilepsy: the risk of seizure in patients with Alzheimer's disease. Epileptic Disorders 18(1), 1-12.

Rowan AJ, Ramsay RE, Collins JF, Pryor F, Boardman KD, Uthman BM, Spitz M, Frederick T, Towne A, Carter GS, Marks W, Felicetta J, Tomyanovich ML, the VA Cooperative Study 428 Group (2005) New onset geriatric epilepsy: A randomized study of gabapentin, lamotrigine, and carbamazepine. Neurology 64(11), 1868-1873.

Stefan H, May TW, Pfafflin M, Brandt C, Furatsch N, Schmitz B, Wandschneider B, Kretz R, Runge U, Geithner J, Karakizlis C, Rosenow F, Kerling F (2014) Epilepsy in the elderly: comparing clinical characteristics with younger patients. Acta Neurol Scand 129(5), 283-293.

Vilella L, Gonzalez Cuevas M, Quintana Luque M, Toledo M, Sueiras Gil M, Guzman L, Salas Puig J, Santamarina Perez E (2018) Prognosis of status epilepticus in elderly patients. Acta Neurol Scand 137(3), 321-328.

Werhahn KJ, Trinka E, Dobesberger J, Unterberger I, Baum P, Deckert-Schmitz M, Kniess T, Schmitz B, Bernedo V, Ruckes C, Ehrlich A, Kramer G (2015) A randomized, double-blind comparison of antiepileptic drug treatment in the elderly with new-onset focal epilepsy. Epilepsia 56(3), 450-459.

12 Semiologie

Susanne Fauser und Matthias Hoppe

Fallbeispiel 12.1: hyperkinetisch *versus* psychogen

Bei der 30-jährigen Verwaltungsangestellten traten seit fünf Jahren anfallsartige »Störungen« auf. Sie selbst beschrieb diese »Störungen« wie folgt: »Ich bekomme eine innere Unruhe, dann ein Gefühl der Luftnot, ich wirble mit den Händen und bewege mich hin und her.« Häufig komme es zum Einnässen. Dies fand die Patientin besonders peinlich, weil es auch manchmal bei der Arbeit passierte und der Bürostuhl nass wurde. Oft komme es jedoch auch nachts aus dem Schlaf heraus zu solchen Zuständen. Allenfalls zu Beginn dieser Anfälle könne die Reaktionsfähigkeit eingeschränkt sein, meistens bekomme sie alles mit. Die Dauer der Episoden sei kurz, wenige Sekunden. Die Episoden seien häufig, oft sogar mehrmals pro 24 Stunden. Da wiederholte EEGs und MRTs als unauffällig befundet wurden, erwog man neben einer Epilepsie auch eine psychogene Störung. Die Patientin hatte zudem nicht gut von der antiepileptischen Medikation profitiert. Mittlerweile wurden mindestens vier verschiedene Antiepileptika eingesetzt. Eine stationäre psychosomatische Behandlung wurde durchgeführt, wovon sie durchaus etwas profitiert hätte. Eine erneute Untersuchung in einem Schlaflabor wegen der Durchschlafstörungen im Rahmen der nächtlichen Ereignisse ließ jedoch wieder den Verdacht auf eine Epilepsie aufkommen. Deshalb wurde die Patientin auf unsere Station für Differentialdiagnostik aufgenommen. Mittels Video-EEG konnten mehrere klinische Ereignisse aus dem Schlaf heraus aufgezeichnet werden. Diese entsprachen semiologisch hyperkinetischen Anfällen (»prustende« ungeformte Vokalisation, Wälzbewegungen, proximale, strampelnde Beinbewegungen, Dauer wenige Sekunden, sofortige Reorientierung). Das EEG war interiktual unauffällig bzw. wegen Artefaktüberlagerung iktual nicht interpretierbar. Eine dünngeschichtete MRT-Bildgebung mit dem 3-Tesla-Gerät zeigte eine kleine fokale kortikale Dysplasie links fronto-medial. Nach einem ausführlichen prächirurgischen Video-EEG-Monitoring erfolgte ein epilepsiechirurgischer Eingriff (erweiterte Läsionektomie). Seither ist die Patientin anfallsfrei und hat die Medikation schrittweise reduzierend abgesetzt.

Das Fallbeispiel 12.1 zeigt, dass anhand der charakteristischen Semiologie (▶ Kap. 12.2 ▶ Hyperkinetische Anfälle) trotz des unauffälligen EEGs und des zunächst vermeintlich unauffälligen MRTs die Diagnose einer

Epilepsie gestellt werden konnte. Für epileptische und eher gegen psychogene Anfälle sprachen folgende Kriterien: stereotyper Ablauf der Anfälle, Auftreten aus dem Schlaf heraus, Enuresis, kurze Dauer der Anfälle, keine psychiatrische Komorbidität.

In diesem Falle hat vor allem die Semiologie zur Diagnosestellung geführt, woraufhin dann eine adäquate Therapie eingeleitet werden konnte und die Patientin nun seit mehreren Jahren symptomfrei ist.

Fallbeispiel 12.2: Absence *versus* fokale nicht bewusst erlebt mit Automatismen

Die 22-jährige Patientin hatte seit dem 18. Lebensjahr kurze Aussetzer von geschätzt ca. 30 Sekunden, bei denen sie areagibel war. Selten kam es auch zu tonisch-klonischen Anfällen. Die Familienanamnese war bezüglich Epilepsien leer.

Eine genaue Fremdanamnese ergab, dass sie während der kurzen Aussetzer stereotype Bewegungen mit den Händen machte (»sie spiele mit den Fingern«) und manchmal auch Schaukelbewegungen mit dem Oberkörper durchführte. Die MRT-Bildgebung zeigte eine Raumforderung (v. a. niedrig-gradigen Tumor) in der rechten Amygdala. Im Video-EEG-Monitoring fanden sich passend hierzu interiktuale epilepsietypische Muster rechts temporal und iktual Anfallsmuster rechts fronto-temporal, welche bis zu einer Minute andauerten.

Auch wenn die Anamnese wegen der Kürze der Aussetzer an Absencen denken ließ, verwies die genaue Fremdanamnese auf fokale nicht bewusst erlebte Anfälle mit Automatismen (stereotype Handbewegungen und Schaukeln mit dem Oberkörper). Das Erstmanifestationsalter erscheint ebenfalls für Absencen schon etwas zu spät. Die Dauer von 30 Sekunden bis einer Minute ist für Absencen zu lange. Das Vorliegen einer fokalen Epilepsie wurde durch das Video-EEG-Monitoring und durch die MRT-Bildgebung bestätigt. Bei der Patientin wurde wegen Pharmakoresistenz ein epilepsiechirurgischer Eingriff durchgeführt (erweiterte Läsionektomie), Histologie Gangliogliom WHO Grad I. Seither ist sie anfallsfrei.

Das Wichtigste im Überblick

- Semiologie bedeutet Lehre der charakteristischen Krankheitszeichen und spielt bei der Diagnosestellung und Klassifikation von epileptischen Anfällen eine wichtige Rolle.
- Man unterscheidet grundsätzlich Anfälle mit fokalem, generalisiertem oder unbekanntem Beginn.
- Fokale Anfälle unterteilt man in motorische Anfalle und nichtmotorische Anfälle:

Zu den motorischen Anfällen zählen u. a. klonische, tonische, myo-klonische, atonische und hyperkinetische Anfälle sowie solche mit Automatismen. Zu den nichtmotorischen Anfällen gehören Auren, kognitive, emotionale und autonome Anfälle sowie Anfälle mit Verhaltensarrest.

- Anfälle mit generalisiertem Beginn können sich ebenfalls mit moto-rischen (tonisch-klonisch, myoklonisch, tonisch, atonisch) oder nicht-motorischen Symptomen (Absencen) äußern.
- Die Gliederung der Semiologie anhand anatomischer Lage des An-fallsbeginns umfasst Frontallappen-, Temporallappen-, Parietallappen- und Occipitallappenanfälle.
- Bei der Abgrenzung epileptischer gegenüber psychogener Anfälle helfen eine Vielzahl semiologischer Kriterien. Das wichtigste Kriteri-um, welches für psychogene Anfälle spricht, sind die geschlossenen Augen während des Anfalls.

12.1 Einleitung

Semiologie bedeutet Lehre der charakteristischen Krankheitszeichen.

Die Semiologie spielt bei der Diagnosestellung und Klassifikation von epileptischen Anfällen eine entscheidende Rolle.

Semiologie bedeutet Symptomatologie; Lehre der charakteristischen Krank-heitszeichen. Sie ist in der Epileptologie aus verschiedenen Gründen sehr wichtig:

- Die Semiologie ist nach wie vor ein unersetzlicher, wenn nicht sogar der wichtigste Aspekt bei dem Bemühen, epileptische Anfälle zu diagnosti-zieren und von anderen anfallsartigen Ereignissen wie Synkopen (insbe-sondere konvulsiven Synkopen) oder psychogenen, nichtepileptischen (dissoziativen) Anfällen abzugrenzen.
- Anhand der Semiologie können epileptische Anfälle klassifiziert werden. Wichtig ist vor allem die Einteilung in solche mit fokalem und solche mit generalisiertem Beginn, da dies Konsequenzen für die Behandlung hat.
- Durch eine eigen- und fremdanamnestisch genau erhobene oder per Video aufgenommene Semiologie lassen sich häufig Rückschlüsse darauf ziehen, wo Anfälle innerhalb des Gehirns entstehen bzw. sich auch im weiteren Verlauf abspielen. Dies hat vor allem in der prächirurgischen Diagnostik eine große Bedeutung.

Im Zuge der jetzt weitgehenden Verfügbarkeit von Videoaufzeichnungen im stationären Bereich der Epilepsiediagnostik und -therapie, aber auch für Laien mittels Smartphone-Videoaufzeichnungen liegen heutzutage bessere Möglichkeiten vor, die Anfallssemiologie exakt und umfassend zu erfassen. Damit hat ihre Bedeutung in der Epilepsiediagnostik eher zugenommen, trotz der raschen Fortschritte der modernen bildgebenden Verfahren wie hochauflösender MRT-Diagnostik und der zunehmenden Verbreitung von Langzeit-EEG-Aufzeichnungen.

Es folgt eine Definition bzw. Deskription der Semiologie epileptischer Anfälle. Zugrunde gelegt werden, soweit nicht anders angegeben, die neueste operationale Klassifikation der Anfallsformen durch die Internationale Liga gegen Epilepsie in ihrer deutschen Übersetzung (Fisher et al. 2018a und b) und die Beschreibung der Anfallstypen durch die Internationale Liga (https://www.epilepsydiagnosis.org/seizure/seizure-classification-groupoverview.html, Zugriff am 17.07.2019), ohne dass diese Publikationen bei jeder Einzelaussage erneut zitiert werden.

Ein Anfall ist definiert als ein vorübergehendes Auftreten von Symptomen und/oder Zeichen aufgrund abnormal exzessiver oder synchroner neuronaler Aktivität im Gehirn (Fisher et al. 2005). Diese Symptome sind äußerst vielfältig und unterschiedlich in Abhängigkeit von der durch iktuale epileptische Aktivität aktivierten Hirnregion (Konzept der symptomatogenen Region, Rosenow und Lüders 2001). Hierfür werden epileptische Anfälle drei unterschiedlichen Hauptgruppen zugeordnet:

- Anfälle mit fokalem Beginn
- Anfälle mit generalisiertem Beginn
- Anfälle mit unbekanntem Beginn

Die Semiologie allein erlaubt häufig, aber nicht immer eine Zuordnung zu einer der Gruppen, weswegen dann apparative Untersuchungsmethoden hinzugezogen werden müssen.

12.2 Fokale Anfälle

Die ersten klinischen Zeichen sind in der Regel die, die vom Kortex der Anfallsursprungszone generiert werden, und damit die wichtigsten zur Identifizierung der Lage des epileptischen Fokus. Weiterhin ist für den Patienten und seine Gefährdung durch Anfälle wichtig, ob sein Bewusstsein aufgehoben oder beeinträchtigt ist. Deshalb erfolgt eine Dichotomie der fokalen Anfälle in solche ohne Beeinträchtigung des Bewusstseins und solche mit Beeinträchtigung bis hin zur Aufhebung des Bewusstseins. Dieses ist operational definiert in dem Sinne, ob der Patient in der Lage ist anschließend zu berichten, was im Anfall geschah. In einer früheren Anfallsklassifikation galt auch die Unfähigkeit, im Anfall mit der Umgebung sinnvoll zu interagieren, als Ausweis einer Bewusstseinsstörung (Commission 1981). Dies kann z. T. im Rahmen einer reinen Beobachtung des Patienten festgestellt werden oder durch gezieltes Testen durch unterschiedliche Aufgaben. Bei nicht bewusst erlebten fokalen Anfällen schließt sich in der Regel eine postiktuale Reorientierungsphase an, für die wie für den Anfall

Bei fokalen Anfällen wird unterschieden:

- Bewusstsein beeinträchtigt oder nicht
- motorische Symptome vorhanden oder nicht

Zu den motorischen Anfällen zählen u. a. klonische, myoklonische, tonische, atonische und hyperkinetische Anfälle, Anfälle mit Automatismen und bilateral tonisch-klonische Anfälle.

selbst eine Amnesie besteht, die z. T. ähnlich wie der Anfall selbst imponiert, sodass der Übergang vom iktualen in den postiktualen Zustand schwierig bis nicht bestimmbar ist, und mitunter erheblich länger dauern kann. Bedingt durch Propagation der iktualen Aktivität aus der Ursprungszone in andere Areale der Hemisphäre oder zur kontralateralen Hemisphäre kann sich zeitlich eine Abfolge unterschiedlicher Symptome entwickeln bis hin zum Übergang in einen bilateralen tonisch-klonischen Anfall.

Aufgrund des einfachen Erfassens und der oft beeindruckenden Symptome werden fokale Anfälle weiterhin unterteilt in solche, die mit motorischen Phänomenen starten und solche, bei denen dies nicht der Fall ist.

12.2.1 Motorische Anfälle

Diese sind charakterisiert durch Zu- oder Abnahme von Muskelaktivität. Einfache oder komplexere Bewegungen entstehen in Abhängigkeit von den beteiligten Muskeln/Muskelgruppen.

Kloni

Dies sind rhythmische anhaltende Bewegungsmuster einer Extremität, Teilen von ihr oder einer Körperseite (Hemiklonien). Sie stellen kein physiologisches Innervationsmuster dar, weil sowohl Agonisten als auch Antagonisten synchron aktiviert werden und der Bewegungseffekt durch den/die stärkeren Muskeln erzeugt wird (Hamer et al. 2003). Bei einer iktualen Propagation entlang des motorischen Homunculus wird ein »Jackson-March« erzeugt, z. B. Beginn mit Fingerkloni, dann Ausbreitung auf Armmuskeln, dann Gesichtsmuskeln. Kloni haben ähnlich wie Nystagmus eine schnellere Phase (Kontraktion) und eine längere Phase (Erschlaffung).

Tonische Anfälle

Eine anhaltende, Sekunden bis Minuten dauernde Erhöhung des Tonus eines Muskels/einer Muskelgruppe ist Kennzeichen tonischer Anfälle.

Tonische Anfälle mit *dystoner* Komponente lassen abnorme Haltungen, z. B. der Finger einer Hand entstehen.

Myoklonische Anfälle

Anfälle bestehen aus schnellen Muskelkontraktionen, einzeln oder arrhythmisch in kurzen Abfolgen.

Atonische Anfälle

Plötzlicher Verlust oder Abnahme des Muskeltonus ohne vorausgehende myoklonische oder tonische Aktivität führt zu atonischen Anfällen des Kopfes, Rumpfes oder Gliedern.

Paresen/Paralysen

Motorische Anfälle mit Paresen/Paralysen sind gekennzeichnet durch Schwäche oder vollständige Lähmung von Muskeln bzw. Muskelgruppen.

Epileptische Spasmen

Epileptische Spasmen bestehen aus abrupter Flexion dann Extension proximaler und trunkaler Muskeln, typischerweise serienhaft ablaufend (»Blitz-Nick-Salaam-Krämpfe«).

Hyperkinetische Anfälle

Sie wurden früher »hypermotorische Anfälle« genannt. Sie betreffen proximale Extremitätenmuskeln oder axiale Muskelgruppen und imponieren als heftige, schnelle Bewegungen wie Radfahren, Schlagen der Arme, Becken- und Rumpfbewegungen wie Wälzen, Drehen und Schleudern.

Anfälle mit Automatismen

Diese weisen koordinierte, repetitive Bewegungen auf, die Willkürmotorik ähneln können, obwohl sie nicht intendiert sind. *Orofaziale* Automatismen wie Schmatzen, Kauen, Schlucken, Lippenbewegungen, Blinzeln. Ein- oder beidseitige *Handautomatismen* wie Greifen, Nesteln, Fummeln. *Beinautomatismen* umfassen Aktivitäten wie Gehen, Rennen, Scharren. Im Unterschied zu hyperkinetischen Anfällen sind diese Aktivitäten weniger wild und ungestüm, sondern gleichen mehr normalen Bewegungsmustern. *Vokale* Automatismen bestehen aus Grunzen, Brummen oder Quieken, *verbale* aus einzelnen oder repetitiven Worten, Phrasen oder Satzteilen. Es gibt auch Automatismen, die ein *sexuell* anmutendes Verhalten zeigen. Andere Automatismen umfassen Kopfnicken oder Ausziehen.

Dysarthrie/Anarthrie

Anfälle mit Dysarthrie/Anarthrie betreffen die Artikulation, sodass das Sprechen schlecht artikuliert und verwaschen bei ungestörter Sprachfunktion ist.

Versivanfälle

Versivanfälle bestehen aus einer anhaltenden, maximalen, erzwungen wirkenden Blick-, Kopf- und/oder Rumpfrotation, die z. T. initial klonischen Charakter haben kann. Sie weist auf einen epileptogenem Herd kontralateral zur Versionsseite hin.

Bilaterale motorische Anfälle

Bilaterale motorische Anfälle sind anzutreffen bei bestimmten Frontallappen-Anfällen und bestehen aus oft asymmetrischen Haltungseinnahmen wie Fechterstellung, bei der die kontralaterale obere Extremität gesteckt, der ipsilaterale Arm gebeugt und abduziert und der Kopf kontralateral zum Anfallsfokus rotiert sind. Die M2e-Schablone besteht aus kontralateraler Schulterabduktion, Ellenbogenflexion und Kopfwendung zum betroffenen Arm. Das Zeichen der vier besteht aus Streckung der kontralateralen oberen Extremität und ipsilateraler Armbeugung im Ellenbogen (Unnwongse et al. 2012). Bei sekundärer Ausbreitung kann es zum *fokal zu bilateralem tonisch-klonischem Anfall* kommen.

Epilepsia partialis continua

Epilepsia partialis continua ist ein myoklonischer oder klonischer Status epilepticus, meist im Hand- oder Gesichtsbereich, bei dem auch ein »Jackson-March« auftreten kann.

Ein fokaler Anfall kann weitergehen bei Propagation iktualer Hirnaktivität in größere und bilaterale neuronale Netzwerke und von einem *fokal zu bilateralem tonisch-klonischem Anfall* werden (früher: sekundär generalisierter tonisch-klonischer Anfall). Das Bewusstsein ist beeinträchtigt. Es kommen erst tonische, dann klonische Symptome vor. Klare fokale Anfälle unterschiedlicher Art können zuvor erkennbar sein. Oder die Propagation iktualer Aktivität ist so schnell, dass kein fokaler Anfallstyp erkennbar ist. Die Abgrenzung zu generalisierten tonisch-klonischen Anfällen ist manchmal nicht möglich. Asymmetrien in Form von stärkerer Ausprägung motorischer Phänomene auf einer Seite oder Kopf-/Augenwendungen zu einer Seite, die von Anfall zu Anfall konsistent sind, legen den Verdacht auf sekundäre Generalisation nahe.

12.2.2 Auren

Bei Auren handelt es sich um Anfälle mit subjektiven Empfindungen/Erfahrungen.

Hierbei handelt es sich um subjektive Erfahrungen (sensorisch, emotional, autonom, kognitiv). Sie entsprechen der initialen Anfallsentladung im Gehirn. Sie können isoliert auftreten oder fortschreiten zu motorischen Anfällen, Anfällen mit Bewusstseinsveränderungen oder bilateral tonisch-klonischen Anfällen. Auch wenn dieser Begriff in der neuesten Anfallsklassifikation nicht mehr empfohlen wird, so halten wir ihn doch für so gehaltvoll und nützlich, dass wir ihn weiterhin verwenden; auch die ILAE nutzt den Begriff noch (https://www.epilepsydiagnosis.org/seizure/sensory-overview.html, Zugriff am 17.07.2019).

Sensorischer Anfall

Ein fokal sensorischer Anfall besteht aus einer subjektiven Wahrnehmung des Patienten, die nur ihm und keinem Beobachter zugänglich ist.

Man kann unterteilen in *somatosensorische* Phänomene wie Kribbeln, Ameisenlaufen, Brennen, Schmerzen, Taubheit (kontralateraler sensomotorischer Kortex).

Visuelle Auren

Phänomene wie *elementare* Halluzinationen in Form von Blitzen, flackernden Lichtern oder Farben, einfachen Mustern, Skotomen Blindheit werden generiert im visuellen Kortex des Occipitallappens und treten im kontralateralen Gesichtsfeld auf. Komplexe visuelle Halluzinationen wie Sehen von Bildern oder Situationen werden den kognitiven Anfällen zugerechnet.

Auditorische Anfälle

Symptome bestehend aus Summen, Klingeln Trommeln und einzelnen Tönen und weisen auf den lateralen superioren Temporallappenanteil.

Olfaktorische Anfälle

Weiter gibt es olfaktorische Phänomene in Form von Geruchsempfindungen, die meist unangenehm sind (medio-temporaler oder orbitofrontaler Kortex).

Gustatorische Auren

Diese bestehen aus Geschmacksempfindungen sauer, bitter, salzig, süß oder metallisch (Insula und parietales Operculum).

Vestibuläre Symptome

Vstibuläre Symptome wie Schwindel, Drehgefühl involvieren den parietalen Kortex, die temporo-parieto-occipitale Verbindung oder den parieto-temporalen Kortex.

Weitere sensorische Phänomene sind Heiß-Kalt-Empfinden oder zephale Wahrnehmungen wie ein Benommenheitsgefühl oder Kopfschmerzen.

12.2.3 Kognitive Anfälle

Bei fokalen kognitiven Anfällen können kognitive Symptome im Sinne eines Defizits einzelner kognitiver Funktionen oder eines positiven Phänomens auftreten. Da im Allgemeinen kognitive Funktionen bei Anfällen mit Alteration des Bewusstseins beeinträchtigt sind, sollte die spezielle kognitive Auffälligkeit hervorstechen und gegebenenfalls durch entsprechende Testprozeduren nachzuweisen sein. Folgende distinkte Symptome können auftreten.

Expressive Dysphasie/Aphasie

Patienten wissen, was sie sagen möchten, können dies jedoch nicht ausdrücken.

Rezeptive Dysphasie/Aphasie

Unfähigkeit, Gesprochenes zu verstehen bei unbeeinträchtigter Bewusstseinslage (Parieto-Temporallappenbereich).

Anomie

Benennstörung auch für Alltagsdinge.

Auditorische Agnosie

Unfähigkeit, Geräusche (z. B. Haustürklingel) zu erkennen und zuzuordnen.

Leitungsaphasie

Unfähigkeit, Gesprochenes zu wiederholen, bei erhaltener Sprachproduktion und Sprachverständnis.

Dyslexie/Alexie

Unfähigkeit, zu lesen (Parieto-Temporallappen).

Gedächtnisstörung

Unfähigkeit, sich Ereignisse während des Anfalls zu merken.

Déjà vu/jamais vu

Gefühle der Vertrautheit mit einer noch nicht erlebten Situation oder der Fremdheit einer schon erlebten Situation.

Halluzination

Es handelt sich um komplexe visuelle, komplexe auditorische oder andere sensorische Wahrnehmungen ohne Anwesenheit entsprechender externer sensorischer Stimuli. Sie können von Emotionen begleitet sein wie Angst oder von paranoiden Gedanken (Verfolgung, Verdacht, Misstrauen).

Illusion

Veränderte Wahrnehmung visueller, auditorischer und anderer sensorischer Phänomene.

Dissoziation

Gefühle der Entfremdung vom Selbst oder der Umgebung.

Zwangsdenken

Anwesenheit aufdringlicher Gedanken, Ideen (selten vorkommend, dem Frontallappen zugeordnet).

Dyskalkulie/Akalkulie

Unfähigkeit zu rechnen (dominanter Parieto-Temporallappenbereich).

Dysgraphie/Agrafie:

Schwierigkeiten zu schreiben (dominanter Parieto-Temporallappenbereich).

Rechts-Links-Konfusion

Es besteht eine Unfähigkeit, rechts und links zu unterscheiden (dominanter Parieto-Temporallappenbereich).

Neglect

Ein Unvermögen, auf Stimuli für die kontralaterale Seite adäquat zu reagieren bzw. diese wahrzunehmen (nichtdominanter Parietallappen).

12.2.4 Fokale emotionale Anfälle

Sie sind charakterisiert durch Veränderungen der Stimmung oder Emotion, oder dem Auftreten veränderter Emotion ohne subjektive Emotion. Dies

Emotionale Anfälle zeichnen sich durch eine veränderte Stimmung aus: Angst, Freude, Lachen, Weinen oder Wut.

emotionalen Anfälle können mit oder ohne objektivierbare klinische Zeichen sichtbar für andere auftreten. Sie können unterschieden werden in:

Anfälle mit Furcht, Angst, Panik

Sie sind meist unangenehmer Natur. Entstehen in medialen temporalen Netzwerken, besonders Amygdala. Sie unterscheiden sich von Panikattacken durch alteriertes Bewusstsein, begleitende Automatismen.

Anfälle mit Lachen (gelastisch)

Es handelt sich um Ausbrüche von Lachen, Kichern ohne begleitende Emotion von Glück (freudlos). Sie sind charakteristisch für hypothalamische Hamartome, aber auch möglich bei Anfällen aus dem Frontal- oder Temporallappen.

Anfälle mit Weinen

Sie sind charakterisiert durch stereotypes Weinen, können von Tränen und traurigem Gesichtsausdruck begleitet sein. Subjektives Empfinden von Traurigkeit kann präsent sein. Sie treten auf bei hypothalamischen Hamartomen (dann meist mit gelastischen Anfällen zusammen). Auch möglich bei Anfällen aus Frontal- oder Temporallappen. Weinen ist eher selten bei epileptischen Anfällen, häufiger bei nichtepileptischen Anfällen.

Anfälle mit Freude/Vergnügen

Sie sind charakterisiert durch positives emotionales Erleben mit Freude, Glückseligkeit, Vergnügen, Wohlfühlen, Ekstase. Selten, bei Anfällen im vorderen insulärem Kortex.

Anfälle mit Wut

Sie sind charakterisiert durch Anwesenheit von Ärger, Wut, kann von aggressivem Verhalten begleitet sein. Selten, bei Anfällen aus präfrontalen oder medial-temporalen Regionen.

12.2.5 Fokale autonome Anfälle

Autonome Anfälle gehen mit Veränderungen des vegetativen Nervensystems einher wie Änderungen der Herzfrequenz, der Hautfarbe, der Atmung oder der Pupillenweite.

Es sind Anfälle mit Veränderungen in Systemen, die durch das autonome Nervensystem kontrolliert werden. Sie können mit oder ohne objektivierbare klinische Zeichen auftreten. Sie können unterteilt werden in:

Anfälle mit Palpitationen, Tachy- oder Bradykardie, Asystolie

Eine iktuale Asystolie von genügend langer Dauer (> 5 Sekunden) um reduzierte zerebrale Perfusion zu bewirken, kann zu Körpertonusverlust, Versteifung oder tonisch-klonischen Bewegungen führen.

Anfälle mit epigastrischen Sensationen

Es handelt sich um abdominelle Missempfindungen, Leeregefühl, Engegefühl, Hunger, können aufsteigen zum Thorax oder zur Kehle, oder Übelkeit, Erbrechen (oder andere gastriontestinale Phänomenen). Sie werden typischerweise im medialen Temporallappen generiert.

Weitere Formen

Anfälle mit Blässe oder Erröten
Anfälle mit Hypo- oder Hyperventilation, veränderter Atmung
Anfälle mit Piloerektion
Anfälle mit Erektion
Anfälle mit Urin-/Stuhldrang
Anfälle mit Tränenbildung
Anfälle mit Pupillendilatation/-konstriktion

Anfälle mit Verhaltensarrest (Innehalten)

Sie sind charakterisiert durch eine Abnahme motorischer Aktivität bis zum Stillhalten. Das Innehalten muss anhaltendes und dominierendes Symptom während des ganzen Anfalls sein.

Anfälle mit Innehalten sind durch eine Abnahme der motorischen Aktivität charakterisiert.

12.3 Anfälle mit generalisiertem Beginn

Diese Anfälle entstehen in einem Areal innerhalb bilateraler Netzwerke und breiten sich schnell in diesen aus. Diese Netzwerke können kortikale und subkortikale Netzwerke umfassen. Der gesamte Kortex muss nicht notwendigerweise betroffen sein. Obwohl der Beginn einzelner Anfälle lokalisiert erscheinen kann, gibt es keinen konsistenten Beginn hinsichtlich Lokalisation und Lateralisation für alle Anfälle. Generalisierte Anfälle können unterschieden werden in solche mit motorischem und nichtmotorischem Beginn.

Anfälle mit generalisiertem Beginn entstehen in einem Areal innerhalb bilateraler Netzwerke und breiten sich schnell in diesen aus.

12.3.1 Anfälle mit motorischen Symptomen

Sie umfassen: tonisch-klonisch und Varianten, tonisch, atonisch, myoklonisch, myoklonisch-atonisch und epileptische Spasmen.

Generalisierte tonisch-klonische Anfälle

Generalisierte Anfälle mit motorischen Symptomen umfassen tonisch-klonische, tonische, atonische, myoklonische, myoklonisch-atonische Anfälle und epileptische Spasmen.

Diese sind bilaterale und symmetrische generalisierte Anfälle, die mit Bewusstseinsverlust einhergehen. Der tonisch-klonische Anfall besteht aus einer tonischen (bilateral erhöhter Muskeltonus, Dauer Sekunden bis mehrere Minuten) und dann klonischer Phase (bilaterales anhaltendes rhythmisches Zucken), typischerweise in dieser Reihenfolge. Variationen wie klonisch-tonisch-klonisch und myoklonisch-tonisch-klonisch können ebenso vorkommen.

Generalisiert tonisch-klonische Anfälle zeigen folgende Charakteristika:

Sie involvieren den Hirnstamm sowie präfrontale und Basalganglien-Strukturen. Beim iktualen Beginn wirken vorwiegend disinhibitorische Mechanismen. Während der klonischen Phase kommt es zur graduellen, periodischen Entwicklung hemmender Mechanismen. Prodromi wie Irritabilität, Konzentrationsstörungen, Ängstlichkeit, sind auf Veränderungen kortikaler Exzitabilität zurück zu führen und entsprechen nicht Auren.

Während der tonischen Phase kommt es initial zu einem kurzen Flexorspasmus der axialen Muskulatur dann dem der Extremitäten. Es treten Bewusstseinsverlust, Augendeviation nach oben, Pupillendilatation auf. Dann folgt eine tonische Streckung zuerst der axialen, dann der Extremitätenmuskulatur mit einem tonischen Mundschluss mit Zungenbiss. Die Kontraktion respiratorischer Muskeln führt zu einem Schrei. Durch die Apnoe während der tonischen Phase entwickelt sich eine progressive Zyanose. Autonome Symptome sind prominent wie Anstieg von Puls und Blutdruck, profuses Schwitzen, tracheobronchiale Hypersekretion. Der Harnblasendruck steigt, der Sphinktertonus ist aber auch hoch.

Während der sich anschließenden klonischen Phase entwickelt sich graduell ein Vibrieren/Tremor, der sich verlangsamt von 8 Hz auf 4 Hz. Er entwickelt sich weiter in Zyklen mit Inhibition und Rückkehr der tonischen Kontraktion (Wechsel von Atonie und Flexorspasmen). Jeder Zyklus ist begleitet von Pupillenkonstriktion und -dilatation. Die atonischen Perioden werden zunehmend länger bis zur letzten Zuckung. Es kommt zum Einnässen bei Erschlaffung des Sphinkters. Die Dauer beträgt 1–2 Minuten.

Generalisierte tonisch-klonische Anfälle sind integraler Bestandteil bei Fieberkrämpfen, Juveniler myoklonischer Epilepsie, genetisch-generalisierter Epilepsie mit Aufwach-Grand-Mal, Juveniler Absencen-Epilepsie. Sie sind auch vorhanden bei strukturellen Epilepsien, sowohl fokalen, multifokalen und generalisierten, wie z. B. beim Lennox-Gastaut-Syndrom.

Klonische Anfälle

Sie zeigen bilaterale anhaltende rhythmische Zuckungen mit Bewusstseinsverlust. Sie unterscheiden sich von repetitiven myoklonischen Anfällen durch die Regelmäßigkeit (Rhythmizität) der Zuckungen und durch den begleitenden Bewusstseinsverlust. Repetitive serielle myoklonische Anfälle (z. B. beim myoklonischen Status epilepticus) sind assoziiert mit irregulärem Zucken, häufig mit zumindest partiell erhaltenem Bewusstsein. Obwohl Asymmetrien wie Kopf- und Augendeviation bei einem Anfall mit generalisiertem Beginn vorkommen können, sollten bei Auftreten konsistenter fokaler Merkmale (bei einer Vielzahl von Anfällen) ein sekundär generalisierter tonisch-klonischer Anfall (fokal zu bilateral tonisch-klonischer Anfall) oder ein fokaler bilateral motorischer Anfall in Betracht gezogen werden.

Generalisierter tonischer Anfall

Er umfasst einen bilateral erhöhten Muskeltonus typischerweise wenige Sekunden bis zu einer Minute anhaltend. Sie treten oft aus dem Schlaf heraus auf und in Serien unterschiedlicher Intensität. Üblicherweise ist das Bewusstsein aufgehoben. Initial kann ein Schrei infolge Exspiration ausgestoßen werden. Bei ausgeprägterer Versteifung kann ein »Vibrieren« des Körpers auftreten, das nicht mit Kloni zu verwechseln ist. Tonische Anfälle treten oft bei kognitiv beeinträchtigten Personen auf. Tonische Anfälle sind ein Anfallstyp, der in »drop attacks« münden kann. Andere Anfälle, die zu Stürzen führen können, sind myoklonische (speziell bei jüngeren Kindern), atonische und myoklonisch-atonische Anfälle.

Atonischer Anfall

Diese beinhaltet einen plötzlichen Verlust oder Abnahme von Muskeltonus ohne vorausgehende myoklonische oder tonische Merkmale. Sie sind sehr kurz (< 2 Sekunden) und können Kopf, Stamm oder Gliedmaßen betreffen. Auch sie treten oft bei kognitiv beeinträchtigten Personen auf. Sie können ebenso zu »drop attacks« führen.

Myoklonisch-atonischer Anfall

Er besteht aus initialen Myoklonien gefolgt von Tonusverlust. Kopf und Extremitäten sind betroffen, typischerweise zum Sturz führend. Die Myoklonien können dezent sein.

Epileptische Spasmen

Es sind Abfolge einer plötzlichen Flexion, dann Extension oder einer Mischung von beidem, von trunkalen und proximalen Muskeln, die 1–2

Sekunden dauern, d. h. länger sind als myoklonische, aber kürzer als tonische Anfälle. Die Abkürzung BNS steht für (die historische Beschreibung) Blitz-, Nick- und Salaamkrampf, es sollte aber besser von einem epileptischen Spasmus gesprochen werden. Sie treten bevorzugt beim Aufwachen und in Serie auf. Gering ausgeprägt erscheinen sie nur als Kinnbewegung, Grimassieren oder Kopfnicken. Sie können symmetrisch, asymmetrisch oder einseitig sein, je nach generalisiertem oder fokalem Ursprung.

Wichtig: Der Anfallsursprung kann generalisiert, fokal oder unbekannt sein. Sie können auch als späteres Merkmal eines Anfalls erscheinen. Bei fokalen Merkmalen wie Asymmetrie, lateraler Kopf-/Blickwendung sollte nach strukturellen Ursachen und einer möglichen chirurgischen Behandlung gesucht werden.

12.3.2 Anfälle mit nichtmotorischen Symptomen

Zu generalisierten Anfällen mit nicht motorischen Symptomen zählen typische Absencen, atypische Absencen.

Diese werden unterschieden in typische Absencen, atypische Absencen, myoklonische Absencen und Absencen mit Lidmyoklonien.

Typische Absencen

Es sind generalisierte Anfälle mit abruptem Beginn und Ende in Form einer Bewusstseinsstörung mit variablem Ausprägungsgrad. Die Erinnerung für diese Ereignisse ist aufgehoben. Die Patienten halten im Gespräch z. B. inne, reagieren nicht auf zu ihnen gesagtes oder antworten nicht. Sie können aber auch vor Beginn der Absence bestehendes Verhalten fortsetzen. Orale und manuelle Automatismen können vorkommen. Ebenso Kloni der Augenlider, des Kopfes, der Augenbrauen des Kinns, perioral. Myoklonien der Gliedmaßen kommen kaum vor.

Cave: bei einer Dauer von mehr als 45 Sekunden oder postiktualer Phase ist eher an fokale Anfälle zu denken.

Atypische Absencen

Diese beginnen und enden weniger abrupt als typische Absencen. Sie sind oft verbunden mit anderen Merkmalen wie Muskeltonusverlust von Kopf, Rumpf oder Extremitäten und myoklonischen Zuckungen. Sie kommen oft bei Personen mit kognitiven Einschränkungen vor. Die Bewusstseinseinschränkung kann mild sein mit Fortsetzen von Aktivität, dies aber langsamer oder mit Fehlern.

Myoklonische Absencen

Diese führen zu Myoklonien der Arme und Schultern sowie tonischer Abduktion der Arme mit einem zunehmenden Anheben der Arme. Die Myoklonien sind typischerweise bilateral, können aber asymmetrisch sein.

Periorale Myoklonien und Zuckungen des Kopfes und der Beine können auftreten. Die Dauer dieser Anfälle liegt zwischen 10 und 60 Sekunden. Der Grad der Alteration der Bewusstseinslage variiert zwischen völligem Verlust und Nichtbeeinträchtigung.

Absencen mit Myoklonien der Augenlider

Diese begleitenden repetitiven, oft rhythmischen schnellen (4–6 Hz) Myoklonien der Augenlider mit simultaner Deviation der Augen nach oben und Streckung des Kopfes sind das Kennzeichen von Absencen mit Lidmyoklonien (Jeavons-Syndrom). Die Anfälle sind in der Regel sehr kurz (< 6 Sekunden Dauer) und treten täglich mehrfach auf. Die Bewusstseinslage ist meist unbeeinträchtigt.

12.4 Anfälle mit unbekanntem Ursprung

Für den Alltagsgebrauch werden Anfälle kategorisiert in generalisiert oder fokal. Aber nicht alle Anfälle fallen klar in eine der beiden Kategorien. Hier spricht man von Anfällen mit unbekanntem Ursprung. Motorische Anfälle umfassen z. B. epileptische Spasmen, tonisch-klonische Anfälle. Ein anderer Typ sind Anfälle mit Verhaltensarrest.

12.5 Unklassifizierbarer Anfallsursprung

Wenn nur unzureichende Informationen vorliegen, z. B. unzureichende Anfallsbeobachtung oder -aufzeichnung oder fehlende Untersuchungen wie MRT und EEG, kann der Anfallsursprung nicht eindeutig festgelegt werden und sollte dann als unklassifizierbar eingeordnet werden.

12.6 Gliederung der Semiologie anhand anatomischer Lage des vermuteten Anfallsbeginns

12.6.1 Frontallappenanfälle

Der Frontallappen ist der größte Hirnlappen und die Merkmale von Anfällen werden bestimmt durch die unterschiedlichen Regionen, in denen die

Bei Frontallappenanfällen herrschen motorische Phänomene vor, z. B. hyperkinetische Anfälle oder tonische Haltungsanfälle.

Anfälle generiert werden. Motorische Phänomene herrschen vor und reichen von hyperkinetischen Anfällen mit heftigen Beckenbewegungen und beidseitigen Tret- oder Radfahrbewegungen bis zu asymmetrischen tonischen Haltungsanfällen. Die Anfälle sind kurz und können mit Vokalisation, bizarrem Verhalten, Urininkontinenz und Kopf-/Augendeviation einhergehen. Sie treten meist im Schlaf und serienhaft auf. Üblicherweise ist das Bewusstsein nicht beeinträchtigt. Wenn doch, können die Anfälle Absencen ähneln. Differentialdiagnostisch müssen Parasomnien und psychogene, nichtepileptische Anfälle abgegrenzt werden.

Es gibt folgende *Subtypen* von Frontallappenanfällen:

Primär sensomotorischer Kortex

Fokale motorische Anfälle mit umschriebenen klonischen, tonisch-klonischen, tonischen oder myoklonischen Aktivitäten. Ein »Jackson-March« kommt zustande, wenn klonische Bewegungen in einer Muskelgruppe starten und sich auf benachbarte ausbreiten als Folge der Ausbreitung iktualer Aktivität im motorischen Homunkulus. Es gibt auch rein sensible Merkmale wie einseitiges Kribbeln. Negativ motorische Merkmale wie fokal atonische Symptome können ebenso vorkommen.

Supplementär sensomotorischer Kortex

Abrupt beginnende und endende asymmetrische Haltungsanfälle ohne oder nur mit minimaler postiktualer Verwirrung, Dauer 10–40 Sekunden. Die Extremitäten sind asymmetrisch gebeugt, angewinkelt oder gestreckt im Sinne einer Fechterstellung bzw. der M2e-Schablone (Unnwongse et al. 2012). Laute Vokalisation oder Spracharrest können zu Beginn vorkommen. Kopf und Augen sind oft zur Seite gewendet (von der betroffenen Hemisphäre weg). Weil diese Region eng verbunden mit anderen Hirnregionen ist, kann asymmetrisches »posturing« auch bei Anfällen aus anderen Regionen beobachtet werden, wenn es zur rascher Propagation iktualer Aktivität in die SSMA gekommen ist (▶ Abb. 12.1).

Orbitofrontaler Kortex

Beeinträchtigte Bewusstseinslage, initial repetitive Automatismen, olfaktorische Halluzinationen und Illusionen und autonome Symptome können auftreten.

Frontopolarer Kortex

Beeinträchtigte Bewusstseinslage, Zwangsdenken, ipsilaterale Kopf- und Augendeviation mit möglicher Progression zu kontralateraler Version, autonome Merkmale und axial tonisch-klonische Bewegungsmuster mit Stürzen sind charakteristisch.

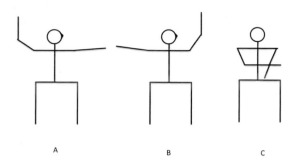

A   B   C

Dorsolateraler frontaler Kortex

In der dominanten Hemisphäre bei oder nahe dem Broca-Areal resultieren Aphasie oder Dysphasie bei sonst wachen und responsiven Patienten. Tonische Symptome kommen vor, meist begleitet von Kopf- und Augenversion.

Cingulärer Kortex

Charakteristisch sind Automatismen mit beeinträchtigter Bewusstseinslage, emotionalen und autonomen Symptomen. Gelastische Anfälle können auftreten.

Fronto-parietales Operculum

Charakteristisch sind Kloni der Gesichtsmuskulatur (Mund und Zunge, einseitig möglich), laryngeale Symptome, Artikulationsstörungen, Schlucken oder Kauen und Hypersalivation. Autonome Symptome (z. B. epigastrisch, urogenital, kardiovaskulär oder respiratorisch) und emotionale (z. B. Furcht) sind häufig. Gustatorische Halluzinationen sind besonders häufig. Die Bezeichnungen fronto-parietal operkuläre, zentro-temporale, sylvische oder rolandische Anfälle sind synonym für Anfälle, die die Region um den Sulcus centralis, besonders den unteren Abschnitt involvieren.

12.6.2 Temporallappenanfälle

Sie sind gekennzeichnet durch Verhaltensarrest und beeinträchtigtes Bewusstsein. Automatismen sind häufig und bestehen aus oralen und/oder manuellen Automatismen wie Kauen, Lecken, Schlucken, Nesteln, Greifen. Sensorische (auditorische), emotionale (Furcht), kognitive (déjà vu) oder autonome Symptome (epigastrisch Sensationen, Tachykardie) vor Beginn der Bewusstseinsverschlechterung können vorkommen. Typischerweise besteht eine postiktuale Verwirrtheitsphase.

Spezifische Merkmale kommen vor in Abhängigkeit vom sprachdominanten oder nicht sprachdominanten Temporallappen. Iktuales Sprechen,

Abb. 12.1:
(A) Fechterstellung: Position, bei der die kontralaterale Extremität gestreckt ist, der ipsilaterale Arm gebeugt und in der Schulter abduziert ist, der Kopf ist nach kontralateral (zum Anfallsfokus) rotiert. (B) M2e-Schablone: kontralaterale Abduktion in der Schulter und Ellbogen Flexion, Kopfdeviation zum betroffenen Arm. (C) Zeichen der 4: Extension der kontralateralen oberen Extremität über den Brustkorb und ipsilaterale Armbeugung im Ellbogengelenk. – Die Abbildungen beziehen sich auf rechtshemisphärische Anfälle. Bei diesen Schablonen ist das Bewusstsein oft erhalten, begleitend kann eine Vokalisation auftreten.

Temporallappenanfälle sind gekennzeichnet durch Verhaltensarrest, orale und manuelle Automatismen und beeinträchtigtes Bewusstsein. Postiktal besteht oft eine Verwirrtheitsphase.

221

Spucken, Erbrechen, Trinken, Urindrang und Automatismen bei erhaltenem Bewusstsein sprechen für eine Beteiligung des nicht sprachdominanten
Lappens. Eine postiktuale Sprachstörung für den sprachdominanten Lappen. Eine einseitige Dystonie im Bereich einer oberen Extremität lateralisiert
den Anfall zur kontralateralen Hemisphäre. Umgekehrt erscheinen manuelle Automatismen auf der ipsilateralen Seite. Im Vergleich zu Frontallappenanfällen ist die postiktuale Verwirrtheit ausgeprägter. Bei gering ausgeprägten Automatismen ähneln sie Absenceanfällen mit Automatismen,
dauern aber typischerweise länger (> 30 Sekunden) und sind assoziiert mit
Blässe und postiktualer Verwirrtheit.

Es gibt folgende *Subtypen* von Temporallappenanfällen.

Medialer Temporallappen einschließlich Hippocampus

Zu Beginn können autonome Zeichen wie epigastrische Sensationen,
kognitive Symptome wie déjà vu/jamais vu oder emotionale wie Furcht
auftreten. Unangenehme olfaktorische oder gustatorische Symptome ebenso. Sie können isoliert auftreten oder von Verhaltensarrest mit langsam
einsetzender Bewusstseinalteration und oralen und manuellen Automatismen gefolgt sein (Kauen, Lippenlecken, Schlucken, Zungenbewegungen,
Nesteln Greifen Händereiben).

Autonome Zeichen sind häufig (Blässe, Rotwerden, Tachykardie). Automatismen der oberen Extremitäten sind – wenn – unilateral ipsilateral zur
Hemisphäre. Einseitige Pupillenerweiterung ist ebenso ipsilateral. Dystonie
einer oberen Extremität ist hingegen ebenso wie Kopf- und Augenversion
kontralateral zur Hemisphäre.

Lateraler/neokortikaler Temporallappen

Initial können auditorische oder vertiginöse Merkmale auftreten. Ein fokaler
auditorischer Anfall besteht gewöhnlich aus einem Klang/Ton wie Klingeln
oder Brummen, nicht ausgeformter Sprache. Wird er nur in einem Ohr
gehört, spricht er für einen Anfall in der kontralateralen Hemisphäre. Im
Vergleich zu medialen TL-Anfällen ist die Dauer kürzer, die Beeinträchtigung des Bewusstseins tritt aber schneller ein. Bei Propagation der iktualen
Aktivität kann es zu motorischen Symptomen wie Gesichtszuckungen,
Dystonie im Bereich der kontralateralen oberen Extremität und Kopf-
Augenversion kommen. Sekundäre Generalisation ist häufiger als bei
medialen Temporallappenanfällen.

12.6.3 Parietallappenanfälle

Bei Parietallappenan-
fällen kommen positive
und negative
sensorische Merkmale
vor. Eine Beteiligung
anderer Hirnlappen ist
häufig.

Positive und/oder negative sensorische Merkmale kommen vor. Typisch sind
Parästhesien, aber auch Desorientierung, komplexe visuelle Halluzinationen, vertiginöse und visuelle Illusionen und Störung des Körperbildes

können vorkommen. Das Sprachverständnis kann gestört sein bei Beteiligung der dominanten Hemisphäre. Ipsi- oder kontralaterale rotatorische Körperbewegungen können vorkommen. Häufig kommt es zur Beteiligung anderer Hirnlappen.

Es gibt folgende *Subtypen* von Parietallappenanfällen:

Primär sensorische Area (Gyrus postcentralis)

Parästhesien wie Prickeln, Kribbeln, Elektroschock-Empfindungen, kontralateral zur betroffenen Hemisphäre und in Körperteilen, entsprechend den Anteilen des betroffenen sensiblen Homunkulus. Ein »March« ist ebenso wie bei motorischen Anfällen möglich. Häufig gesellt sich ein Taubheitsgefühl hinzu. Im Verlauf kommen häufig motorische Aktivitäten dazu. Weniger häufig sind Empfindungen wie Schmerz, Kälte oder Hitze.

Nicht dominanter parietaler Kortex

Störungen des Körperbildes mit Empfinden von Bewegungen oder Stellungswechsel von nicht bewegten Extremitäten. Somatische Illusionen wie Vergrößerung eines Körperteils (Makrosomatognosia), Verkleinerung (Mikrosomatognosia) oder Fehlen (Asomatognosia) können auftreten. Distale Körperteile und Zunge sind häufiger betroffen.

Sekundäre sensorische Area (parietaler ober Anteil der Sylvischen Fissur)

Fokale kognitive Symptome werden gesehen, gefolgt von Unfähigkeit, sich zu bewegen (iktuale Paralyse). Dies kann von klonischen Zuckungen betroffener Körperteile gefolgt werden.

Parieto-occipitaler Übergang

Visuelle Illusionen einschließlich Makropsie oder Mikropsie, die Augenversion ist typischerweise kontralateral. Zusätzlich möglich sind Kopf- oder Rumpfversionen. Das Bewusstsein bleibt erhalten, Komplexe visuelle Halluzinationen können vorkommen. Beim epileptischen Nystagmus ist dessen schnelle Richtung kontralateral zur involvierten Hemisphäre.

Lobublus paracentralis

Sexuelle Sensationen im Bereich der Genitalien, danach sexualisiertes Verhalten.

Dominante parieto-temporale Region

Fokale kognitive Anfälle mit Schwierigkeiten zu Lesen, Rechnen und Schreiben.

12.6.4 Occipitallappenanfälle

Occipitallappenanfälle sind durch visuelle und okulomotorische Symptome gekennzeichnet.

Diese Anfälle sind fokale Anfälle mit visuellen Symptomen, die subjektive Erfahrungen sind. Okulomotorische Merkmale können vorkommen wie Augenschluss, Augendeviation und Nystagmus. Häufig kommt es zur Propagation in andere Lappen.

Es gibt folgende *Subtypen* von Occipitallappenanfällen:

Primär visueller Kortex

Anfälle mit positiven (vielfarbige Formen wie Kreise, Blitze) oder negativen visuellen Phänomenen wie Ausfälle im Gesichtsfeld oder Blindheit (Amaurose). Bilateraler Sehverlust in Form von Schwarz- oder Weißsehen kann vorkommen. Komplexere Bilder entstehen nicht in dieser Region (▶ Kap. 12.2.3). Die visuellen Symptome treten im kontralateralen Gesichtsfeld auf. Patienten können im Anfall in diese Richtung blicken. Die Anfälle sind gewöhnlich kurz mit weniger als zwei Minuten, was sie von Migräneauren unterscheidet.

Extrastriatärer Kortex

Anfälle sind assoziiert mit mehr komplex geformten visuellen Halluzinationen wie Bildern von Menschen, Tieren oder Szenen und sind deshalb als kognitive Anfälle anzusehen.

Parieto-occipitaler Übergang

Epileptischer Nystagmus mit typischerweise schneller Komponente zur kontralateralen Seite der involvierten Hemisphäre. Augenbewegungen sind oft begleitet von Kopf- oder Rumpfversion. Das Bewusstsein bleibt typischerweise erhalten. Außerdem können Lidflattern oder Lidschluss zu sehen sein.

Unterhalb der Fissura calcarina

Wegen Tendenz zur Propagation in den ipsilateralen Temporallappen meist Anfälle mit Bewusstseinseinschränkung.

Oberhalb der Fissura calcarina

Wegen Tendenz zur Propagation in die Parietallappen, Frontallappen oder fronto-parietales Operculum Auftreten atonischer Anfälle.

12.7 Klinische Lateralisationshinweise

Bestimmte Merkmale fokaler Anfälle sind hilfreich, wenn es darum geht, den zu vermutenden Anfallsursprung bzw. das involvierte neuronale Netzwerk in die rechte oder linke Hemisphäre zu lateralisieren. Diese Informationen sind dann besonders wichtig, wenn weder EEG noch MRT Hinweise hierzu geben können.

Lateralisierungsmerkmale sind nicht immer zuverlässig und können gelegentlich auch in die Irre führen (Falschlateralisation).

> Klinische Lateralisationszeichen sind nach kontralateral u. a. unilaterale Kloni, Kopfversion, Zeichen der 4, nach ipsilateral unilaterales Lidblinken, für die dominante Hirnhälfte iktal erhaltene Sprache.

- Unilaterale Kloni oder iktuale Dystonie im Bereich der oberen Extremität treten kontralateral zur Hemisphäre auf.
- Forcierte, anhaltende und extreme Kopfversion tritt zur Gegenseite der involvierten Hemisphäre auf.
- Iktual erhaltene Sprache lateralisiert zur nicht dominanten Hemisphäre (in der Regel die rechte).
- Iktuale Aphasie und postiktuale Aphasie/Dysphasie/Wortfindungsstörungen lateralisieren zur dominanten Hemisphäre.
- Erhaltenes Bewusstsein während iktualer Automatismen lateralisiert zur nicht dominanten Hemisphäre.
- Postiktuales Nasereiben lateralisiert zur Hemisphäre ipsilateral zur Hand, mit der die Nase gerieben wird.
- Unilaterales Lidblinzeln lateralisiert zur Hemisphäre ipsilateral zum Blinzeln.
- Iktuales Erbrechen lateralisiert zur nicht dominanten Hemisphäre.
- Zeichen der 4: die Arme bilden eine 4 mit einem gestreckten und einem im Ellenbogengelenk gebeugtem Arm. Der gestreckte Arm ist kontralateral zur involvierten Hemisphäre (► Abb. 12.1A).

12.8 Schwierigkeiten bei der Abgrenzung fokal versus generalisiert

Schwierigkeiten, Anfälle ähnlicher Semiologie aber unterschiedlicher Epilepiesyndrome zu differenzieren, sind gut belegt. Sowohl fokale Merkmale bei genetisch generalisierten Epilepsien (Leutmezer et al. 2002; Ferrie 2005; Seneviratne et al. 2014;) als auch das »Vortäuschen« von generalisierten Anfällen bei fokalen Epilepsien (Oguni 2005) können diagnostische Herausforderungen sein.

Bei motorischen Anfällen gibt es folgende *Gemeinsamkeiten* zwischen fokalen und generalisierten Anfällen: elementare motorische Symptome kommen bei fokalen und generalisierten Anfällen vor: tonisch, klonisch, atonisch/astatisch. Automatismen (oroalimentär) kommen bei fokalen und (selten) generalisierten Anfällen vor.

Bei motorischen Anfällen gibt es folgende *Unterschiede* zwischen fokalen und generalisierten Anfällen: bei fokalen Anfällen sind elementare motorische Symptome tonisch unilateral oder bilateral (asymmetrisch), klonisch unilateral. Bei atonischer/astatischer Symptomatik ist Unilateralität oder Bilateralität oft nicht unterscheidbar. Automatismen sind unterschiedlich und häufig.

Bei generalisierten Anfällen sind elementare motorische Symptome tonisch bilateral symmetrisch, klonisch bilateral symmetrisch. Auch hier ist bei atonischer/astatischer Symptomatik Unilateralität oder Bilateralität oft nicht unterscheidbar. Automatismen sind vorwiegend oroalimentär und nur dezent ausgeprägt und selten.

Es gibt folgende *Differenzierungsprobleme*: bei elementar motorischen Anfällen kann Unilateralität vorgetäuscht bzw. Bilateralität maskiert sein infolge bilateraler, aber deutlich asymmetrischer Symptomatik, Bewegungseinschränkung des Patienten im Anfall, z. B. durch Körperhaltung und -lage oder Unzulänglichkeiten der Anfallsbeobachtung. Die Bewusstseinslage ist bei generalisierten Anfällen immer alteriert, bei fokalen Anfällen fakultativ alteriert.

Oder es kann bei elementar motorischen Anfällen Unilateralität maskiert bzw. Bilateralität vorgetäuscht sein durch eine nur sehr kurze unilaterale Symptomatik, die dann von ausgeprägter bilateraler Symptomatik infolge sehr schneller Propagation iktualer Aktivität in die kontralaterale Hemisphäre gefolgt wird. Oder bei fokalen tonischen Anfällen besteht eine bilaterale, dann allerdings meist asymmetrische Symptomatik, oder es gibt Unzulänglichkeiten bei der Anfallsbeobachtung.

Bei Anfällen mit vorherrschender Symptomatik einer Alteration der Bewusstseinslage können bei generalisierten Anfällen im Fall von Absencen bei juveniler Absence-Epilepsie und juveniler myoklonischer Epilepsie leicht ausgeprägte oroalimentäre Automatismen begleitend auftreten, während bei nicht bewusst erlebten Anfällen aus dem Frontal- und Temporallappen Automatismen ungewöhnlich milde ausgeprägt sein können und die Beeinträchtigung des Bewusstseins im Vordergrund steht.

Generalisierte myoklonische Anfälle können entweder tatsächlich asymmetrisch sein oder deren Beobachtung durch andere oder im Empfinden des Patienten asymmetrisch wirken. Bei heftigen fokalen motorischen Anfällen einer Körperseite kann es zu passiven Mitbewegungen der kontralateralen Extremitäten und dadurch zum Eindruck einer bilateralen motorischen Symptomatik kommen.

Bei primär generalisiert tonisch-klonischen Anfällen kann es initial zur Kopfdrehung und Rumpfrotation kommen, ohne dass dies als Hinweis auf einen fokalen Beginn zu werten ist.

12.9 Schwierigkeiten bei der Abgrenzung von Anfällen aus dem Temporallappen gegenüber solchen aus dem Frontallappen

Bei der semiologischen Analyse fokaler Anfälle ist immer zu berücksichtigen, dass der Anfallsursprung möglicherweise in einer Hirnregion liegt, die klinisch stumm bleibt, und erst die Propagation der Anfallsaktivität zu entfernt liegenden, klinisch eloquenten Arealen, die bereits in einem anderen Hirnlappen liegen können, zu einer Fehllokalisierung der Anfallsursprungszone führen kann. Wenn bei aläsionellen Epilepsien und nicht konsistenten Ergebnissen von EEG und MRT korrigierende Informationen fehlen, ist diese Gefahr besonders groß.

Andrerseits gibt es klinische Merkmale, die häufig sowohl bei Frontallappen- als auch Temporallappenanfällen anzutreffen sind wie Starren, Blinzeln, Kopfdeviation, Gesichtszucken, gesturale Automatismen, oroalimentäre Automatismen, Furcht oder autonome Manifestationen (Kramer et al. 1997).

Bei der Differenzierung können postiktuale Symptome hilfreich sein. Sie sind deutlich häufiger bei Anfällen aus dem Temporallappen als bei Anfällen aus dem Frontal- oder anderen Lappen. Eine postiktuale Verwirrtheit ist eher ungewöhnlich bei extratemporalen Anfällen, insbesondere ist bei Frontallappenanfällen meist eine sofortige Erholung nach Anfallsende üblich (Panayiotopoulos 2010).

12.10 Epileptischer Anfall versus psychogener, nichtepileptischer (dissoziativer) Anfall (PNEA)

Bei der nicht immer einfachen Abgrenzung epileptischer von PNEA gibt es neben dem wichtigen und häufigsten Kriterium geschlossener Augen weitere Merkmale, die in der Tabelle 12.1 aufgeführt sind.

Das wichtigste und häufigste Kriterium zur Abgrenzung epileptischer gegenüber nicht epileptischer Anfälle sind geschlossene Augen.

Tab. 12.1:
Unterscheidungs-
merkmale
epileptischer und
psychogener nicht-
epileptischer (disso-
ziativer) Anfälle
(PNEA) (Reuber und
Bauer 2003; Schmitz
und Trimble 2005;
Tebartz van Elst und
Perlov 2013; Frau-
enheim 2018)

Merkmal	PNEA	Epileptischer Anfall
Auslöser	situationsabhängiger Beginn nicht selten, gelegentlich durch Stimuli auslösbar	selten situationsanhängiger Beginn (z. B. bei Reflexepilepsien, feste Schlafbindung)
Prodromi	diffuse und variable Symptome, zunehmender Anspannungszustand, variabel, protrahiert	definierte epileptische Aura (▶ Kap. 12.2.2.), stereotyp, eher kurz
Undulierende motorische Aktivität	häufig	selten
Asynchrone Arm- und Beinbewegungen	häufig	ungewöhnlich
Zielgerichtete Bewegungen	gelegentlich	selten
Opisthotonus (arc de cercle)	gelegentlich	sehr selten
Kopfschütteln	häufig	selten
Iktuale prolongierte Atonie	gelegentlich	sehr selten
Iktuales Weinen	gelegentlich	sehr selten
geformte Vokalisation bei tonisch-klonischen Bewegungen	gelegentlich (geformte Laute, teilweise Sprache, Schimpfen, Fluchen, Schmähungen, Schreien)	sehr selten
Augen geschlossen, fest zugekniffen, Blick gesenkt (geotrop)	häufig	selten
Widerstand bei Augenöffnen	häufig	sehr selten
Reaktivität während Bewusstlosigkeit	gelegentlich	sehr selten
Sturz	gelegentlich: dann aber häufig mit Auffangbewegungen, allmähliches Hinsinken, in Richtung Wand oder Umstehende, eher selten schwere sturzbedingte Verletzungen	abrupt bei tonischen, atonischen oder myoklonischen Anfällen, Verletzungen dabei nicht selten
Automatismen	Möglich, wenn ja, dann undulierend, bizarr,	häufig, wenn ja, stereotyp (manuell, oro-alimentär,

Merkmal	PNEA	Epileptischer Anfall
	negativistisch (Augen zukneifen, Weinen, Kopfschütteln, symbolträchtig)	hyperkinetisch, ▶ Kap. 12.2.1, ▶ Anfälle mit Automatismen)
Anfallsdynamik	undulierend, Crescendo oder »waxing and waning«	beim generalisierten tonisch-klonischen Anfall typische zwei Phasen: 1.) tonisch, 2.) klonisch; in der klonischen Phase Abnahme der Frequenz der Kloni zum Ende hin
Verletzungen	Selbstverletzung, gezielte Fremdaggression	Sturzverletzungen, Verbrennungen möglich
Zungenbiss	möglich, dann meist Zungenspitze betreffend, manchmal mehrere Bisse	gelegentlich, v. a. nach TKA, dann Zungenrand, Wange
Inkontinenz	selten, v. a. Stuhlinkontinenz	gelegentlich, Enuresis häufiger als Enkompresis
Atmung	normale Atmung oder Atempausen ohne Zyanose	im TKA häufig Zyanose oder Gesichtsblässe
Dauer	eher lang, häufig länger als fünf Minuten	typischerweise 2–3 Minuten, selten länger
Amnesie	meist partiell und auflösbar	unterschiedlich, je nach Anfallsform
postiktual	oft rasche Rekonvaleszenz, staunendes Erwachen/Augenreiben, Schreien, Wimmern, Stöhnen	nach Temporallappenanfall allmähliche Reorientierung, nach Frontallappenanfall oft sofortige Reorientierung
Manifestation vor dem 10. Lebensjahr	ungewöhnlich	häufig
Verschlechterung unter AED	gelegentlich	selten
Anfälle in Gegenwart von Ärzten	häufig	je nach Schwere der Epilepsie unterschiedlich, eher selten
rezidivierender Status	nicht selten	selten
begleitende multiple unerklärliche körperliche Beschwerden, viele Operationen oder invasive Untersuchungen	häufig	selten

Tab. 12.1: Unterscheidungsmerkmale epileptischer und psychogener nichtepileptischer (dissoziativer) Anfälle (PNEA) (Reuber und Bauer 2003; Schmitz und Trimble 2005; Tebartz van Elst und Perlov 2013; Frauenheim 2018) – Fortsetzung

Merkmal	PNEA	Epileptischer Anfall
Psychiatrische Behandlung	häufig	selten
Sexueller und physischer Missbrauch	häufig	selten

AED = antiepileptische Medikamente; TKA = tonisch-klonischer Anfall

Literatur

Commission on Classification and Terminology of the International League Against Epilepsy (1981) Proposal for revised clinical and electroencephalographic classification of epileptic seizures. Epilepsia 22: 489-501.

Ferrie CD (2005) Idiopathic generalized epilepsies imitating focal seizures; Epilepsia 46: 91-95.

Fisher RS, Cross JH, French JA, Higurashi N, Hirsch E, Jansen FE, Lagae L, Moshé SL, Peltola J, Perez ER, Scheffer IE, Zuberi SM (2018a) Operationale Klassifikation der Anfallsformen durch die Internationale Liga gegen Epilepsie: Positionspapier der ILAE-Klassifikations- und Terminologiekommission. Z Epileptol 31: 272–281.

Fisher RS, Cross JH, D'Souza C, French JA, Haut SR, Higurashi N, Hirsch E, Jansen FE, Lagae L, Moshé SL, Peltola J, Roulet Perez E, Scheffer IE, Schulze-Bonhage A, Somerville E, Sperling M, Yacubian EM, Zuberi SM (2018b) Anleitung («instruction manual2) zur Anwendung der operationalen Klassifikation von Anfallsformen der ILAE 2017, Z Epileptol 2018; 31: 272-281.

Fisher RS, van Emde Boas W, Blume W, Elger C, Genton P, Lee P, Engel jr, J (2005) Epileptic seizures and epilepsy: Definitions proposed by the International League Against Epilepsy (ILAE) and the International Bureau for Epilepsy (IBE). Epilepsia 46: 470-472.

Frauenheim MT (2018) Psychogene nicht-epileptische Anfälle (PNES): Gibt es verlässliche Kriterien und Therapiemöglichkeiten? Neurol Rehabil 24(3): 2015-224.

Hamer HM, Lüders HO, Knake S, Fritsch B, Oertel WH, Rosenow F (2003) Electrophysiology of focal clonic seizure in humans: a study using subdural and depth electrodes; Brain 126: 547-55.

Kramer U, Riviello JJ Jr, Carmant L, Black PM, Madsen J, Holmes GL (1997) Clinical characteristics of complex partial seizures: a temporal versus a frontal lobe onset. Seizure 6(1): 57-61.

Leutmezer F, Lurger S, Baumgartner C (2002) Focal features in patients with idiopathic generalized epilepsy; Epilepsy Research 50: 293-300.

Oguni H (2005) Symptomatic epilepsies imitating idiopathic generalized epilepsies. Epilepsia 46: 84-90.

Panayiotopoulos CP (2010) A Clinical Guide to Epileptic Syndromes and their Treatment. Revised Second Edition. Springer Healthcare.

Reuber M, Bauer J (2003) Psychogene nicht-epileptische Anfälle. Dtsch Arztebl. 100 (30): A 2013-2018.

Rosenow F, Lüders H (2001) Presurgical evaluation of epilepsy. Brain 124:1683-700.

Schmitz B, Trimble M (2005) Psychiatrische Epileptologie. Dissoziative Anfälle. Stuttgart: Thieme. S. 56-70.

Seneviratne U, Cook M, D'Souza W (2014) Focal abnormalities in idiopathic generalized epilepsy: a critical review of the literature; Epilepsia 55: 1157-1169.

Tebartz van Elst L, Perlov E (2013) Epilepsie und Psyche. Stuttgart: Kohlhammer.

Unnwongse K, Wehner T, Foldvary-Schaefer N (2012) Mesial frontal lobe epilepsy. J Clin Neurophysiol 29: 371-8.

13   Klassifikation

Susanne Fauser und Christian G. Bien

Fallbeispiel 13.1

Eine 28-jährige Patientin leidet unter epileptischen Anfällen, die sie wie folgt beschreibt:

Sie hat manchmal (Typ I) eine Aura in Form einer aufsteigenden Übelkeit aus dem Magen. Diese Aura kann isoliert auftreten oder (Typ II) in Anfälle mit Bewusstseinsstörung übergehen. Dann bemerkt ihr Freund, dass sie zunächst auffällig schmatze und streichelnde Bewegungen mit den Händen mache, wobei sie dabei offensichtlich noch antworten könne. Ihre Sprache sei aber ungewöhnlich monoton und »piepsig«. Ihr selbst fällt das nicht auf. In den folgenden Minuten reagiert sie dann auch nicht mehr. Sie hat anschließend eine Erinnerungslücke für mehrere Minuten. Selten im Leben (insgesamt viermal) hat sie einen großen Anfall mit Zuckungen am ganzen Körper und Zungenbiss gehabt (Typ III). In der Kernspintomografie des Schädels zeigt sich eine rechtsseitige Hippokampussklerose. Unter den bisher angewandten Medikamenten ist sie nie anfallsfrei geworden.

Klassifikation

Hier treten drei Anfallstypen auf. Alle beginnen fokal. Typ I weist als frühestes Zeichen ein autonomes Phänomen auf (aus dem Magen aufsteigendes Übelkeitsgefühl). Das Bewusstsein ist erhalten. Damit handelt es sich um einen bewusst erlebten (fokalen nichtmotorischen) autonomen – gastrointestestinalen – Anfall. Typ II beginnt wie Typ I, es tritt aber später eine Bewusstseinsstörung hinzu: nicht bewusst erlebter (fokaler nichtmotorischer) autonomer – gastrointentestinaler – Anfall (denn weiterhin bleibt das erste Phänomen im Anfall zu klassifizieren; die Bewusstseinsstörung *im Verlauf* führt zur Klassifikation als »nicht bewusst erlebt«). Typ III: fokaler zu bilateralem tonisch-klonischem Anfall (nicht bewusst erlebter gastrointestinaler Anfall, im Verlauf mit orofazialen Automatismen – solche Ergänzungen können dazu beitragen, den Anfall plastisch werden zu lassen).

Die Epilepsie wird wie folgt klassifiziert: (fokale) strukturelle Epilepsie aufgrund einer Hippokampussklerose rechts (die Syndromebene bleibt unbesetzt; Komorbiditäten sind nicht berichtet). Die sich aus den anderen klassifikatorischen Elementen ergebenden Elemente sind eingeklammert und können weggelassen werden (wobei es im Kontakt mit Nicht-Epileptologen sinnvoll sein kann, sie explizit zu nennen).

Fallbeispiel 13.2

Eine 17-jährige Gymnasiastin erlitt um ca. 8 Uhr morgens nach dem Aufstehen im Bad einen großen Anfall mit Sturz, Zuckungen am ganzen Körper und einem Zungenbiss. Am Abend zuvor war sie auf einer Silvesterparty gewesen und war entsprechend spät ins Bett gekommen. Sie hatte auch »etwas Alkohol« getrunken. Sie berichtet, dass sie vor dem Anfall ein Vorgefühl mit Zuckungen insbesondere im rechten Arm bemerkt hat. Das MRT war unauffällig. Auf einer Klassenfahrt im vergangenen Jahr hatte sie schon einmal ein ähnliches Ereignis. Zu Zuckungen in den Armen kommt es nach expliziter Nachfrage des Öfteren. Ihr Vater leidet ebenfalls an einer Epilepsie und hatte bislang vier ähnliche »große Anfälle« im Leben.

Klassifikation

Die Anfälle beginnen generalisiert. Die Patientin hat ausschließlich motorische Anfälle: myoklonische Anfälle und myoklonisch-tonisch-klonische Anfälle. Die typischen Merkmale der Erkrankungen führen zu der Syndrom-Diagnose »juvenile myoklonische Epilepsie«, deren genetische Ätiologie sich einerseits durch die positive Familienanamnese zeigt als auch in Gruppenstudien zur juvenilen myoklonischen Epilepsie plausibel gemacht wurde. Daher: »genetische generalisierte Epilepsie in Form einer juvenilen myoklonischen Epilepsie mit myoklonischen und myoklonisch-tonisch-klonischen Anfällen« (dass die myoklonischen und myoklonisch-tonischen Anfällen »motorisch« sind, versteht sich von selbst, daher wir »motorisch« weggelassen; Komorbiditäten liegen nicht vor).

Fallbeispiel 13.3

Eine 82-jährige Patientin leidet seit zwei Jahren an ausschließlich tonisch-klonischen Anfällen ohne berichteten oder beobachteten fokalen Beginn. Es besteht keine tageszeitliche Bindung der Anfälle (oft tagsüber, aber auch aus dem Schlaf heraus). Das MRT zeigt eine Mikroangiopathie und einen älteren Mediateilinfarkt rechts. Das EEG zeigt vereinzelte rechts temporale epilepsietypische Potentiale. An Nebendiagnosen besteht eine leichte Demenz.

Klassifikation

»Strukturelle Epilepsie bei Mediateilinfarkt rechts mit bilateral tonisch-klonischen Anfällen. Leichte Demenz.« Man kann allerdings auch argumentieren, dass der Zusammenhang zwischen dem Mediainfarkt und dem Anfallsursprung nicht gesichert sei, ja, dass nicht einmal die fokale Natur der

Anfälle belegt sei. Der Gesamtkontext mit Erkrankungsbeginn im Senium, fokaler epilepsietypischer EEG-Aktivität und damit kongruenter potenziell epileptogener Läsion rechtfertigt die genannte Einordnung. Da die Klassifikation keine Abstufung an diagnostischer Gewissheit vorsieht, bleibt es letztlich der individuellen Wertung vorbehalten, ob man dieser Einschätzung folgt oder – defensiv – sagt: »Epilepsie unbekannten Ursprungs und unbekannter Ursache mit tonisch-klonischen Anfällen unklaren Beginns. Mediateilinfarkt rechts. Leichte Demenz.« (Ein Epilepsie-Syndrom liegt jedenfalls nicht vor und erscheint daher nicht in der Diagnose.)

Das Wichtigste im Überblick

- Zunächst muss entschieden werden, ob der Patient überhaupt eine Epilepsie hat.
- Die Klassifikation eines epileptischen Anfalls beginnt mit der Entscheidung, ob der Beginn des Anfalls fokal, generalisiert oder unbekannt ist.
- Bei den fokalen Anfällen soll – soweit möglich – genannt werden, ob sie bewusst erlebt werden oder nicht, und ob das früheste Merkmal – sofern diese Information vorliegt – motorischer oder nichtmotorischer Art ist. »Motorisch« kann spezifiziert werden (z. B. als »klonisch«, »atonisch« oder »mit Automatismus«), »nichtmotorisch« ebenso (z. B. als »autonom« oder »sensibel/sensorisch«). Weitere deskriptive Aussagen können als Freitext hinzugefügt werden.
- Die generalisierten Anfälle werden unterteilt in motorische und nichtmotorische Anfälle (dies sind Absencen). Die »motorischen« Anfällen können spezifiziert werden (z. B. »tonisch-klonisch«, »klonisch«, »tonisch«), ebenso die »nichtmotorischen« (z. B. »typische Absence« oder »myoklonische Absence«).
- Epilepsien werden auf den folgenden Ebenen klassifiziert: Art der Epilepsie (fokal, generalisiert, kombiniert generalisiert und fokal oder unklassifiziert – abhängig von den zuvor eingeordneten Anfällen), Epilepsie-Syndrom (z. B. »juvenile myoklonische Epilepsie«), und schließlich Ätiologie (z. B. »strukturell« oder »genetisch«); hinzugefügt werden noch Komorbiditäten (z. B. »depressives Syndrom«).
- Wichtig ist vor allem die Unterscheidung zwischen einer fokalen und generalisierten Art der Epilepsie und des Syndroms, da dies therapeutische Relevanz hat.
- Seit 1970 wurden mehrere Klassifikationen publiziert. Alle haben Vor- und Nachteile. Wir verwenden hier und in unserer klinischen Praxis die neueste Klassifikation der Internationalen Liga gegen Epilepsie von 2017.
- Um Diagnosen aus anderen Kliniken oder aus früheren Arztbriefen zu verstehen, ist eine Kenntnis der verschiedenen früheren Klassifikationen hilfreich.

13.1 Klassifikation der Anfälle

In der aktuell gültigen Klassifikation geht die Internationale Liga gegen Epilepsie (International League Against Epilepsy, ILAE) ähnlich einem Klappkarten-Spiel vor (►Abb. 13.1). Die einzelnen Elemente (►Tab. 13.1) werden am besten in der folgenden Reihenfolge bestimmt und zur Anfallsbenennung zusammengesetzt:

Abb. 13.1:
Klappkarten-Prinzip der Anfallsklassifikation. Die dunkleren Karten stelle man sich als umklappbar (veränderbar) vor, die hellen als fixiert.

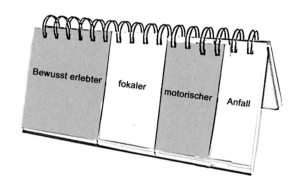

Tab. 13.1:
Anfallsklassifikation von 2017 (modifiziert nach Fisher et al. 2018a, b)

Beginn	fokal		generalisiert	unbekannt
Bewusstsein	Bewusst erlebt	Nicht bewusst erlebt		
motorisch	tonisch atonisch myoklonisch klonisch hyperkinetisch Automatismen epileptische Spasmen		tonisch-klonisch klonisch tonisch atonisch myoklonisch myoklonisch-atonisch myoklonisch-to-nisch-klonisch epileptische Spasmen	tonisch-klonisch tonisch atonisch epileptische Spasmen
nichtmoto-risch	sensorisch kognitiv emotional Innehalten autonom/vege-tativ		Absence: typisch atypisch myoklonisch Lidmyoklonien	Innehalten
	Fokal zu bilate-ral tonisch-klo-nisch			nicht klassifi-zierbar

13.1.1 Fokaler, generalisierter, unbekannter oder nicht klassifizierter Beginn

Diese Entscheidung beruht auf der Art der Anfallsphänomene; es dürfen aber auch zusätzliche Informationen (EEG-Befund, MRT-Befund, Vorgeschichte, Syndromdiagnose) herangezogen werden. Die Genauigkeit der klassifikatorischen Einordnung hängt von der verfügbaren Datenlage ab. Man kann »fokaler motorischer Anfall« sagen, aber auch – wenn man diese Information hat – »fokaler hyperkinetischer Anfall« (die Information »motorisch« kann entfallen, weil es in »hyperkinetisch« enthalten ist). Anderes Beispiel: Man kann »generalisierter motorischer Anfall« sagen, aber auch, wenn bekannt, »generalisierter myoklonischer Anfall«. Statt »generalisierter nichtmotorischer Anfall« wird man im epileptologischen Alltag »Absence« sagen (dieser Begriff enthält die Informationen »generalisiert« und »nichtmotorisch« bereits). Sofern bekannt, wird man die Absence weiter spezifizieren: »typische Absence«, »myoklonische Absence« etc. Wenn man nicht entscheiden kann, ob ein Anfall fokal oder generalisiert begonnen hat, aber bekannt ist, dass initial motorische Phänomene auftraten, sagt man z. B.: »Motorischer Anfall, Beginn unbekannt (fokal? generalisiert?)«.

Die erste zu treffende Einordnung: fokal, generalisiert, unbekannt oder nicht klassifizierbar.

13.1.2 Bewusstsein

Bei fokalen Anfällen wird eine Beurteilung der Bewusstseinslage im Anfall empfohlen (bei generalisierten Anfällen wird angenommen, dass das Bewusstsein immer beeinträchtigt ist). Wenn man die Bewusstseinslage nicht beurteilen kann, wird eben dies zum Ausdruck gebracht (»unklar, ob bewusst erlebt«). Die Definition von »Bewusstsein« orientiert sich in der aktuellen Anfallsklassifikation (Fisher et al. 2018a) wieder an der Anfallsklassifikation von 1981 (Commission 1981). Was damals »einfach partieller Anfall« hieß, heißt jetzt »bewusst erlebter Anfall«, und aus dem »komplexpartiellen Anfall« wird der »nicht bewusst erlebte Anfall«. Intaktes Bewusstsein wird auf der konzeptuellen Ebene angenommen, wenn (a) die Reaktionsfähigkeit – zum Teil weiter differenziert in funktionierende Wahrnehmung und funktionierendes Willkürverhalten (Frith et al. 1999; Lux et al. 2002) – oder (b) Wachheit im Anfall angenommen werden können. Diese beiden Elemente werden folgendermaßen operationalisiert: Ein Patient, der bei Bewusstsein ist, ist entweder in der Lage, (a) einfache Aufforderungen verbaler Art (gesprochenes Kommando) oder non-verbaler Art (Hand hinstrecken – ein reaktiver Patient wird einschlagen) oder willkürliche Bewegungen auszuführen oder (b) sich an den Anfallsverlauf zu erinnern. Damit wird eine Bewusstseinsstörung diagnostiziert, wenn der Patient weder adäquat (re)agiert noch den Anfallsablauf später wiedergeben kann. Umgekehrt hätte z. B. ein Patient, der im Anfall einfache non-verbale Kommandos ausführt, sich aber nachher nicht mehr an den Anfallsverlauf erinnern kann, einen bewusst erlebten Anfall gehabt.

Bewusstseinstörung: fehlende Reaktionsfähigkeit (Pat. befolgt einfache Aufforderungen nicht adäquat) und fehlende Erinnerung an den Anfallsablauf.

235

13.1.3 Fokaler zu bilateralem tonisch-klonischem Anfall

Diese Situation wird als eigene Anfallskategorie betrachtet (nach der 1981er Klassifikation: »sekundär generalisierter tonisch-klonischer Anfall«).

13.1.4 Deskriptoren

Weitere Informationen zum Anfall kann man als Freitext hinzufügen. Hier sind mehrere Nennungen möglich. Sie gehören nicht zur Klassifikation eines Anfalls im engeren Sinne, sondern sollen den Anfall anschaulich machen. Hierzu gehört auch die Angabe der Lateralisation eines Phänomens (»Kloni rechts«, »Version nach links«). Wir setzten solche Deskriptoren hinter die Klassifikation in Klammern. Die ILAE macht hier terminologische Vorschläge, die in Tabelle 13.2 wiedergegeben sind.

Tab. 13.2: Deskriptoren des Verhaltens während oder nach einem Anfall, innerhalb der klassifikatorischen Überbegriffe (»Kognitiv« etc.) alphabetisch angeordnet (Fisher et al. 2018b)

Kognitiv	Automatismen
Akalkulie	Aggression
Aphasie	Entkleiden
Aufmerksamkeitsstörung	Laufen
Beeinträchtigte Reagibilität	Lidflattern
Déjà-vu oder Jamais-vu	Manuell
Dissoziation	Nicken
Gedächtnisstörung	Orofazial
Halluzinationen	Perseverationen
Illusionen	Radfahren
Neglekt	Rennen
Zwangsgedanken	Rhythmische Beckenbewegungen
Emotional oder affektiv	Sexuell
Agitation	Vokalisation/Sprache
Angst	**Motorisch**
Furcht	Dysarthrie
Lachen (gelastisch)	Dystonie
Lust	Fechterstellung
Wahn	Jackson-March
Weinen (dakrystisch)	Koordinationsstörung
Wut	Lähmung

236

Autonom	Version
Asystolie	**Sensorisch**
Blässe	Auditorisch
Bradykardie	Gustatorisch
Erektion	Olfaktorisch
Erröten	Somatosensibel
Gastrointestinal	Temperaturempfindung
Gänsehaut	Vestibulär
Hyper-/Hypoventilation	Visuell
Palpitationen	**Lateralisation**
Respiratorische Verändeurungen	links
Tachykardie	rechts
Übelkeit oder Erbrechen	bilateral

Tab. 13.2:
Deskriptoren des Verhaltens während oder nach einem Anfall, innerhalb der klassifikatorischen Überbegriffe (»Kognitiv« etc.) alphabetisch angeordnet (Fisher et al. 2018b) – Fortsetzung

13.2 Klassifikation der Epilepsien

Diese erfolgt auf mehreren Ebenen, die nicht hierarchisch zu verstehen sind. Ebenen, auf denen, z. B. mangels Daten, keine Einordnung möglich ist, bleiben unbesetzt.

13.2.1 Anfallsformen (Beginn) und Epilepsie-Arten

Aus der zuvor vorgenommenen Klassifikation der Anfallsformen eines Patienten (fokal, generalisiert, beides, unbekannt) ergibt sich die Epilepsie-Art: »fokale Epilepsie«, »generalisierte Epilepsie«, »kombiniert fokale und generalisierte Epilepsie« (z. B. Dravet- oder Lennox-Gastaut-Syndrom), »Epilepsie unbekannter Art (fokal? generalisiert?)«

13.2.2 Epilepsie-Syndrom

Wenn möglich, soll angegeben werden, um welches Syndrom es sich handelt. Epilepsie-Syndrome werden durch Merkmalscluster aus Anfallsformen, EEG- und Bildgebungsbefunden, Erkrankungsalter, tageszeitliche Bindung der Anfälle, Provokationsfaktoren, eventuell auch Remissionstendenz konstituiert. Es gibt zwar keine formelle ILAE-Klassifikation der Syndrome, die ILAE verweist aber auf ihre Homepage (https://www.epilepsydiagnosis.org/syndro me/epilepsy-syndrome-groupoverview.html, Zugriff am 19.07.2019), wo Beschreibungen, Videos und typische EEG-Befunde vorstellt werden. Mit »Syndromen« sind allgemein anerkannten Syndrome wie Dravet- oder Lennox-Gastaut-Syndrom gemeint. Die ILAE verweist außerdem auf die Untergruppe der »idiopathischen generalisierten Epilepsien«, die die folgenden vier »gut etablierte« Epilepsie-Syndrome umfassten (Fisher et al. 2018b):

- Absenceepilepsie des Kindesalters
- Juvenile Absenceepilepsie
- Juvenile myoklonische Epilepsie
- Epilepsie mit ausschließlich generalisierten tonisch-klonischen Anfällen (früher »Aufwach-Grand-Mal«, was aufgegeben wurde, da bei diesem Syndrom die Anfälle zu jeder Tageszeit auftreten können).

13.2.3 Ätiologie

Hier sieht die ILAE die folgenden Gruppen vor:

- Strukturell, z. B. Malformationen der kortikalen Entwicklung oder Narben; ebenfalls eingeschlossen ist die Hippokampussklerose. Bei Läsionen, die eine genetische Grundlage haben, können beide Kategorien, »strukturell« und »genetisch«, verwendet werden.
- Genetisch. Folgende Konstellationen begründen die Einordnung in diese Gruppe:
  - Familienanamnese, die auf einen autosomal-dominanten Erbgang hinweist.
  - Vorliegen eines Syndroms, bei dem eine genetische Ätiologie durch Gruppenstudien plausibel gemacht wurde, z. B. kindliche Absenceepilepsie oder juvenile myoklonische Epilepsie.
  - Nachweis einer typischerweise mit Epilepsie assoziierten Mutation oder Copy Number Variation.
- Infektiös, z. B. Neurozystizerkose (nicht gemeint sind akut-symptomatische Anfälle im Rahmen einer akuten Infektion).
- Immunvermittelt. Gemeint sind autoimmune Ätiologien.
- Unbekannt.

13.3 Fallgruben

Eine Unterscheidung von fokalen und generalisierten Anfällen und damit fokalen und generalisierten Epilepsie-Arten oder -Syndromen hat Relevanz für die weitere Behandlung der Patienten. Zum einen hängt davon die Auswahl der zur Verfügung stehenden Antikonvulsiva ab, zum anderen kann man nur bei fokalen Epilepsien eine operative Behandlung in Erwägung ziehen. Diese Unterscheidung wurde deshalb in nahezu allen Klassifikationen zwischen 1970 und 2017 getroffen. Diese Unterscheidung macht allerdings erfahrungsgemäß häufig Schwierigkeiten.

Zum Beispiel wurde das Fallbeispiel 13.2 zunächst falsch klassifiziert. Die Diagnose im Arztbrief aus einer vorbehandelnden neurologischen Klinik lautete: »Fokale Epilepsie mit durch Kloni des rechten Armes eingeleiteten tonisch-klonischen Anfällen«.

Die Unterscheidung generalisierter und fokaler Epilepsien hat therapeutische Relevanz.

Was war passiert? In diesem Beispiel wurde sowohl eine Anfallsform als auch die Epilepsieart falsch eingeordnet. Die motorischen Entäußerungen im rechten Arm wurden als Kloni interpretiert. Kloni einer Extremität sind fokale motorische Anfälle mit prolongierten, repetitiven, regelmäßigen bzw. rhythmischen Zuckungen. Sie sind Ausdruck einer fokalen Epilepsie. In Wirklichkeit handelte es sich aber im Fallbeispiel 13.2 um bilaterale Myoklonien »insbesondere im rechten Arm«, also einer generalisierten Anfallsform, die bei der juvenilen myoklonischen Epilepsie (einem generalisierten Epilepsie-Syndrom) häufig den generalisierten tonisch-klonischen Anfällen vorausgehen und auch gelegentlich seitenbetont (asymmetrisch) oder sogar scheinbar unilateral auftreten können. Myoklonien sind im Gegensatz zu Kloni plötzliche, kurze und irreguläre, unfreiwillige Kontraktion von Muskeln oder Muskelgruppen. Der Gesamtkontext ermöglicht hier die richtige Einordnung. In Tabelle 13.3 sind Unterscheidungskriterien generalisierter und fokaler Epilepsien zusammengestellt.

Unterschei-dungskriterien	Generalisierte Epilepsien	Fokale Epilepsien
Anfallsformen	Absencen generalisierte/bilaterale Myoklonien generalisierte tonisch-klonische Anfälle seltenere in Figur 1a unter generalisierte Anfällen aufgeführte Anfallstypen	sehr viel bunter (▶ Tab. 13.1)
Prodromale Phänomene	laut Definition keine »Aura« im engeren Sinne eigenanamnestisch jedoch sehr häufig Angabe eines kurzen Vorgefühls, insbesondere vor den generalisierten tonisch-klonischen Anfällen (unspezifisches Gefühl, z. T. auch sensorisch, Myoklonien oder wiederholte kurze Absencen im Vorfeld)	Häufig Auren, je nach Region unterschiedliche Symptome
Tageszeitliche Bindung	generalisierte tonisch-klonische Anfälle mit Aufwach- und Feierabend-Bindung	in der Regel keine,

Tab. 13.3: Unterscheidungsmerkmale generalisierter und fokaler Epilepsien (nach Wolf et al. 2003)

239

Tab. 13.3:
Unterscheidungs-
merkale generali-
sierter und fokaler
Epilepsien (nach
Wolf et al. 2003)
– Fortsetzung

Unterscheidungskriterien	Generalisierte Epilepsien	Fokale Epilepsien
	Absencen gehäuft in den Vormittagsstunden äußerst selten aus dem Schlaf heraus	Ausnahme: hyperkinetische Anfälle oft aus dem Schlaf heraus
Provokationsfaktoren	Schlafmangel Flackerlicht Alkohol	eher selten
Alter bei Erstmanifestation	in der Regel in der Kindheit oder Jugend	in jedem Alter möglich, besonders häufig im 1. Lebensjahr oder > 60 Jahre
Familienanamnese	häufig positiv	zumeist negativ
EEG	Interiktual: Fotosensibilität Generalisierte spike-wave-Komplexe $\geq 3/s$ Iktual: generalisierte Anfallsmuster	Interiktual: Selten Fotosensibilität (nur bei Occipitallappenepilepsien) Fokale Spikes und Verlangsamungen Iktual: regionale Anfallsmuster
MRT	unauffällig	häufig mit Läsionsnachweis

Auch das Fallbeispiel 13.3 wurde zunächst falsch klassifiziert als »generalisierte Epilepsie bei Multiinfarkt-Demenz«. In diesem Beispiel wurde die Klassifikation der Epilepsie-Art mit einer Anfallsform verwechselt (»generalisierter tonisch-klonischer Anfall«). Bei der Anfallsform kann man anhand der anamnestischen Angaben nicht zwischen einem »primär« generalisierten tonisch-klonischen Anfall oder einem fokal beginnenden Anfall mit Übergang in einen »sekundär generalisierten« (nach neuer Klassifikation: »bilateralen«) tonisch-klonischen Anfall unterscheiden. Um dies zu differenzieren, müssen wiederum die Kriterien der Tabelle 13.2 angewandt werden. Die Kriterien für eine generalisierte Epilepsie treffen alle nicht auf die Patientin zu. Wer ganz korrekt sein will, lässt die Entscheidung ob generalisiert oder fokal offen, da zu wenig Angaben hierfür vorliegen. Dies wäre insbesondere berechtigt, wenn keine EEG- und MRT-Daten vorlägen oder anamnestisch nicht klar ist, wann die Epilepsie begonnen hat. Die Gesamtkonstellation legt jedoch fokal beginnende Anfälle mit Übergang in bilateral tonisch-klonische Anfälle nahe. Die Epilepsie-Art lautet demnach »fokale Epilepsie«. Ob die vaskulären Veränderungen Ursache der Epilepsie sind, ist nicht gesichert, aber gut möglich.

Eine weitere Fallgrube ist die Verwechslung von Absencen (die definitionsgemäß nur bei generalisierten Epilepsien mit ebensolchen interiktualen und

Absencen können mit nicht bewusst erlebten fokalen nichtmotorischen Anfällen verwechselt werden.

iktualen epilepsietypischen EEG-Mustern auftreten) mit nicht bewusst erlebten fokalen nichtmotorischen Anfällen.

13.4 Welche Klassifikation soll angewendet werden?

Wir empfehlen, aus Gründen der internationalen Einheitlichkeit die aktuellen Anfalls- und Epilepsieklassifikationen anzuwenden. Viele Kollegen verwenden noch ältere Klassifikationen oder mischen Begriffe aus verschiedenen Klassifikationen. Gerade langjährig in der Epileptologie tätige Kollegen haben ihre »Lieblingsbegriffe«. In unserer Klinik werden Termini wie »psychomotorischer Anfall« oder »abdominelle/epigastrische Aura«« weiterhin als gehaltvoll angesehen und noch regelmäßig verwendet. Im Deutschen sind leider manche Wendungen der neuesten Klassifikationen umständlich, im Englischen wirken sie eleganter. Eine Kenntnis der älteren Klassifikationen ist in jedem Fall wichtig, vor allem, um Diagnosen aus älteren Arztbriefen richtig interpretieren zu können.

Zusammenfassung

Die Klassifikation von epileptischen Anfällen und Epilepsien ist kompliziert. Dies liegt einerseits an der vielfältigen Symptomatik, mit der sich epileptische Anfälle äußern können, andererseits auch an der Vielzahl von Begriffen und klassifikatorischen Konzepten, die mittlerweile entstanden sind (► Hintergrundinformationen 13). Weitere Schwierigkeiten liegen in den unterschiedlichen Intentionen derjenigen, die Klassifikationen benutzen, sowie den oft unzureichenden oder irreführenden anamnestischen Informationen, die zu falschen Einordnungen führen. Oft werden Begriffe innerhalb einer Diagnose aus verschiedenen Klassifikationen vermischt. Dies kann berechtigt sein, da unterschiedliche Klassifikationen jeweils auch unterschiedliche Vor- und Nachteile aufweisen, ist jedoch für den Anfänger verwirrend. Darüber hinaus gibt es Begriffe, die ähnlich klingen, aber Unterschiedliches bezeichnen (psychomotorisch kann mit psychogen, komplex-fokal mit komplex-motorisch und klonisch mit myoklonisch verwechselt werden). Ebenso existieren unterschiedliche Begriffe, die das Gleiche meinen (z. B. psychomotorisch und komplex-fokal mit Automatismen). Die neue Klassifikation will hier mehr begriffliche Transparenz schaffen. Um einen Überblick über die Klassifikation von epileptischen Anfällen und Epilepsie-Syndromen zu gewinnen, kommt man nicht umhin, sich mit den aktuellen und historischen Klassifikationen auseinanderzusetzen, was etwas Zeit erfordert.

Hintergrundinformationen 13

1.   Warum sind Klassifikationen in der Epileptologie wichtig?

Klassifikationen
ermöglichen die
Bildung von Gruppen
unter den Anfallstypen
und Epilepsien
gewähren und verein-
heitlichen die Begriffe.

Eine Klassifikation soll eine Übersicht über die verschiedenen Anfallsformen und Epilepsien gewähren und möglichst zu einer Vereinheitlichung von Begriffen führen, um so die Kommunikation unter Ärzten zu erleichtern. Allerdings sind die Ansprüche an eine solche Klassifikation unterschiedlich.

- Die Klassifikation ermöglicht Aussagen über Gruppen von Patienten, die dabei helfen, den Einzelfall besser einzuschätzen. Dies ist für wissenschaftliche Betrachtungen ebenso wichtig wie für das alltägliche klinische Denken und Arbeiten mit Diagnosekategorien, welche die klassifikatorischen Einheiten und Begriffe aufnehmen.
- Der breit tätige Neurologe wünscht sich in der Regel eine einfach verständliche und praktikable Klassifikation, die eine Relevanz für die Behandlung und Prognose hat. Oft liegen ihm keine genauen Beschreibungen der Anfälle vor.
- Der Epileptologe wünscht sich eine detailreiche Klassifikation. Ihm liegen zudem oft genauere anamnestische Daten und Videomaterial vor. An eine präzise Beschreibung von Anfällen stellt v. a. die lokalisationsdiagnostisch orientierte prächirurgische Epilepsiediagnostik hohe Ansprüche.
- Für sozialmedizinische Zwecke ist als klassifikatorisches Element die Schwere von Anfällen und die im Anfall bestehende Beeinträchtigung des Steuerungsvermögens von Bedeutung.
- Je nach wissenschaftlichem Interessengebiet (z. B. Epidemiologie, Pharmakologie, Genetik, Grundlagenforschung) werden unterschiedliche Klassifikationen gewünscht.

Klassifikationen mit verschiedenen Ebenen der Beschreibung (Engel 2001; Scheffer et al. 2018) versuchen, diesen verschiedenen Aspekten gerecht zu werden. Sie erlauben auch (Teil-)Klassifikationen von Anfällen oder Epilepsien, bei denen nur wenige Informationen vorliegen.

2.   Definitionen

2.1   Definition eines epileptischen Anfalls

Die ILAE hat einen epileptischen Anfall definiert als »ein vorübergehendes Auftreten von Zeichen und/oder Symptomen aufgrund abnormal exzessiver oder synchroner neuronaler Aktivität im Gehirn« (Fisher et al. 2005).

2.2   Definition Epilepsie

»Epilepsie«, so die ILAE, »ist eine Störung des Gehirns, die durch eine
dauerhafte Neigung zur Entwicklung epileptischer Anfälle sowie durch die
neurobiologischen, kognitiven, psychologischen und sozialen Konsequenzen dieses Zustands gekennzeichnet ist« (Fisher et al. 2005). In praktischer
(operationaler) Hinsicht wurde festgelegt, dass eine Person mindestens zwei
nicht provozierte Anfälle im Abstand von mehr als 24 Stunden erlitten
haben muss, um als epilepsiekrank zu gelten. Ausnahmsweise kann eine
Epilepsie bereits nach dem ersten Anfall diagnostiziert werden, wenn die
Wahrscheinlichkeit für das Auftreten eines erneuten Anfalls bei über 60 %
liegt, oder wenn nach dem ersten Anfall bereits ein Epilepsie-Syndrom
diagnostiziert werden kann (Fisher et al. 2014). Die beiden letztgenannten
Punkte sind jedoch nur in wenigen Konstellationen erfüllt, sodass man sich
in den meisten Situationen an die erstgenannte Definition halten wird.

2.3   Die aktuelle Klassifikation

Alle fünf Jahre bildet die ILAE eine neue »Commission on Classification
and Terminology«. Die Kommission, die von 2012–2016 im Amt war, hat
unter Berücksichtigung früherer Dokumente ein weitreichendes klassi-
fikatorisch-terminologisches Werk vorgelegt. Die einzelnen Papiere sind
zum größeren Teil auch in autorisierten deutschen Übersetzungen
vorgelegt worden. Eine Übersicht gibt Tabelle 13.4. Es ist nicht überra-
schend, dass neue Klassifikationen – auch wenn sie sich im Vorfeld einer
breiten Internet-Diskussion gestellt haben – auch Kritik erfahren. Oft
finden solche kritischen Punkte Eingang in die folgende Auflage der
Klassifikation. So wurde etwa die vorübergehend abgeschaffte klassifika-
torische Nutzung der Bewusstseinslage in der Version von 2010 (Berg
et al. 2010) nach Kritik daran (Fisher 2010) in der jüngsten Fassung wieder
eingeführt (Fisher et al. 2018 a, b).

4.   Die wichtigsten Klassifikationen zwischen 1964 und 2017 im Überblick

4.1   Klassifikation von epileptischen Anfällen

Die heute gängigen Klassifikationen entwickelten sich aus einer Klassifikation weiter, deren Entwurf bereits 1964 entstand. Damals trafen sich
120 Experten aus verschiedenen europäischen Ländern unter der Leitung
von H. Gastaut in Marseille. »After two days of lively discussion« wurde
eine vorläufige Klassifikation verfasst.

1970 erschien diese erste Klassifikation in endgültiger Form (Gastaut
1970). In den folgenden Jahren wurde sie noch etwas verfeinert. In
dieser Klassifikation wurde z. B. der von Wilhelm Griesinger Mitte des

Tab. 13.4:
Aktuell gültige Dokumente zu Klassifikation von Anfällen, Epilepsien, Syndromen und Anfallssemiologien. Die deutschen Versionen werden als Kurzzitat aufgeführt und finden sich mit der vollständigen Referenz im Literaturverzeichnis; die englischen Originalversionen werden mit einer Kurzzitation wiedergegeben.

	Sprache	Konzeptuelle Definition	Praktische (operationale) Definition	Klassfikation
Anfälle	Engl.	Fisher et al., Epilepsia 2005;46:470	-	Fisher et al., Epilepsia 2017;58:522 Fisher et al., Epilepsia 2017;58:531
	Dt.	Fisher et al. 2005	-	Fisher et al. 2018a, b
Epilepsien	Engl.	Fisher et al., Epilepsia 2005;46:470	Fisher RS et al., Epilepsia 2014;55:475	Scheffer et al., Epilepsia 2017;58:512
	Dt.	Fisher et al. 2005	-	Scheffer et al. 2018
Epilepsie-Syndrome	-	-		https://www.epilepsydiagnosis.org/syndrome/epilepsy-syndrome-groupoverview.html (Zugriff am 20.07.2019)
Semiologie	Engl.	-	-	Blume et al., Epilepsia 2001;42:1212
	Dt.	-	-	Blume et al. 2001

19. Jahrhunderts geprägte Begriff »Anfall mit psychomotorischen Symptomen« verwendet, um fokale Anfälle mit Bewusstseinsminderung und Automatismen zu bezeichnen. Dieser Begriff wird in späteren Klassifikationen wieder verlassen, ist aber bis heute als psychomotorischer Anfall noch gebräuchlich. Der Begriff »Grand mal-Anfall« wird schon hier nicht mehr verwendet. Stattdessen wird der Begriff »generalisierter tonisch-klonischer Anfall« benutzt.

1981 erfolgte durch eine Commission on Classification and Terminology der Internationalen Liga gegen Epilepsie (ILAE) eine erste größere Revision der vorherigen Klassifikation (Commission 1981). Die Grundzüge blieben sehr ähnlich, die Rubrik von Anfällen mit gestörtem Bewusstsein wurde etwas »holzschnittartiger« (▶ Abb. 13.2).

Es werden grundsätzlich drei Kategorien unterschieden: 1. Partielle (= fokale) Anfälle, 2. generalisierte Anfälle und 3. nicht klassifizierte Anfälle.

Partielle Anfälle werden wiederum in drei Gruppen unterteilt: 1. ohne Bewusstseinsstörung (einfach-partiell/fokal), 2. mit Bewusstseinsstörung (komplex-partiell/fokal), 3. Partiell mit sekundärer Generalisierung. Bei einfach-fokalen Anfällen werden die verschiedenen Symptome genau beschrieben, wobei man Anfälle mit und ohne motorische Symptome

Anfalls-Klassifikation von 1981: Begriffe wie einfach-fokale, komplex-fokale und sekundär generalisierte tonisch-klonische Anfälle werden geprägt.

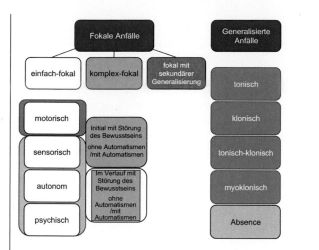

Abb. 13.2: Anfallsklassifikation von 1981 (Commission 1981) Anfälle mit erhaltenem Bewusstsein weiß unterlegt, Anfälle mit beeinträchtigtem Bewusstsein grau-blau unterlegt, nichtmotorische Anfälle hellgrau unterlegt, motorische Anfälle dunkelblau unterlegt. In der Originalarbeit wird von partiellen Anfällen gesprochen, die hier zur besseren Vergleichbarkeit mit anderen Arbeiten als fokale Anfälle bezeichnet werden. In der Rubrik einfach-fokal werden in der Originalarbeit von 1981 motorische, somatosensorische, autonome und psychische Anfälle noch in weitere Untergruppen aufgeführt, auf deren Aufzählung aus Gründen der Übersichtlichkeit verzichtet wurde.

Anfallsklassifikation von 1998: Begriffe wie abdominelle Aura, dialeptischer Anfall, aphasischer Anfall und hypermotorischer Anfall gehen auf diese Klassifikation zurück.

Epilepsieklassifikation von 1989: Begriffe wie symptomatisch, idiopathisch und kryptogen werden hier verwendet. Auch fokale Epilepsien werden in »Syndrome« (nach Entstehungsort) eingeteilt: Tmeporal-, Frontal-, Parietal-, und Occipitallappen-epilepsien.

unterscheidet. Diese Unterscheidung und die detaillierte Symptombeschreibung fällt bei komplex-partiellen Anfällen (im Gegensatz zur vorherigen Klassifikation von Gastaut 1970) weg. Hier wird nur noch unterschieden, ob die Bewusstseinsminderung sofort oder allmählich einsetzt und ob Automatismen dabei sind oder nicht. Auch bei den generalisierten Anfällen wird zwischen solchen mit und ohne motorische Symptome unterschieden.

1998 wurde eine semiologische Klassifikation unter der Federführung von H. Lüders veröffentlicht (Lüders et al. 1998). Im Vergleich zu den vorhergehenden Klassifikationen fehlt hier die Bewusstseinslage als kategoriales Element. Es werden Auren, autonome Anfälle, dialeptische Anfälle (mit dominierender Bewusstseinsveränderung ohne Festlegung, dass die übrigen Phänomene und Befunde bei dem Patienten fokale oder generalisierte Anfälle nahelegen), motorische Anfälle und spezielle Anfallsformen (▸ Kasten 13.1) unterschieden. Eine spezielle Anfallsform ist z. B. der aphasische Anfall. In dieser Klassifikation tauchen erstmals heute häufig verwendete Begriffe wie z. B. abdominelle Aura (häufiger noch mit einem älteren Begriff als »epigastrische Aura« verwendet) und hypermotorischer Anfall auf. Auch wird Wert auf Anfallssequenzen gelegt (z. B. abdominelle Aura → automotorischer Anfall).

2017 wurde wiederum eine »erweiterte« Anfallsklassifikation veröffentlicht (Fisher et al. 2018 a, b). Sie ist in Abbildung 13.2 dargestellt. Diese Arbeit steht im Zusammenhang mit der Epilepsieklassifkation aus demselben Jahr (Scheffer et al. 2018).

4.2 Klassifikation von Epilepsien

1989 wurde in Ergänzung zu den vorherigen Anfallsklassifikationen eine Klassifikation von Epilepsien und epileptischen Syndromen veröffentlicht (Commission 1990). Diese Klassifikation beeindruckt durch ihre übersichtliche Gliederung (▶ Tab. 13.5). Sie enthält wiederum zwei fundamentale Unterteilungen: Epilepsien mit generalisierten Anfällen (generalisierte Epilepsien) und Epilepsien mit partiellen/fokalen Anfällen (»fokale/lokale/partielle Epilepsien und Syndrome«). Daneben gibt es noch eine Gruppe von Epilepsien, bei denen nicht geklärt werden kann, ob sie fokalen oder generalisierten Ursprungs sind. Eine weitere Unterteilung erfolgt in den beiden Hauptgruppen und bezieht sich auf die Ätiologie: 1. bekannte Ätiologie (symptomatisch), 2. primär, v. a. genetisch (idiopathisch) oder 3. unbekannt (kryptogen), aber vermutlich symptomatisch. Letztere Begriffe werden auch heute noch oft verwendet, auch wenn sie in neueren Klassifikationen nicht mehr auftauchen. Die symptomatischen fokalen Syndrome werden nach Ursprungszone in Temporallappen-, Frontallappen-, Parietallappen-, und Occipitallappen-Epilepsien unterteilt.

Tab. 13.5: Syndromklassifikation von 1989 (Commission, 1990) In der Originalarbeit werden in den einzelnen Rubriken die bekannten Syndrome aufgezählt, auf die der Übersicht halber hier verzichtet wurde.

Fokale Epilepsien und Syndome	Generalisierte Epilepsien und Syndrome	Epilepsien/Syndrom, nicht als fokal oder generalisiert bestimmbar	Spezielle Syndrome
idiopathisch (primär)	idiopathisch (primär)	mit generalisierten und fokalen Anfällen	Gelegenheitsanfälle (z. B. Fieberkrämpfe, Entzugsanfälle)
symptomatisch (sekundär)	symptomatisch (sekundär)	ohne eindeutige generalisierte oder fokale Zeichen	
kryptogen	kryptogen		

2017 wurde erneut eine Epilepsieklassifkation (▶ Abb. 13.3) veröffentlicht (Scheffer et al. 2018). Hier werden, vergleichbar mit der Klassifikation von 2001 (▶ 4.3 Synopsis aus Anfalls- und Syndromklassifikation), Anfallsformen, Epilepsie-Arten, Epilepsie-Syndrome sowie Ätiologien zur Klassifikation herangezogen. Epilepsie-Arten, Epilepsie-Syndrome und Ätiologien werden als unterschiedliche, nicht hierarchisch konzipierte Ebenen verstanden. Je nach Informationslage können unterschiedlich detaillierte Diagnosen gestellt werden. Zusätzlich fließen in die Klassifikation auch Begleiterkrankungen ein.

4.3 Synopsis aus Anfalls- und Syndromklassifikation

2001 wurden durch die damals amtierende ILAE-Klassifikations-Taskforce Anfalls- und Syndrom-Klassifikation zusammengeführt (Engel 2001). Es wurden hierbei die in Abbildung 13.4 dargestellten fünf Achsen definiert.

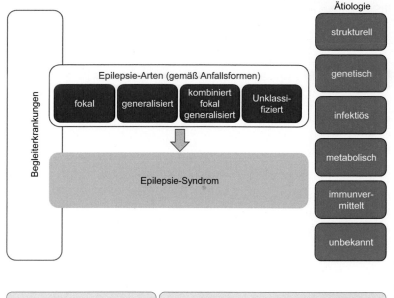

Abb. 13.3:
Epilepsieklassifikation
von 2017 (übersetzt und
vereinfacht nach Schef-
fer et al. 2018)
Es werden verschiedene
Ebenen unterschieden;
Epilepsie-Arten
dunkelblau grau
unterlegt, Epilepsie-
Syndrome hellgrau
unterlegt, Ätiologien
dunkelgrau unterlegt.
Hier wird noch zusätz-
lich betont, dass Beglei-
terkrankungen im Zu-
sammenhang mit der
Epilepsie stehen können
(z. B. als Folge der Epi-
lepsieerkrankung).

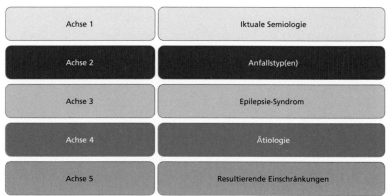

Abb. 13.4:
Kombinierte Anfalls-
und Epilepsie-Klassifika-
tion 2001 (modifiziert
nach Engel et al. 2001)
Die Farben korrespon-
dieren zu denen in
Abbildung 13.3, um zu
verdeutlichen, dass die
Klassifikation von 2017
in vielem auf derjenigen
von 2001 aufbaut. – Die
iktuale Phänomenolo-
gie soll, so die Autoren
der Klassifikation von
2001, orientierend an
Blume et al. 2001 be-
schrieben werden, die
Einschränkungen nach
einem System der Welt-
gesundheitsorganisati-
on, welches inzwischen
zur International Classi-
fication of Functioning,
Disability and Health
(ICF) weiterentwickelt
worden ist.

2010 erschienen »revidierte Terminologie und Konzepte zur Einteilung von epileptischen Anfällen und Epilepsien – der Begriff »Klassifikation« wurden vermieden (Berg et al. 2010). Anfälle werden hier wieder ähnlich wie 1981 klassifiziert. Jedoch wird bei dieser Klassifikation die Unterteilung in verschiedene Bewusstseinslagen aufgehoben. Bei fokalen Anfällen kann jedoch eine beeinträchtigte Bewusstseinslage mit dem Begriff »dyskognitiv« beschrieben werden. Der Begriff »idiopathisch« wird im Wesentlichen durch »genetisch«, der Begriff »symptomatisch« durch »strukturell-metabolisch« und der Begriff »kryptogen« durch »unbekannt« ersetzt.

Anfalls- und Epilepsie-
Terminologie von
2017: Die Begriffe idio-
pathisch, symptoma-
tisch und kryptogen
werden ersetzt.

Kasten 13.1:
Semiologische Klassifi-
kation (nach Lüders
et al. 1998)

Epileptische Anfälle

Aura

- Somatosensorische Aura
- Auditorische Aura
- Olfaktorische Aura
- Abdominelle Aura
- Visuelle Aura
- Gustatorische Aura
- Autonome Aura
- Psychische Aura

Autonomer Anfall
Dialeptischer Anfall
Motorischer Anfall

- Einfacher motorischer Anfall
  - Myoklonischer Anfall
  - Epileptischer Spasmus
  - Tonischer Anfall
  - Klonischer Anfall
  - Tonisch-klonischer Anfall
  - Versivanfall
- Komplex-motorischer Anfall
  - Hypermotorischer Anfall
  - Automotorischer Anfall
  - Gelastischer Anfall

Spezielle Anfälle

- Atonische Anfälle
- Hypomotorische Anfälle
- Negativ-myoklonische Anfälle
- Astatische Anfälle
- Akinetische Anfälle
- Aphasische Anfälle

Paroxysmales Ereignis

Literatur

Berg AT, Berkovic SF, Brodie M, Buchhalter J, Cross JH, van Emde Boas W, Engel Jr J, French J, Glauser T, Mathern G (2010) Revidierte Terminologie und Konzepte zur Einteilung von epileptischen Anfällen und Epilepsien: Bericht der Klassifikations-

und Terminologiekommission der Internationalen Liga gegen Epilepsie, 2005–2009. Akt Neurol 37(03), 120-130.

Blume W, Lüders H, Mizrahi E, Tassinari C, van Emde Boas W, Engel J (2001) Glossar einer deskriptiven Terminologie für die iktale Semiologie. Akt Neurol 28(10), 448-454.

Commission on Classification and Terminology of the International League Against Epilepsy (1981) Proposal for revised clinical and electroencephalographic classification of epileptic seizures. Epilepsia 22(4), 489-501.

Commission on Classification Terminology of the International League Against Epilepsy (1990) Revidierte Klassifikation der Epilepsien und epileptischen Syndrome. Epilepsie-Blätter 3, 70-79.

Engel J (2001) Vorschlag für ein diagnostisches Schema für Menschen mit epileptischen Anfällen und Epilepsien. Akt Neurol 28(07), 305-312.

Fisher RS, van Emde Boas W, Blume W, Elger C, Genton P, Lee P, Engel Jr J (2005) Epileptische Anfälle und Epilepsie: von der Internationalen Liga gegen Epilepsie (International League Against Epilepsy; ILAE) und dem Internationalen Büro für Epilepsie (International Bureau for Epilepsy; IBE) vorgeschlagene Definitionen. Akt Neurol 32, 249-252.

Fisher RS (2010) What is a classification essay? Epilepsia. 51(4), 714-715.

Fisher RS, Cross JH, French JA, Higurashi N, Hirsch E, Jansen FE, Lagae L, Moshé SL, Peltola J, Perez ER, Scheffer IE, Zuberi SM (2018a) Operationale Klassifikation der Anfallsformen durch die Internationale Liga gegen Epilepsie: Positionspapier der ILAE-Klassifikations-und Terminologiekommission. Z Epileptol 31(4), 272-281.

Fisher RS, Cross JH, D'Souza C, French JA, Haut SR, Higurashi N, Hirsch E, Jansen FE, Lagae L, Moshé SL, Peltola J, Roulet Perez E, Scheffer IE, Schulze-Bonhage A, Somerville E, Sperling M, Yacubian EM, Zuberi SM (2018b) Anleitung (»instruction manual«) zur Anwendung der operationalen Klassifikation von Anfallsformen der ILAE 2017. Zeitschrift für Epileptologie 31(4), 282-295.

Fisher RS, Acevedo C, Arzimanoglou A, Bogacz A, Cross JH, Elger CE, Engel J Jr, Forsgren L, French JA, Glynn M, Hesdorffer DC, Lee BI, Mathern GW, Moshé SL, Perucca E, Scheffer IE, Tomson T, Watanabe M, Wiebe S (2014) ILAE official report: a practical clinical definition of epilepsy. Epilepsia 55(4), 475-82. Review.

Frith C, Perry R, Lumer E (1999) The neural correlates of conscious experience: An experimental framework. Trends in cognitive sciences 3(3), 105-114.

Gastaut H (1970) Clinical and electroencephalographical classification of epileptic seizures. Epilepsia 11(1), 102-13.

Lüders H, Acharya J, Baumgartner C, Benbadis S, Bleasel A, Burgess R, Dinner DS, Ebner A, Foldvary N, Geller E, Hamer H, Holthausen H, Kotagal P, Morris H, Meencke HJ, Noachtar S, Rosenow F, Sakamoto A, Steinhoff BJ, Tuxhorn I, Wyllie E (1998) Semiological seizure classification. Epilepsia 39(9), 1006-13.

Lux S, Kurthen M, Helmstaedter C, Hartje W, Reuber M, Elger CE (2002) The localizing value of ictal consciousness and its constituent functions: a video-EEG study in patients with focal epilepsy. Brain 125(Pt 12), 2691-2698.

Scheffer IE, Berkovic S, Capovilla G, Connolly MB, French J, Guilhoto L, Hirsch E, Jain S, Mathern GW, Moshé SL, Nordli DR, Perucca E, Tomson T, Wiebe S, Zhang YH, Zuberi SM (2018) ILAE-Klassifikation der Epilepsien: Positionspapier der ILAE-Kommission für Klassifikation und Terminologie. Z Epileptol 31, 296-306.

Wolf P, Mayer T, Specht U, Hrsgg. (2003), Vom Anfall zum Epilepsiesyndrom. In: dieselben, Praxisbuch Epilepsien. Diagnostik, Behandlung, Rehabilitation. Stuttgart: Verlag W. Kohlhammer. S. 21-32.

14 EEG

Matthias Hoppe

Das Wichtigste im Überblick

- Generalisierte Verlangsamungen und Grundrhythmusverlangsamung sind Zeichen einer Enzephalopathie, d. h. Ausdruck einer unspezifischen Funktionsstörung.
- Eine intermittierende irreguläre fokale Verlangsamung ist lediglich ein »unspezifischer Herdbefund« im Sinne einer Funktionsstörung, Ausnahmen sind intermittierende rhythmische Theta-Aktivität temporal (TIRDA) und über der Mittellinie, die mit Temporal-bzw. Frontallappen-Epilepsien korreliert sind.
- Das sogenannte epileptogene Areal wird wesentlich durch interiktuale und iktuale epilepsietypische Aktivität (ETA) definiert.
- Interiktuale ETA tritt morphologisch unterschiedlich in Form von Spikes, Sharp Waves, Polyspikes, Spike-Wave-Komplexen auf. Sie ist nicht in jeder EEG-Ableitung von Epilepsiepatienten nachweisen. Andererseits findet sie sich bei Normalpersonen nur zu 0,2–0,5 % im Erwachsenenalter und 2,2–3,5 % im Kindesalter.
- Aktivierungsmaßnahmen dienen der Erhöhung der Spezifität des EEG hinsichtlich ETA.
- Die »Überinterpretation«/Fehlinterpretation von Aktivität mit scharf konturierter Morphologie als ETA in der Epilepsiediagnostik kann begrenzt werden durch Vertrautheit mit sog. benignen Varianten (Muster mit »epilepsieähnlicher« Morphologie ohne gesicherte pathologische Bedeutung), pathologischen Aktivitäten mit scharf konturierter Morphologie ohne Bezug zu Epilepsien und scharf konturierten Elementen physiologischer Hintergrundaktivität.
- Iktuale Registrierungen mit Nachweis von Anfallsmustern beweisen das Vorliegen epileptischer Anfälle. Allerdings sind bei fokalen bewusst erlebten sensorischen oder fokalen bewusst erlebten motorischen Anfällen im Skalp-EEG nur zu ca. 35 % Anfallsmuster zu sehen.
- Generalisierte Anfallsmuster, wie z. B. 3 Hz Spike-Wave-Komplexe bei Absencen, entsprechen morphologisch interiktualer ETA, ihre Dauer grenzt sie jedoch von dieser ab.
- Fokale Anfallsmuster zeigen eine Evolution, d. h. zeitliche Veränderung hinsichtlich Frequenz, Amplitude und Distribution. Sie sind

---

morphologisch sehr variabel und können im Beta-, Alpha-, Theta- und Delta-Frequenzbereich liegen.
- Bei Anfällen mit dem vorherrschenden Symptom verminderter Reagibilität können iktuale Registrierungen zwischen Absencen mit 3 Hz Spike-Wave-Komplexen und fokalen nicht bewusst erlebten Anfällen mit z. B. rhythmischer Theta-Aktivität rechts temporal unterscheiden und somit zwischen generalisiert versus fokal differenzieren.

14.1 Einleitung

Berger referierte 1929 in seinem grundlegenden Artikel »Über das Elektrenkephalogramm des Menschen« über vorangegangene Versuche der Potenzialableitung an Tieren, über eigene epidurale Ableitungen bei Tumorpatienten und über kutane Ableitungen bei seinem Sohn Klaus (Berger 1929). Sowohl er als auch andere Wissenschaftler entdeckten sehr schnell die Bedeutung dieser neuen Untersuchungstechnik für die Diagnostik epileptischer Anfälle. Gibbs et al. veröffentlichten 1935 EEG-Beispiele von 3 Hz Spike-Wave-Komplexen bei idiopathischer generalisierter Epilepsie und von einem Status epilepticus (Gibbs et al. 1935). In einer anderen Publikation folgten Beispiele für einen fokalen Beginn bei motorischen (Jackson-) Anfällen und einer linksseitigen Frontallappenepilepsie bei intraoperativer, kortikaler Ableitung (Gibbs et al. 1936). Jasper berichtete 1936 über kutane Ableitungen bei fokalen Epilepsien, um die Ausbreitung des Anfalls elektrografisch zu dokumentieren (Jasper 1936). Bis heute gibt es für den überragenden Stellenwert des EEG in der Diagnostik epileptischer Erkrankungen keinen Ersatz.

14.2 Physiologische Grundlagen des EEG

Die räumliche und zeitliche Summation postsynaptischer Potentiale, vornehmlich an den apikalen Dendriten der kortikalen Pyramidenzellen, die parallel zueinander und vertikal zur Kortexoberfläche orientiert sind, erzeugt bei synchroner Aktivierung Dipolschichten, deren Potentialfelder in unterschiedlicher Ausdehnung und Spannungshöhe von der Kopfoberfläche registriert werden können (Gloor 1985; Pedley und Traub 1990). Die Ableitung und Verstärkung dieser Potentiale und ihre grafische Darstellung entlang der Zeitachse erzeugen das EEG. Es ist offensichtlich, dass Oberflächenelek-

Das EEG registriert Potentialfelder vom Skalp, die durch Summation postsynaptischer Potentiale kortikaler Pyramidenzellen generiert werden.

troden bevorzugt Aktivität der Konvexität erfassen, während Aktivität großer Kortexareale wie Hirnbasis, perisylvischer und insulärer Kortex, zur Mittellinie gelegener Kortex nur eingeschränkt registriert werden kann.

14.3   Normales EEG des Erwachsenen

Die (Hinter-)Grundaktivität des normalen EEG im Erwachsenenalter reicht vom Beta- bis Delta-Frequenzbereich sowohl im Wach- wie auch im Schlafzustand.

Sie ist über den verschiedenen Kopf-(Hirn-)Regionen unterschiedlich zusammengesetzt und beinhaltet dabei charakteristische Aktivitäten und Muster.

Die optische »Leitstruktur« des EEG im Wachen ist der okzipitale Alpha-Grundrhythmus.

Im Wachen: Alpha-Grundrhythmus, My-Rhythmus, Beta-Aktivität, Theta-Aktivität, Lambda-Wellen. In Ermüdung/Schlaf findet sich vom Stadium N1 bis N3 eine zunehmende diffuse Theta- und später auch Delta-Aktivität. Schlaf ist weiterhin charakterisiert durch das Auftreten folgender schlaftypischer Potentiale: Vertex-Wellen; positive okzipitale steile Transienten des Schlafes (POSTs), Schlafspindeln, K-Komplexe. Weiterhin sind als Vigilanzstadien-Stadien REM- (rapid eye movement) Schlaf und Aufwachreaktion (arousal) bekannt.

14.4   Pathologische Befunde

Von herausragender Bedeutung in der Epilepsiediagnostik ist der Nachweis epilepsietypischer (= epileptiformer) Aktivität/Potentiale (ETA; ETP). Daneben gibt es verschiedene pathologische EEG-Aktivitäten, die auch, aber nicht ausschließlich bei Epilepsiepatienten vorkommen können und Hinweise auf eine zerebrale Pathologie bzw. Funktionsstörung geben. Diese lassen sich grundsätzlich einordnen in nur wenige Kategorien (▶ Tab. 14.1).

14.4.1 Sogenannte unspezifische pathologische EEG Veränderungen

Viele pathologische EEG-Veränderungen sind weitestgehend unabhängig von der zugrunde liegenden Ätiologie und werden deshalb auch als unspezifisch bezeichnet. Sie können diffus (generalisiert) und/oder umschrieben (fokal) auftreten und gliedern sich hauptsächlich in zwei große Gruppen: Verlangsamungen und Asymmetrien.

Hauptkategorien pathologischer Befunde			Lokalisation		Tab. 14.1: Übersicht pathologischer EEG-Befunde
			regional (fokal) inkl. lateralisiert und multifokal	generalisiert	
Verlangsamungen	intermittierend		x	x	
	kontinuierlich		x	x	
	Grundrhythmus		x		
Spezielle Muster	Koma	Beta/Alpha/Theta		x	
		Delta		x	
		Spindel		x	
	Burst-Suppression			x	
	Elektrozerebrale Inaktivität			x	
	Periodische Muster	PLEDs	x		
		BiPLEDs	x		
		GPEDs		x	
		Triphasische Wellen		x	
Sonstige Befunde	Suppression		x	x	
	Asymmetrie		x		

PLEDs = periodische lateralisierte epileptiforme Entladungen; BiPLEDs = bilateral unabhängige periodische lateralisierte epileptiforme Entladungen; GPEDs = generalisierte periodische Entladungen

Verlangsamungen sind Aktivitäten niedrigerer Frequenz als die in der entsprechenden Region physiologische (Hinter-)Grundaktivität. Hierunter fallen diffuse Verlangsamungen, die wie auch eine Verlangsamung des okzipitalen Grundrhythmus Hinweise auf eine diffuse Hirnfunktionsstörung (Enzephalopathie) darstellen (Zifkin und Cracco 1990). Eine generalisierte intermittierende rhythmische Verlangsamung tritt häufig gruppiert auf. Sie weist ein meist frontales Maximum (frontale intermittierende rhythmische Delta-Aktivität, FIRDA) auf. Sie ist häufig kombiniert mit Grundrhythmusverlangsamung und kontinuierlicher irregulärer diffuser Verlangsamung. Sie ist zum einen Ausdruck nichtspezifischer diffuser Enzephalopathien wie die generalisierte arrhythmische (irreguläre) Verlangsamung, kann aber auch bei strukturellen Läsionen der tiefen Mittellinie zu sehen sein. Bei einer generalisierten kontinuierlichen Verlangsamung ist das EEG meist nicht mehr reaktiv. Das Ausmaß der Verlangsamung hängt von der Schwere der Enzephalopathie ab.

Generalisierte Verlangsamungen und Grundrhythmusverlangsamung sind Zeichen einer Enzephalopathie, d. h. Ausdruck einer unspezifischen Funktionsstörung.

253

Eine kontinuierliche irreguläre fokale Verlangsamung ist häufig mit einer strukturellen Läsion assoziiert.

Daneben gibt es umschriebene Verlangsamungen, die einen Herdbefund im Sinne einer Störung der lokalen Hirnfunktion darstellen. Es handelt sich um irreguläre, je nach Schweregrad intermittierend bis kontinuierlich auftretende Theta- und/oder Delta-Wellen (Zifkin und Cracco 1990). Rein kortikale Läsionen generieren keine regionalen Verlangsamungen. Erst kombinierte kortikale und subkortikale Läsionen oder reine Schädigungen der weißen Substanz erzeugen Verlangsamungen. Ätiologisch unterschiedliche Läsionen erzeugen gleichartige Verlangsamungen. Verlangsamungen sind auch möglich ohne Nachweis struktureller Läsionen, d. h. sie sind dann Ausdruck zerebraler Funktionsstörungen, z. B. postiktual oder bei Migräne-Attacken. Kontinuierliche regionale irreguläre Delta-Aktivität ist hoch korreliert mit lokalisierten strukturellen Läsionen wie Tumor, Abszess, Ischämie/Blutung oder Kontusion.

Unter Asymmetrie versteht man Amplitudendifferenzen im EEG über analogen Hirnarealen beider Hemisphären. Die pathologische Seite kann dabei entweder höhere Amplituden aufweisen, z. B. nach Schädelhirntraumen, Kraniotomien, Bohrlöchern im Sinne eines Knochenlückenrhythmus, oder niedrigere Amplituden bis hin zur Suppression, z. B. bei den betroffenen Kortex destruierenden Prozessen oder die elektrische Leitfähigkeit herabsetzenden subduralen, epiduralen oder subgalealen Hygromen/Hämatomen (Cobb et al. 1979).

TIRDA und intermittierende rhythmische Theta-Aktivität über der Mittellinie sind mit Temporal- bzw. Frontallappen-Epilepsien korreliert.

Zwei fokale Verlangsamungen sind »spezifisch« für Epilepsie und haben mehr Bedeutung als sonstige Verlangsamungen: eine intermittierende rhythmische Delta-Aktivität über der Temporalregion (TIRDA) stellt insofern eine Ausnahme dar, als sie in hohem Maße mit Temporallappen-Epilepsie assoziiert ist (Di Gennaro et al. 2003; Geyer et al. 1999; Normand et al. 1995). Eine intermittierende rhythmische Theta-Aktivität über der Mittellinie kann bei Patienten mit Frontallappenepilepsie angetroffen werden (Beleza et al. 2009).

14.4.2 Interiktuale epilepsietypische Potentiale (ETP)/ epilepsietypische Aktivität (ETA)

Interiktuale und iktuale ETA sind essenziell für die Definition des epileptogenen Areals.

Elektroenzephalografie (und Magnetenzephalografie) bieten die Möglichkeit, epilepsietypische Aktivität direkt zu erfassen, und ihre diagnostische Bedeutung bei fokalen Epilepsien besteht darin, anhand interiktual auftretender epilepsietypischer Potentiale die so genannte irritative Region, anhand iktualer Muster die Region des Anfallsbeginns zu definieren. Mithilfe anderer diagnostischer Maßnahmen werden zusätzliche kortikale Zonen bestimmt, die zusammen mit der irritativen Region und Anfallsursprungsregion zur Bestimmung des epileptogenen Kortexareals herangezogen werden, des Areals, das für die Generierung von Anfällen unerlässlich ist und das durch epilepsiechirurgische Maßnahmen reseziert oder gegebenenfalls diskonnektiert werden kann (Rosenow und Luders 2001).

ETA tritt auf als Spikes, Sharp Waves, Polyspikes, Spike-Wave-Komplexe und Anfallmuster.

Im klinischen EEG werden die epilepsietypischen Potentiale als interiktual auftretende Potentiale in Form von Spitzen (Spikes), scharfen Wellen

(Sharp Waves), Spitze-Welle-Komplexen (Spike-Wave-Komplexen), Poly-spikes, Polyspike-Wave-Komplexen und iktual auftretend als EEG-Anfalls-muster bezeichnet (Noachtar et al. 1999). Sie treten entweder umschrieben (fokal/regional/lateralisiert) oder generalisiert auf.

Ein Spike ist ein Transient, der sich klar abgrenzt und unterscheidet von der (Hinter)Grundaktivität aufgrund folgender Kriterien: spitze/steile Mor-phologie; Dauer 20–70 ms; gewöhnlich asymmetrisch mit steilem anstei-gendem und flachem abfallendem Schenkel der Hauptphase; meist bi- oder triphasisch, Hauptphase gewöhnlich negativ; Amplitude variabel. Dabei ist gewöhnlich auch eine Unterbrechung der direkt zeitlich vorher und nachher bestehenden Grundaktivität durch eine nachfolgende langsame Welle gleicher Polarität vorhanden (Walczak und Jayakar 1997). Der wesentliche Unterschied einer scharfen Welle zur Spitze ist die Dauer von 70–200 ms. Diese Unterscheidung zwischen Spitze und scharfer Welle ist arbiträr und klinisch nicht begründet.

Ein Spitze-Welle-Komplex besteht aus einer regelmäßigen Kombination von Spitze und langsamer Welle (Wiederholungsrate ≥ 3 Hz). Eine regelmä-ßige Kombination von scharfer Welle und langsamer Welle wird Slow-Spike-Wave-Komplex oder Sharp-Slow-Wave-Komplex genannt (Wiederholungs-rate < 3 Hz). Ein Polyspike bezeichnet eine Abfolge von zwei oder mehr Spitzen, bei assoziierten langsamen Nachschwankungen wird der Begriff Polyspike-Wave-Komplex benutzt (▶ Abb. 14.1).

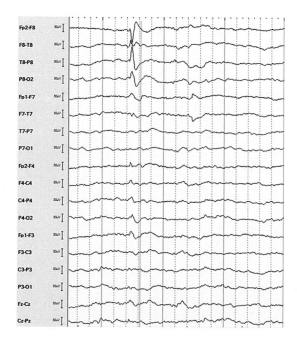

Abb. 14.1:
Spike rechts temporal anterior

Sensitivität und Spezifizität des interiktualen EEG

Interiktuale ETA lässt sich nicht bei jeder EEG-Ableitung von Epilepsiepatienten nachweisen (sog. Sammelproblem).

Nicht jedes EEG eines Epilepsiepatienten weist epilepsietypische Aktivität auf, wie auch umgekehrt der Nachweis von epilepsietypischer Aktivität im EEG eines Patienten oder Probanden das Vorliegen von Anfällen bzw. einer Epilepsie nicht beweist. Es liegen zahlreiche Untersuchungen zur Sensitivität und Spezifizität des Oberflächen-EEG vor, die z. T. nur bedingt miteinander vergleichbar sind aufgrund unterschiedlichen methodischen Vorgehens. Zwei große Studien mit Epilepsiepatienten zeigten das Vorkommen epilepsietypischer Aktivität im ersten EEG in 50 % bzw. 52 % (Goodin und Aminoff 1984; Salinsky et al. 1987). Bei Wiederholungsableitungen kann die Ausbeute auf bis zu 92 % erhöht werden, wobei diese Steigerung bis zur vierten Ableitung eintrat. Allerdings zeigte ein nahezu sieben Tage dauerndes Video-EEG-Monitoring mit Registrierung von epileptischen Anfällen bei allen Patienten bei immerhin 19 % der Patienten keine interiktuale epilepsietypische Aktivität (Walczak et al. 1993). Die Ausbeute bei Patienten nach einem ersten Anfall liegt erwartungsgemäß niedriger, in einer Studie bei 12 % (18 % bei einer zusätzlichen zweiten Ableitung) (van Donselaar et al. 1992). Eine Zusammenstellung von mehreren Studien mit Patienten mit wenigen Anfällen (Walczak und Jayakar 1997) ergab, dass bei 12–50 % der Patienten epilepsietypische Aktivität im ersten EEG zu finden war, 43–74 % normale EEG-Befunde aufwiesen. Einer Übersicht über Studien zur Frage des falsch positiven Nachweises epilepsietypischer Veränderungen ist zu entnehmen, dass bei Normalpersonen bei 2,2–3,5 % im Kindesalter und 0,2–0,5 % im Erwachsenenalter epilepsietypische Veränderungen nachweisbar sind (Walczak und Jayakar 1997). Bezieht man Patienten mit neurologischen und psychiatrischen Erkrankungen mit ein, erhöhen sich die Zahlen auf 2–2,6 %. Hierbei dominieren generalisierte ETP und PPR sowie im Kindesalter die benigne epilepsietypischen Potentiale der Kindheit, die z. B. bei Verwandten von Epilepsiepatienten anzutreffen sind bzw. häufig bei Kindern vorkommen, ohne dass diese Anfälle entwickeln.

Interiktuale ETA beweist nicht das Vorliegen einer Epilepsie, tritt andererseits bei Normalpersonen nur zu 0,2–0,5 % im Erwachsenenalter und 2,2–3,5 % im Kindesalter auf.

Aktivierungsmaßnahmen

Aktivierungsmaßnahmen sollen die Spefifität des EEG hinsichtlich des Nachweises vor ETA erhöhen. HV und IPS sind vor allem bei genetisch generalisierten Epilepsen wirksam. Schlaf und Schlafentzug aktivieren zudem auch bei fokalen Epilepsien.

Maßnahmen zur Verbesserung der Sensitivität sind eine Erhöhung der Ableitezeit in Form einer kontinuierlichen Registrierung oder serieller EEG. Daneben sind Ableitungen im Schlaf und Aktivierungsmaßnahmen wie Hyperventilation und Photostimulation sinnvoll.

Schlaf

Viele Publikationen berichten übereinstimmend, dass NREM-Schlaf das Auftreten interiktualer epilepsietypischer Aktivität fördert (Hoppe 2008), wenn auch z. T. nur ein geringer Effekt nachgewiesen werden konnte. Überwiegend wurde dabei eine Zunahme von ETA mit zunehmender Tiefe des NREM-Schlafs gefunden und eine Abnahme bis zum Verschwinden im

REM-Schlaf. Besonders gilt dies für Sharp-Slow-Wave-Komplexe, 3 Hz Spike-Wave-Komplexe, und die benignen epilepsietypischen Potentiale der Kindheit.

Schlafentzug (SE)

Aktivierung von ETA nach SE kann einerseits durch SE selbst verursacht sein. Andererseits besteht nach SE aber auch die Möglichkeit, dass mehr Patienten während der EEG-Ableitung zu schlafen beginnen und der Aktivierungseffekt durch Schlaf bedingt ist. Außerdem kann allein der Umstand, dass durch ein zweites EEG die Ableitungszeit verlängert worden ist, das Auftreten von interiktualer ETA bedingen. Zusammenfassend bewirkt aber SE per se eine Aktivierung sowohl von Anfällen als auch ETA. Die Aktivierungsrate liegt je nach Studie bei 30 % oder mehr. Der Aktivierungseffekt ist am größten, wenn nach SE Patienten im Schlafzustand abgeleitet werden konnten, ist aber auch im Wachzustand nachzuweisen. Alle Anfallstypen und Altersgruppen können durch SE aktiviert werden, dieser Effekt ist aber am ausgeprägtesten bei genetischen generalisierten Epilepsien.

Hyperventilation

Hyperventilation (HV) ist die älteste EEG-Aktivierungsmethode, ihre anfallsprovozierende Wirkung wurde schon vor der Einführung des EEG in die Epilepsiediagnostik beschrieben. Die HV sollte 3–5 Minuten durchgeführt werden, wobei tiefe Atemzüge erforderlich sind, um nicht nur die Totraumventilation zu erhöhen. Physiologisch tritt bei Normalpersonen, insbesondere im Kindesalter eine diffuse Verlangsamung auf, die sich spätestens innerhalb der Zeitspanne, die gleich der Länge der Hyperventilation ist, zurückgebildet haben sollte. Diese Verlangsamung kann einen sehr rhythmischen Charakter haben und aus hohen Delta-Wellen bestehen (FIRDA, OIRDA).

Als pathologisch sind das Auftreten fokaler bzw. lateralisierter Verlangsamungen sowie epilepsietypischer Potentiale zu werten (Fisch und So 2003; Kellaway 1990). Fokale bzw. lateralisierte Verlangsamungen können verstärkt oder überhaupt erst provoziert werden durch HV.

Unbestritten ist der aktivierende Effekt auf epilepsietypische Potentiale am ausgeprägtesten bei idiopathischen generalisierten Epilepsien, speziell bei solchen mit Absencen. Deutlich geringer ist der HV-Effekt bei fokalen Epilepsien. In der Literatur liegt die Rate bei wenigen Prozent oder es lässt sich kein Effekt nachweisen (Klein et al. 2003).

Photostimulation

Die Durchführung sollte internationalen Empfehlungen folgen. Intermittierende Photostimulation (IPS) führt zu charakteristischen Antworten im

EEG, von denen photic driving und photomyogene Reaktion auf der einen und photoparoxysmale Reaktion (PPR) auf der anderen Seite unterschieden werden müssen (Kasteleijn-Nolst Trenite et al. 2001).

Das Auftreten epilepsietypischer Aktivität während IPS kann in verschiedenen Formen geschehen (Waltz et al. 1992):

- anterior dominante oder generalisierte Antwort, bilateral synchron, annähernd symmetrisch, auf den Stimulus beschränkt oder sich selbst unterhaltend, d. h. den Stimulus überdauernd
- okzipital dominante, Stimulus-unabhängige Antwort, bilateral synchron, annähernd symmetrisch, auf die Stimulusdauer beschränkt oder sich selbst unterhaltend, d. h. den Stimulus überdauernd
- occipital dominante, Stimulus-abhängige Antwort

Photoparoxysmale Reaktion = Auftreten von ETA während der Photostimulation

Die posterior dominanten Antworten sind in sehr viel geringerem Ausmaß mit Epilepsie assoziiert als die generalisierte, insbesondere die Stimulus-überdauernde PPR. Klinisch können als Anfallstypen Absencen, Myoklonien und generalisiert tonisch-klonische Anfälle auftreten. Bei beiden letzteren spricht man auch von einer photokonvulsiven Reaktion.

Am wahrscheinlichsten ist das Auftreten einer PPR bei IPS-Frequenzen von 15 bis 20 Hz. Die Prävalenz der PPR in der Normalbevölkerung ist gering. Bei 0,5–5 % von Normalpersonen finden sich bei IPS abnormale EEG-Antworten. Eine Untersuchung von 13.658 männlichen Flugpersonalkandidaten zeigte bei fünf eine generalisierte PPR, von denen einer einen visuell ausgelösten Anfall, einer eine Epilepsie entwickelte (Gregory et al. 1993). Dies bedeutet, dass das Risiko für die Entwicklung einer Epilepsie mit 20 % anzunehmen ist, wenn eine generalisierte PPR gefunden wird. Andererseits liegt bei Patienten, die aus klinischen Gründen mittels EEG untersucht wurden (Kasteleijn-Nolst Trenite et al. 1999) im Falle einer generalisierten, den Stimulus überdauernden PPR die Wahrscheinlichkeit, eine Epilepsie zu haben, bei über 90 %. Etwa 5 % aller Epilepsiepatienten sind photosensibel, bei Patienten mit idiopathischen generalisierten Epilepsien sind es 25 % (Binnie und Jeavons 1992). Je nach Syndrom liegt der Prozentsatz bei bis zu 30–35 % (juvenile myoklonische Epilepsie). Selten können auch bei fokalen Epilepsien photoparoxysmale Reaktionen vorkommen.

Differentialdiagnostische Abgrenzungen

Bei dem konkreten Bemühen, die in Kapitel 14.4.2 gegebenen Definitionen von Spitzen und scharfen Wellen als epilepsietypische Potentiale zur differentialdiagnostischen Abgrenzung gegenüber anderen scharf konfigurierten Potentialen anzuwenden, dürfte jeder, der sich mit EEG-Befundung befasst, schon wiederholt ins Grübeln gekommen sein. Die relativ unscharf formulierten Kriterien bedingen Unsicherheiten und führen auch zu divergierenden Einschätzungen verschiedener Befunder. Eine im Zweifelsfall eher zurückhaltende Wertung als epilepsietypisch im Sinne einer höheren

Gewichtung der Spezifizität unter Inkaufnahme von falsch negativen Befunden (geringere Sensitivität) ist generell empfehlenswert. Eine Meta-Analyse (Gilbert et al. 2003) von 25 Veröffentlichungen der Jahre 1970 bis 2000, die sich mit epilepsietypischen Veränderungen im EEG und dem Risiko des Auftretens von Rezidivanfällen befassten, zeigt, dass der prädiktive Wert des EEG deutlich höher war bei Befundung mit hoher Spezifizität, d. h. eine restriktive Interpretation, die zu weniger falsch positiven Ergebnissen führte, von größerem klinischen Wert war.

Eine Stellungnahme der Deutschen Gesellschaft für Klinische Neurophysiologie und funktionelle Bildgebung stellt 2013 hierzu fest (Noachtar 2013): »Die Über- und Fehlinterpretation des EEGs sind ein leider viel zu häufiger Anlass für klinische Fehldiagnosen und unnötige medikamentöse Behandlungen. Es ist zwar jedem Neurologen klar, dass es eine Reihe von Gründen für Bewusstseinsstörungen und Krämpfe bzw. Zuckungen gibt: häufig führt jedoch die Fehlinterpretation eines EEGs in dieser Situation zur Diagnose einer Epilepsie, auch wenn eigentlich Synkopen oder dissoziative Störungen vorliegen.... Die Rolle des EEGs ist hierbei leider oft unrühmlich. Manche physiologischen EEG-Phänomene ähneln pathologischen Mustern. Dem Ungeübten fällt es schwer, sie auseinander zu halten. Viele EEG-Befunder sind sich dann unsicher und bewerten uneindeutig bzw. sprechen von ›verdächtigen/fraglichen‹ Veränderungen, die im weiteren Verlauf ›kontrolliert‹ werden müssen. Letztlich führt diese Unsicherheit zu einer tendenziellen ›Überdiagnose‹ von Epilepsien und dadurch zu ungerechtfertigten medikamentösen Behandlungen...«.

Im gleichen Jahr erschien in Neurology ein Supplementband (Neurology 80 (Suppl 1), January 1, 2013) zu dieser Problematik mit Titeln wie: «How not to read an EEG«; »Pitfalls in ictal EEG interpretation«; »Artifact-related epilepsy«. In einem Beitrag (Tatum 2013) wurde auf bereits 1971 publizierte Richtlinien (Maulsby 1971) verwiesen, die wie folgt lauten:

»Maulsbys Richtlinien zur Beurteilung von Spitzen und scharfen Wellen:

- Jede Spitzen-artig aussehende Welle ist ein Artefakt, es sei denn, es gibt einen oder mehrere gute Gründe, etwas anderes zu vermuten.
- Spitzen und scharfe Wellen zerebralen Ursprungs besetzen immer ein definierbares elektrisches Feld auf der Kopfhaut und sollten immer an mindestens zwei nahe gelegenen Elektrodenstellen zu sehen sein.
- Klinisch signifikante Spitzen und scharfe Wellen sind in der Polarität anfangs fast immer stark negativ: zumindest ist die spitzeste oder höchste Spannungskomponente der Welle ist in der Regel Oberflächen-negativ.
- Auf die meisten Spitzen oder scharfen Wellen von klinischer Bedeutung folgt eine langsame Welle oder eine Reihe langsamer Ausschläge. Wenn keine langsame Nachschwankung folgt, seien Sie besonders misstrauisch hinsichtlich Artefakten oder einer plötzlichen Spannungsänderung physiologischer Hintergrundrhythmen.
- Ignorieren Sie scharfe oder Spitzen-artige Wellen, die logisch durch einfache Spannungsänderungen der vorhandenen Hintergrundrhythmen oder durch Überlagerung mehrerer Komponenten in der Hintergrundaktivität der Aufzeichnung erklärt werden können.

Ein großes Problem bei der EEG-Befundung ist die zu häufige »Überinterpretation«/Fehlinterpratation von Aktivität mit scharf konturierter Morphologie als epilepsietypisch. Zurückhaltung bei der Festlegung auf ETA erhöht den Wert des EEG in der Epilepsiediagnostik und vermeidet Fehldiagnosen (Spezifität vor Sensitivität).

• Es gibt mehrere Arten von physiologischen Spitzen oder scharfen Wellen, vor allem während des Schlafes. Diese sollten dem Befunder gründlich vertraut sein und können von Anomalien durch Kenntnis des Alters, des Bewusstseinszustands, der Lage auf der Kopfhaut und der Form oder des Musters der betreffenden Welle diskriminiert werden.« (Ad-hoc Übersetzung.)

Auch heute noch haben diese Richtlinien nichts von ihrer Gültigkeit verloren. Leider werden sie immer noch nicht ausreichend berücksichtigt.

Abzugrenzen von epilepsietypischer Aktivität sind als spezielle Muster die sogenannten benignen Varianten mit epileptiformer Morphologie. Es handelt sich um folgende EEG-Muster, die nach klinischer Erfahrung, vor allem aber durch größer angelegte Studien mit normalen Probanden als klinisch nicht signifikant identifiziert wurden: vierzehn und sechs Hz positive Spikes, benigne epileptiforme Transienten des Schlafes (BETS), sechs Hz Spike-and-wave (phantom spike and wave), wicket spikes, rhythmisches temporales Theta der Schläfrigkeit (RTTS) und subklinische rhythmische elektrografische Entladungen der Erwachsenen (SREDA). Der Umstand, dass EEG-Untersuchungen an bereits selektierten Patientengruppen mit unterschiedlichen Krankheitsbildern (Kopfschmerzen, Synkopen, Hyperaktivität, Anfällen usw.) durchgeführt wurden, führte zwangsläufig dazu, dass diese Krankheitsbilder mit diesen EEG-Mustern korrelierten. Erst ausgedehntere Studien an normalen Probandengruppen kamen zu der Schlussfolgerung, dass diese EEG-Muster bei Individuen, die neurologisch unauffällig und beschwerdefrei waren, vorkommen. Übersichten finden sich z. B. bei (MacDonald 2003) und (Westmoreland und Klass 1990) (▶ Tab. 14.2 und ▶ Abb. 14.2).

Sog. benigne Varianten (Muster mit »epilepsieähnlicher« Morphologie ohne gesicherte pathologische Bedeutung), pathologische Aktivitäten mit scharf konturierter Moprhologie ohne Bezug zu Epilepsien und scharf konturierte Elemente physiologischer Hintergrundaktivät sollten jedem EEG-Befunder vertraut sein.

Abb. 14.2:
wicket spikes rechts temporal

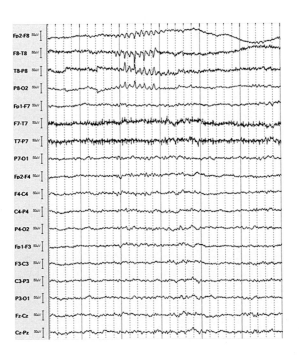

Tab. 14.2: Übersicht »epilepsieähnlicher« EEG-Muster ohne Bezug zu Epilepsien

Bezeichnung	Alter	Geschlechtspräferenz	Vigilanz	Lokalisation	Morphologie	Polarität	Amplitude	Verhalten	Besonderheiten
Generalisiert									
6 Hz Spike and Wave, phantom spike and wave	Erwachsene/ Jugendliche	keine	entspannter Wachzustand/Schläfrigkeit	generalisiert, post. oder ant. Maximum	wie spike-wave-Komplexe, 5–7 Hz	Hauptkomponente negativ	niedrig	Abfolgen von 1–2 Sekunden Dauer	je niedriger die Frequenz, umso größer die Wahrscheinlichkeit, dass es sich um epilepsietypische Potentiale handelt
SREDA	Erwachsene über 50 Jahre	keine	Wachzustand	generalisiert, lateralisiert oder fokal betont	rhythmisch, scharfe Konfiguration 5–7 Hz		mittel	Dauer 20 Sekunden bis mehrere Minuten	keine Evolution, Patienten ohne jegliche klinische Symptomatik während des Musters
Temporale (und angrenzende Regionen) Lokalisation									
BETS/SSS	Erwachsene/ Jugendliche	keine	Schläfrigkeit, Schlafstadien N1/2	temporal, frontal oder lateralisiert	Spitzen, kurze Dauer: < 50 msec	Hauptkomponente negativ	niedrig	einzeln auftretend	keine/niedrigampl. langsame Nachschwankung

Tab. 14.2: Übersicht »epilepsieähnlicher« EEG-Muster ohne Bezug zu Epilepsien – Fortsetzung

Bezeichnung	Alter	Geschlechts-präferenz	Vigilanz	Lokalisation	Morphologie	Polarität	Amplitude	Verhalten	Besonderheiten
14 u. 6 Hz positive Spitzen	Kinder und Jugendliche am häufigsten, Erwachsene	keine	Schläfrigkeit/ Schlaf	posterior temporal und angrenzende Gebiete, unilateral oder bilateral unabhängig	Spitzen, 13–16 Hz und/ oder 6–7 Hz	positiv	niedrig bis mittel	Abfolgen von 1–2 Sekunden Dauer, selten einzeln	keine langsame Nachschwankung, keine Störung der Grundaktivität
wicket spikes	Erwachsene über 30 Jahre	keine	Schläfrigkeit/ leichter Schlaf	temporal unilateral oder bilateral unabhängig	arkadenförmig, 4–7 Hz	Hauptkomponente negativ	mittel	überwiegend kurze Abfolgen, selten einzeln	
Rhythmisches temporales Theta der Schläfrigkeit (psychomotor variant)	Erwachsene/ Jugendliche	keine	entspannter Wachzustand/Schläfrigkeit	temporal, bilateral synchron oder unabhängig	rhythmisch, 5–7 Hz, scharf konturiert, oft oben eingekerbt	negativ	mittel	Abfolgen von bis zu wenigen Sekunden Dauer, teilweise auch länger	gradueller Amplitudenanstieg zu Beginn und Amplitudenabfall am Ende möglich, monomorph, ohne Evolution

Tab. 14.2: Übersicht »epilepsieähnlicher« EEG-Muster ohne Bezug zu Epilepsien – Fortsetzung

Bezeichnung	Alter	Geschlechts-präferenz	Vigilanz	Lokalisation	Morphologie	Polarität	Amplitude	Verhalten	Besonderhei-ten
				Occipitale Lokalisation					
Lambda-Wellen	Erwachsene /Jugendliche/ Kinder	keine	Wachzu-stand	occipital, bi-lateral syn-chron oder asynchron	steile trian-guläre Wel-len	positiv	mittel	einzeln	evoziert durch abtas-tende Augen-bewegungen (Lesen, Be-trachten eines Bildes), prä-sent in 50 % normaler EEG
Positive steile occipitale Transienten des Schlafs (POSTS)	Erwachsene /Jugendliche/ Kinder	keine	Schlafstadien N1/2		steile trian-guläre Wel-len	positiv	mittel	einzeln oder in längeren Abläufen	erscheinen in den meisten normalen EEG
				Zentrale Lokalisation					
Vertex-Wel-len	Erwachsene /Jugendliche/ Kinder	keine	ab Schlafsta-dium N1	Amplituden-maximum am Vertex (Cz), Potenti-alfeld um-fasst auch C3/ 4, Fz, Pz	scharf kontu-riert	Hauptkom-ponente ge-wöhnlich ne-gativ, kann positiv sein	mittel	können in Serien auf-treten	wechselnde Amplituden-asymmetrien, höchste Am-plitude und steilste Konfi-guration in Kindheit und

Tab. 14.2: Übersicht »epilepsieähnlicher« EEG-Muster ohne Bezug zu Epilepsien – Fortsetzung

Bezeichnung	Alter	Geschlechtspräferenz	Vigilanz	Lokalisation	Morphologie	Polarität	Amplitude	Verhalten	Besonderheiten
									Jugend, wird stumpfer mit zunehmendem Alter
μ-Rhythmus	Erwachsene/Jugendliche/Kinder	keine	Wachzustand	zentral, bilateral synchron oder asynchron	arkadenförmig, 8–11 Hz	spitze negative und gerundete positive Phase	mittel	Blockierung durch Bewegung (oder bloß deren Intention) kontralateraler oder ipsilateraler Extremitäten	
Wechselnde Lokalisation									
Knochenlücken-Rhythmus (breach-rhythm)	Erwachsene/Jugendliche/Kinder	keine	Wachzustand, Schläfrigkeit, Schlaf	akzentuierte Beta-Aktivität bei frontaler Lokalisation	akzentuierte μ-Rhythmus ähnliche Aktivität bei zentro-parietaler Lokalisation	akzentuierte alpha-Rhythmus ähnliche Aktivität bei temporo-occipitaler Lokalisation	mittel		tritt auf bei Kraniotomien und Bohrlöchern, auch nach knöcherner Ausheilung noch zu sehen

Eine weitere Fehlinterpretationsquelle ergibt sich dadurch, dass physiologische Aktivität eine spitze oder scharfe Morphologie aufweisen kann. Beta-Aktivität kann spitz sein und in »bursts« auftreten und somit Polyspikes ähneln, besonders bei Ermüdung, Leichtschlaf und REM-Schlaf oder medikamentösem Einfluss (Benzodiazepine, Barbiturate). My-Rhythmus weist gelegentlich eine arkadenförmige spitze Morphologie mit zentraler Lokalisation auf. Alpha-Rhythmus kann spitz konfiguriert sein, besonders bei Beta-Aktivitäts-Überlagerung. Lambda-Wellen, Vertex-Wellen und POSTS sind besonders im Kindes- und Jugendalter spitz konturiert.

Pathologische Aktivität wie Knochenlücken-Rhythmus nach knöchernen Verletzungen der Schädelkalotte z. B. durch Kraniotomien, Anlage von Bohrlöchern oder Schädel-Hirn-Traumen besteht aus scharf konfigurierter Beta-Aktivität bei frontaler Lokalisation, akzentuierter My-Rhythmus ähnlicher Aktivität bei zentro-parietaler Lokalisation oder scharf konfigurierter Alpha-Rhythmus ähnlicher Aktivität bei temporo-okzipitaler Lokalisation.

Artefakte, besonders Kombinationen aus Muskel- und Bewegungsartefakten, können morphologisch ETP täuschend ähnlichsehen, z. B. »rectus-lateralis-spike«. In diesen Fällen gelingt die Abgrenzung dadurch, dass ein logisches Potentialfeld – das auf einen zerebralen Generator hinweisen würde – nicht zu sehen ist.

Triphasische Wellen, die bei metabolischen Enzephalopathien wie dem Leberkoma auftreten, können mitunter eine den Spike-Wave-Komplexen ähnliche Morphologie aufweisen. Periodische Muster, die aus epilepsietypischen Potentialen bestehen oder ihnen ähneln, können bei Erkrankungen vorkommen, bei denen epileptische Anfälle fehlen oder zumindest nicht das führende Symptom darstellen. Es handelt sich um PLEDs, BiPLEDs und andere periodische Muster wie periodische Sharp Waves, triphasische Wellen und periodische Komplexe wie bei subakuter sklerosierender Panenzephalitis (Brenner und Schaul 1990).

14.4.3 Iktuales EEG

Die Dokumentation eines EEG-Anfallsmusters ist ein wesentlicher Baustein für die Differentialdiagnose epileptischer versus nichtepileptischer klinischer Ereignisse. Zum Beispiel fanden Benbadis und Mitarbeiter bei vier Patienten mit der für eine Temporallappenepilepsie plausiblen Läsion einer medialen temporalen Sklerose psychogene Anfälle (Benbadis et al. 2000). Die gleichzeitige Dokumentation mit Video ist unerlässlich, um die Diagnose durch die Anfallssemiologie abzusichern und Artefakte auszuschließen (Schulz und Ebner 2003).

Epileptische Ereignisse ohne EEG-Anfallsmuster kommen jedoch vor. Isolierte epileptische Auren zeigen aufgrund der geringen erregten Kortexfläche oft kein EEG-Anfallsmuster, ebenso kurze tonische oder myoklonische Anfälle (Devinsky et al. 1988). Bei weit von den Hautelektroden entferntem epileptogenem Areal frontobasal, frontoparietal medial oder im Cingulum tritt bei kurzen Anfällen ebenfalls oft kein Anfallsmuster auf,

Iktuale Registerungen mit Nachweis von Anfallsmustern beweisen das Vorliegen epileptischer Anfälle.

Auren oder umschriebene Kloni mit kleinem oder zur Hirnkonvexität entfernt gelegenem, entladenem Kortexareal zeigen im Skalp-EEG nur zu ca. 35 % Anfallsmuster.

265

während bei längeren Anfällen entweder ein diffuses, generalisiertes oder ein in eine andere Region fortgeleitetes Anfallsmuster aufgezeichnet wird.

Generalisierte EEG-Anfallsmuster:

Generalisierte Anfallsmuster, wie z. B. 3 Hz Spike-Wave-Komplexe bei Absencen, entsprechen morphologisch interiktualer ETA, sind allerdings von längerer Dauer. Sie zeigen keine Veränderungen im Verlauf (fehlede Evolution, isomorph).

Ein generalisiertes Anfallsmuster ist typisch für idiopathische generalisierte Epilepsien, z. B. bei einer Absence mit 3 Hz Spike-Wave-Komplexen im Rahmen einer kindlichen Absencen-Epilepsie. In diesem Fall sind die Anfallsmuster isomorph, d. h. sie verändern sich nicht bis zum Ende (▶ Abb. 14.3). Sie entsprechen morphologisch der interiktualen Aktivität und unterscheiden sich nur durch die Dauer. Auch im Rahmen einer Speicherkrankheit des ZNS oder eines Lennox-Gastaut-Syndroms sind generalisierte EEG-Anfallsmuster typisch, z. B. mit generalisierten Polyspikes oder mit generalisierter Abflachung und nach folgender Evolution eines hochfrequenten, niedrigamplitudigen Musters (Beaumanoir und Dravet 1992). Wie in Kapitel 14.4.3 erwähnt, können auch bei fokalen Epilepsien mit weit von den Elektroden entferntem fronto-parietal-medialem oder fronto-basalem Herd diffuse, generalisierte EEG-Anfallsmuster auftreten.

Abb. 14.3: Generalisiertes Anfallsmuster bestehend aus 3 Hz-Spike-Wave-Komplexen bei einer Absence

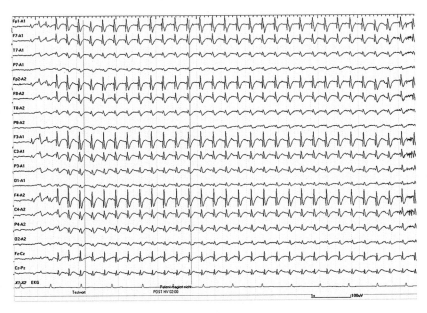

Fokale Anfallsmuster zeigen eine Evolution, d. h. verändern sich im Verlauf hinsichtlich Frequenz, Amplitude und Distribution (metamorph). Sie zeigen eine große morphologische Variabilität und können alle Frequenzbereiche (Beta, Alpha, Theta, Delta) umfassen.

Fokale (regionale) EEG-Anfallsmuster:

Regionale EEG-Anfallsmuster sind bei fokalen Epilepsien zu sehen. Sie werden auch als metamorph bezeichnet, weil eine Evolution mit Veränderungen der Morphe des Musters hinsichtlich Frequenz, Amplitude vorliegen muss. Sehr häufig kommt es auch zur Propagation des Musters innerhalb der Hemisphäre bzw. auch in die kontralaterale Hemisphäre. Die Anfallsmuster können sehr unterschiedlich aussehen und innerhalb aller Frequenzbereiche liegen.

Bei medialen Temporallappenepilepsien aufgrund einer Hippokampussklerose tritt im typischen Fall ein Theta-Anfallsmuster über dem betroffenen Temporallappen auf. Manchmal ist dieses Muster erst nach einem diffusen, generalisierten Beginn mit langsamen Theta- oder Deltawellen zu sehen, ohne dass die diagnostische Sicherheit der Zuordnung zu dem Temporallappen, über dem in der Folge die Regionalisierung stattfindet, geringer wird (Risinger et al. 1989). Bei manchen medialen Temporallappenepilepsien kommt es jedoch nach der ersten Regionalisierung im weiteren Verlauf zu einem unabhängigen regionalen Anfallsmuster über dem kontralateralen Temporallappen (mit dort unterschiedlicher Frequenz des Anfallsmusters oder mit dort deutlich höherer Amplitude oder mit dortigem Ausklingen des Anfallsmusters). Dies ist ein Hinweis für eine wahrscheinlich bitemporale Erkrankung, wobei eine Seite weit stärker betroffen sein kann (Schulz et al. 2000).

Bei Temporallappenepilepsien aufgrund eines (oft benignen) Tumors oder einer sonstigen Läsion kann es ebenfalls zu unabhängigen EEG-Anfallsmustern kontralateral kommen. Mögliche Ursachen sind hier die Ausbreitung von einer im posterioren Temporallappen gelegenen Läsion zur Gegenseite über das Corpus callosum oder über die posteriore hippokampale Kommissur. Eine sekundäre Epileptogenese mit Ausbildung eines selbstständigen Herdes auf der Gegenseite im Verlauf der Erkrankung ist bei Tumoren ebenfalls beschrieben (Morrell 1991).

Bei extratemporalen Epilepsien sind komplexe Ausbreitungswege von EEG-Anfallsmustern häufig. Bei Frontallappenepilepsien liegt die Überleitungszeit nach kontralateral theoretisch bei 10–20 msec, während eine klinische Studie mit Haut- und subduralen Elektroden Überleitungszeiten von meist 5–20 sec fand (Blume et al. 2001). Bei posterioren Epilepsien sind Ausbreitungen ipsilateral nach temporal, zentral, frontal und in die supplementäre sensomotorische Region möglich, aber auch nach kontralateral parieto-okzipital, temporal und frontal.

Multifokale(-regionale) EEG-Anfallsmuster:

EEG-Anfallsmuster mit unterschiedlicher Regionalisierung bei verschiedenen Anfällen (u. U. auch mit unterscheidbarer Semiologie) sind außer durch variable Ausbreitungswege und sekundäre Epileptogenese auch möglich durch mehrere epileptogene Läsionen, z. B. bei einer tuberösen Sklerose mit mehreren epileptogenen Tubera. Weitere typische Ursachen sind schwere perinatale Hirnschäden, postenzephalitische Epilepsien oder Rasmussen-Enzephalitis.

14.5 Rolle des EEG bei der Diagnose des Epilepsie-Syndroms

Die Syndromdiagnose ergibt sich aus der Zusammenschau aller verfügbaren Informationen über den Patienten wie eigene und Familienanamnese, Anfallsgestalt, interiktuales und iktuales EEG, Bildgebung, neuropsychologische Befunde, genetische Untersuchung etc. Das EEG bildet dabei nur einen, wenn auch wichtigen Teil des diagnostischen Wegs zum Syndrom, dessen korrekte Diagnose entscheidend für die prognostische Einschätzung und das therapeutische Vorgehen ist.

Beispielhaft sei angeführt, dass Anfälle mit dem vorherrschenden Symptom einer Bewusstseinsstörung (»der Patient starrt«) bei einer idiopathischen generalisierten Epilepsie (Absencenepilepsie des Kindesalters mit generalisierten 3 Hz Spike-Wave-Komplexen), einer symptomatischen generalisierten Epilepsie (Lennox-Gastaut-Syndrom mit atypischen Absencen mit generalisierten Sharp-Slow-Wave-Komplexen) oder einer fokalen Epilepsie (Temporallappenepilepsie mit komplex-fokalen Anfällen mit temporal lokalisiertem Anfallsmuster) vorkommen können.

Bei genetischen generalisierten Epilepsien mit Absencen sind in der Regel im EEG außer epilepsietypischer Aktivität keine weiteren Auffälligkeiten zu erwarten, d. h. die Grundaktivität einschließlich Grundrhythmus ist normal. Allerdings wies Lombroso (Lombroso 1997) bei 56 % von 58 Patienten mit idiopathischen generalisierten Epilepsien in einem Beobachtungszeitraum von 16 Jahren konsistente fokale Veränderungen einschließlich epilepsietypischer Potentiale nach. Interiktuale und iktuale epilepsietypische Aktivität unterscheiden sich nicht wesentlich hinsichtlich ihrer Morphologie, sondern allenfalls durch die Dauer der Entladungen, die im Fall von Absencen aus sehr regelmäßigen 3 Hz-Spike-Wave-Komplexen besteht. Im Schlaf wird diese Aktivität weniger regelmäßig und fragmentiert, so dass z. T. nur die frontal gelegenen Potentialfeldmaxima sichtbar sind (Pseudofokalisierung).

Bei der juvenilen myoklonischen Epilepsie besteht das charakteristische EEG-Muster aus generalisierten, oftmals irregulären Polyspike-Wave-Komplexen von ≥ 3 Hz.

Symptomatische generalisierte Epilepsien, die mit einer diffusen oder multifokalen Hirnschädigung einhergehen, zeigen nicht nur epilepsietypische, sondern auch sogenannte unspezifische Veränderungen wie z. B. generalisierte oder umschriebene Verlangsamungen, Asymmetrien.

Das Lennox-Gastaut-Syndrom (Beaumanoir und Dravet 1992) hat als typische EEG-Merkmale Zeichen einer diffusen Hirnschädigung mit verlangsamtem okzipitalen Grundrhythmus und das physiologische Ausmaß übersteigender langsamer diffuser Aktivität sowie epilepsietypische Potentiale wie generalisierte Slow-Spike-Wave-Komplexe und Polyspikes, multifokale Spitzen und scharfe Wellen. Die langsamen Komplexe können langanhaltend ohne klinische Symptomatik oder bei atypischen Absencen

Bei semiologischer Unschärfe, z. B. Areagibilität mit milden Automatismen können iktuale Registrierungen zwischen Absencen mit 3 Hz Spike-Wave-Komplexen und komplex fokalen Anfällen mit z. B. rhythmischer Theta-Aktivität rechts temporal differenzieren und somit bei der syndromatologischen Klassifizierung generalisiert versus fokal helfen.

3 Hz Spike-Wave-Komplexe sind das typische Muster bei genetisch generalisierten Epilepsien mit Absencen. Slow-Spike-Wave-Komplexe sind das typische Muster beim Lennox-Gastaut-Syndrom.

auftreten. Bei tonischen Anfällen zeigt sich im EEG schnelle niedrig amplitudige Aktivität.

Literatur

Beaumanoir A, Dravet C (1992) The Lennox-Gastaut-Syndrome. In: Roger J, Bureau, M., Dravet, C. et al. (Hrsg.) Epileptic syndromes in infancy, childhood and adolescence London: John Libbey & Company Ltd. S. 115-134.

Beleza P, Bilgin O, Noachtar S (2009) Interictal rhythmical midline theta differentiates frontal from temporal lobe epilepsies. Epilepsia 50(3), 550-555.

Benbadis SR, Tatum WOt, Murtagh FR, Vale FL (2000) MRI evidence of mesial temporal sclerosis in patients with psychogenic nonepileptic seizures. Neurology 55 (7), 1061-1062.

Berger H (1929) Über das Elektrenkephalogramm des Menschen. Arch Psychiat Nervenkr 87, 527-570.

Binnie C, Jeavons P (1992) Photosensitive epilepsies. In: Roger J, Bureau, M., Dravet, C. et al. (Hrsg.) Epileptic syndromes in infancy, childhood and adolescence London: John Libbey & Company Ltd. S. 299-305.

Blume WT, Ociepa D, Kander V (2001) Frontal lobe seizure propagation: scalp and subdural EEG studies. Epilepsia 42(4), 491-503.

Brenner RP, Schaul N (1990) Periodic EEG patterns: classification, clinical correlation, and pathophysiology. J Clin Neurophysiol 7(2), 249-267.

Cobb WA, Guiloff RJ, Cast J (1979) Breach rhythm: the EEG related to skull defects. Electroencephalogr Clin Neurophysiol 47(3), 251-271.

Devinsky O, Kelley K, Porter RJ, Theodore WH (1988) Clinical and electroencephalographic features of simple partial seizures. Neurology 38(9), 1347-1352.

Di Gennaro G, Quarato PP, Onorati P, Colazza GB, Mari F, Grammaldo LG, Ciccarelli O, Meldolesi NG, Sebastiano F, Manfredi M, Esposito V (2003) Localizing significance of temporal intermittent rhythmic delta activity (TIRDA) in drug-resistant focal epilepsy. Clin Neurophysiol 114(1), 70-78.

Fisch B, So E (2003) Activation Methods. In: Ebersole JS PT (Hrsg.) Current Practice of Clinical Electroencephalography. Philadelphia: Lippincott Williams & Wlikins. S. 246-270.

Geyer JD, Bilir E, Faught RE, Kuzniecky R, Gilliam F (1999) Significance of interictal temporal lobe delta activity for localization of the primary epileptogenic region. Neurology 52(1), 202-205.

Gibbs F, Davis H, Lennox W (1935) The electro-encephalogram in epilepsy and in conditions of impaired consciousness. Arch Neurol Psychiatry 34, 1133-1148.

Gibbs F, Lennox W, Gibbs E (1936) The electro-encephalogram in diagnosis and in localization of epileptic seizures. Arch Neurol Psychiatry 36, 1225-1235.

Gilbert D, Sethuraman G, Kotagal U, Buncher C (2003) Meta-analysis of EEG test performance shows wide variation among studies. Neurology 60, 564-570.

Gloor P (1985) Neuronal generators and the problem of localization in electroencephalography: application of volume conductor theory to electroencephalography. J Clin Neurophysiol 2(4), 327-354.

Goodin DS, Aminoff MJ (1984) Does the interictal EEG have a role in the diagnosis of epilepsy? Lancet 1(8381), 837-839.

Gregory R, Oates T, Merry R (1993) Electroencephalogram epileptiform abnormalities in candidates for aircrew training. Electroencephalogr Clin Neurophysiol 86, 75-77.

Hoppe M (2008) Sleep, Epilepsy and EEG. Klin Neurophysiol 39, 224-229.

Jasper H (1936) Localized analyses of the function of the human brain by the electro-encephalogram. Arch Neurol Psychiatry 36, 1131-1134.

Kasteleijn-Nolst Trenite DG, Binnie CD, Harding GF, Wilkins A (1999) Photic stimulation: standardization of screening methods. Epilepsia 40 (Suppl 4), 75-79.

Kasteleijn-Nolst Trenite DG, Guerrini R, Binnie CD, Genton P (2001) Visual sensitivity and epilepsy: a proposed terminology and classification for clinical and EEG phenomenology. Epilepsia 42(5), 692-701.

Kellaway P (1990) An orderly approach to the visual analysis: characteristics of the normal EEG of adults and children. In: Daly D, Pedley T (Hrsg.) Current Practice of Clinical Electroencephalography. New York: Raven Press, Ltd. S. 139-199.

Klein K, Knake S, Hamer H, Ziegler A, Oertel W, Rosenow F (2003) Sleep but not hyperventilation increases the sensitivity of the EEG in patients with temporal lobe epilepsy. Epilepsy Res 56, 43-49.

Lombroso CT (1997) Consistent EEG focalities detected in subjects with primary generalized epilepsies monitored for two decades. Epilepsia 38(7), 797-812.

MacDonald D (2003) Normal EEG and benign variants. Neurosciences 8 (Suppl 2), S110-S118.

Maulsby RI (1971) Some guidelines for assessment of spikes and sharp waves in EEG tracings. Am J EEG Technol 11, 3-16.

Morrell F (1991) The role of secondary epileptogenesis in human epilepsy. Arch Neurol 48(12), 1221-1224.

Noachtar S (2013) Stellungnahme der Deutschen Gesellschaft für Klinische Neurophysiologie und funktionelle Bildgebung (DGKN) Das Problem mit dem EEG: Fehlinterpretation richtet großen Schaden an. (https://dgkn.de/fileadmin/user_upload/pdfs/aktuelles/DGKN_Stellungnahme_Epilepsie_EEG_Fehlinterpretation_Juni_2013.pdf, Zugriff am 04.02.2020).

Noachtar S, Binnie C, Ebersole J, Mauguiere F, Sakamoto A, Westmoreland B (1999) A glossary of terms most commonly used by clinical electroencephalographers and proposal for the report form for the EEG findings. The International Federation of Clinical Neurophysiology. Electroencephalogr Clin Neurophysiol Suppl 52, 21-41.

Normand MM, Wszolek ZK, Klass DW (1995) Temporal intermittent rhythmic delta activity in electroencephalograms. J Clin Neurophysiol 12(3), 280-284.

Pedley T, Traub R (1990) Physiological basis of the EEG. In: Daly D, Pedley TA (Hrsg.) Current practice of clinical electroencephalography. New York: Raven Press. S. 107-137.

Risinger MW, Engel J, Jr., Van Ness PC, Henry TR, Crandall PH (1989) Ictal localization of temporal lobe seizures with scalp/sphenoidal recordings. Neurology 39(10), 1288-1293.

Rosenow F, Luders H (2001) Presurgical evaluation of epilepsy. Brain 124(Pt 9), 1683-1700.

Salinsky M, Kanter R, Dasheiff RM (1987) Effectiveness of multiple EEGs in supporting the diagnosis of epilepsy: an operational curve. Epilepsia 28(4), 331-334.

Schulz R, Ebner A (2003) EEG-Anfallsmustern ähnelnde Artefakte im prächirurgischen Video-EEG-Monitoring. Z Epileptol 16, 42-47.

Schulz R, Luders HO, Hoppe M, Tuxhorn I, May T, Ebner A (2000) Interictal EEG and ictal scalp EEG propagation are highly predictive of surgical outcome in mesial temporal lobe epilepsy. Epilepsia 41(5), 564-570.

Tatum WO (2013) Normal »suspicious« EEG. Neurology 80(1 Suppl 1), S4-11.

van Donselaar CA, Schimsheimer RJ, Geerts AT, Declerck AC (1992) Value of the electroencephalogram in adult patients with untreated idiopathic first seizures. Arch Neurol 49(3), 231-237.

Walczak T, Jayakar P (1997) Interictal EEG. In: Engel J, Pedley T (Hrsg.) Epilepsy: a comprehensive textbook Philadelphia: Lippincot-Raven Publishers. S. 831-848.

Walczak T, Scheuer M, Resor S, et a (1993) Prevalence and features of epilepsy without interictal epileptiform discharges. Neurology 43 (Suppl. 2), 287-288.

Waltz S, Christen HJ, Doose H (1992) The different patterns of the photoparoxysmal response–a genetic study. Electroencephalogr Clin Neurophysiol 83(2), 138-145.

Westmoreland BF, Klass DW (1990) Unusual EEG patterns. J Clin Neurophysiol 7(2), 209-228.

Zifkin B, Cracco R (1990) An orderly approach to the abnormal EEG. In: Daly D, Pedley T (Hrsg.) Current practice of clinical electroencephalography. New York: Raven Press. S. 253-267.

15 MRT

Friedrich G. Wörmann

Das Wichtigste im Überblick

Der Nachweis einer potenziell epileptogenen Läsion nach einem ersten unprovozierten Anfall verweist auf eine erhöhte Rezidivwahrscheinlichkeit. Die Wahrscheinlichkeit, an einer pharmakoresistenten Epilepsie zu leiden, steigt mit dem Nachweis einer epileptogenen Läsion. Die Wahrscheinlichkeit, nach einem epilepsiechirurgischen Eingriff, anfallsfrei zu werden, hängt von der vollständigen Entfernung der zuvor nachgewiesenen Läsion ab.

Von den häufigen epileptogenen Läsionen sind Tumore, Kavernome und Narben in der Magnetresonanztomografie (MRT) meist einfach zu erkennen. Hippokampussklerosen und fokale kortikale Dysplasien werden außerhalb von Epilepsiezentren bisweilen übersehen. Andere seltene Konstellationen (kleine temporo-apikale Meningoenzephalozelen, Polymikrogyrien, subependymale Heterotopien, Hypothalamus-Hamartome, Rasmussen-Enzephalitis) werden oft erst in Epilepsiezentren erkannt. Die Seltenheit und Vielgestaltigkeit der Malformationen kortikaler Entwicklung erschwert ihre Diagnose.

Die Prätestwahrscheinlichkeit, mit der man bei einer MRT-Untersuchung mit einer epileptogenen Läsion rechnen darf, unterscheidet sich: nach einem ersten Anfall beträgt die Prätestwahrscheinlichkeit vermutlich 10–20 %, im Krankengut eines breit aufgestellten Epilepsiezentrums 40–50 % und im Rahmen der präepilepsiechirurgischen Diagnostik bis zu 90 %.

15.1 Bildgebung bei einem akut-symptomatischen epileptischen Anfall

Nach einem ersten epileptischen Anfall ist es zunächst wichtig, eine akut-symptomatische Ursache auszuschließen (Ischämie, Blutung, Trauma, Tumor, Entzündung). Dabei zielt die neuroradiologische Notfalldiagnostik darauf, progrediente Verläufe schnell zu erfassen (progredient raumfordern-

Bei symptomatischen Anfällen müssen behandelbare Ursachen und Verläufe schnell erfasst werden.

271

de Ödeme; noch reversible Mangeldurchblutung; drohende Blutung – nicht nur Rezidivblutungen bei subarachnoidalen Blutungen, sondern auch progrediente Kongestionsblutungen, z. B. bei Sinusthrombose). Die in der Notfallsituation und zum Teil wiederholt im subakuten Verlauf eingesetzten Modalitäten Computertomografie (CT) und MRT sind also auf eine schnelle Durchführung zugeschnitten und umfassen relativ wenige, oft axiale Sequenzen, sowie bisweilen Bildgebung nach Kontrastmittel (KM)-Gabe. In der MRT werden diffusionsgewichtete Bilder zum Nachweis eines zytotoxischen Ödems eingesetzt (Ischämie, Entzündung). Auch spezielle Gefäßdarstellungen (arterielle oder venöse CT-/MR-Angiografie, digitale Subtraktionsangiografie) werden (neuro-)radiologisch indiziert. Beim Leitsymptom »Bewusstseinstörung« weisen eine normale Notfall-CT und -MRT üblicherweise auf eine metabolisch-toxische Ursache oder auf einen epileptischen Anfall hin.

Eine hiervon abweichende, seltene Konstellation findet sich bei oder nach Serien epileptischer Anfälle oder Status epilepticus: umschriebene, kortikale oder hippokampale und thalamische Ödeme, manchmal mit Diffusion-Weighted-Imaging-(DWI-)Hyper- und Apparent-Diffusion-Coefficient-(ADC-)Hypointensitäten, oftmals in Kombination mit prolongierter Bewusstseinsstörung und Periodisch lateralisierten Komplexen (PLEDs) im EEG, die im Verlauf einiger Tage bzw. Wochen rückläufig sind.

15.2 Bedeutung einer Läsion bei einem ersten unprovozierten Anfall

Erhöhte Rezidivwahrscheinlichkeit!

Nach einem ersten unprovozierten epileptischen Anfall hat der MRT-Nachweis einer Hirnläsion prognostische Bedeutung. In Anwesenheit einer potentiell epileptogenen Läsion beträgt das Risiko für einen Rezidivanfall 26 % im ersten Jahr und 48 % für die ersten fünf Jahre nach dem Indexanfall (im Vergleich zu Patienten ohne Läsion, die im ersten Jahr eine Rezidivwahrscheinlichkeit von 10 % und innerhalb der ersten fünf Jahre nach Indexanfall eine Rezidivwahrscheinlichkeit von 29 % haben; Krumholz et al. 2015). Das heißt: aus dem Nachweis einer epileptogenen Läsion kann sich schon nach einem ersten epileptischen Anfall ergeben, dass mit einer antikonvulsiven Pharmakotherapie begonnen wird.

Die Wahrscheinlichkeit, in der MRT nach einem ersten unprovozierten Anfall auf eine epileptogene Läsion zu treffen, betrug in einer Studie aus einer Spezialambulanz 23 % (Hakami et al. 2013). Es darf erwartet werden, dass bei weniger selektioniertem Krankengut die Ausbeute an epileptogenen Läsionen nach einem ersten Anfall noch geringer ist (z. B. King et al. 1998: 13 %).

Zum Nachweis einer solchen Läsion schlägt die Leitlinie der Deutschen Gesellschaft für Neurologie (DGN) zum ersten Anfall und zur Epilepsie

(Elger et al. 2017) eine MRT-Untersuchung bei mindestens 1,5T vor, die mit Standardorientierungen und mit Schichtdicken ≤4 mm arbeiten und in dieser Form überall möglich sein soll: T1 sagittal und koronar; T2 axial und koronar (letztere abweichend in temporaler Angulierung); FLAIR axial und koronar. In der DGN-Leitlinie heißt es zusammenfassend: »Bei erkennbar erhöhter Epileptogenität (beispielsweise bei einem korrespondierenden pathologischen Befund im MRT oder EEG oder einer familiären Epilepsie-anamnese mit bekannt hohem Risiko) kann bereits der erste Anfall die Diagnose einer Epilepsie begründen und zu einer medikamentösen Behandlungsempfehlung führen. Die Therapieempfehlung nach einem ersten Anfall ist immer eine Individualentscheidung, bei der das Rezidivrisiko berücksichtigt werden muss« (► Kap. 1.2).

15.3 Bedeutung einer epileptogenen Läsion bei pharmakoresistenter Epilepsie

Mit dem Nachweis einer in der MRT erfassten epileptogenen Läsion reduziert sich bei Kindern und Erwachsenen die Wahrscheinlichkeit, allein durch antikonvulsive Medikamente anfallsfrei zu werden (Semah et al. 1998). Der Läsionsnachweis in der MRT, die Übereinstimmung der MRT-Läsionslokalisation mit dem iktualen EEG sowie die Vollständigkeit der Resektion der in der MRT nachgewiesenen Läsion ist mit einer besseren Prognose von postoperativer Anfallsfreiheit assoziiert – im Vergleich zu Patienten ohne präoperative Konkordanz der MRT- und EEG- Befunde bzw. ohne vollständige Resektion (West et al. 2015).

Deshalb beziehen sich allgemeine Empfehlungen zur Durchführung einer MRT bei Epilepsie oft auf Vorgehensweisen und Leitlinien zur MRT aus dem Umfeld der Epilepsiechirurgie (Cross et al. 2006, Deblaere und Achten 2008, Gaillard et al. 2009, Jackson und Badawy 2011, Jayakar et al. 2014; Wellmer et al. 2013). Die Neuroimaging Task Force der International League against Epilepsy zielt mit ihren 2019er Empfehlungen auf eine Harmonisierung des Vorgehens und empfiehlt eine Kombination aus 3D-T1-, 3D-FLAIR- und 3D-T2-Sequenzen, da diese dreidimensionalen Daten-sätze zu Bildern in den üblichen Orientierungen reformatiert werden können (Bernasconi et al. 2019).

Der Nachweis einer Läsion bei pharmako-resistenter Epilepsie eröffnet epilepsiechir-urgische Optionen.

273

15.4 Die Indikation zur Durchführung einer MRT und die klinische Hypothese zum Anfallsursprung

Die klinischen Indikationen zur Durchführung einer MRT bei chronischer Epilepsie variieren also die Themen »fokale Anfälle«, »fokale Neurologie« und »Pharmakoresistenz« (▶ Kasten 15.1).

Kasten 15.1:
Indikationen zu MRT-Untersuchungen bei Erwachsenen mit epileptischen Anfällen

1. fokaler Anfallsursprung in Anfallsbeschreibung oder EEG
2. Beginn einer Epilepsie im Erwachsenenalter
3. Nachweis eines neurologischen Defizites (Asymmetrie) oder eines neuropsychologischen Defizites oder eines enzephalopathischen Verlaufs
4. fortgesetzt Anfälle trotz Behandlung mit einem Medikament der ersten Wahl bzw. Anfallsrezidive nach zunächst erfolgreicher Behandlung
5. Veränderung der habituellen Anfälle

Eine Hypothese zum Anfallsursprung ergibt sich manchmal aus Anfallssemiologie und EEG. Die Lateralisierung oder Regionalisierung einer solchen Hypothese erlaubt es dem MRT-Befunder, einen kleineren Teil des MRT-Hirnvolumens mit hoher Sensitivität zu durchsuchen, und verringert die Gefahr, falsch positive Befunde zu produzieren, wie sie im größeren Gesamtvolumen der MRT-Untersuchung besteht.

Bezüglich der Hypothese zum Anfallsursprung sind folgende semiologische Informationen hilfreich (Urbach 2013). Ein nicht bewusst erlebter fokaler autonomer Anfall (psychomotorisch) kann bei temporo-medialem Anfallsursprung vorkommen, der manchmal mithilfe einer Dystonie der kontralateralen Hand lateralisiert werden kann. Bewusst erlebte fokale klonische Anfälle (mit oder ohne Toddsche Parese) können auf den kontralateralen Gyrus praecentralis verweisen. Fokale tonische Anfälle (versive Anfälle mit oder ohne Fechterstellung) können auf die fronto-mediale supplementär-motorische Region verweisen, die kontralateral zu Version und gestrecktem Arm liegt. Kurze nächtliche, nicht bewusst erlebte fokale hypermotorische Anfälle führen zur Hypothese einer anterior fronto-medialen Anfallsursprungszone. Bewusst erlebte fokale visuelle Anfälle (visuelle Auren) können je nach Komplexität (einfache Phänomene vs. szenische Halluzinationen) aus der okzipito-temporalen Achse stammen. Bewusst erlebte fokale auditorische Anfälle (auditorische Auren) führen zur Inspektion der Heschl'schen Querwindung des Gyrus temporalis superior. Bewusst erlebte fokale vertiginöse Anfälle (vertiginöse Auren) führen zur Hypothese einer insulären oder temporo-parietalen symptomatogenen Zone.

Gelastische Anfälle sind mit Hypothalamus-Hamartomen assoziiert. Die Epilepsia partialis continua kommt typischerweise, aber nicht ausschließlich, bei Rasmussen-Enzephalitis vor.

Es ist gute klinische Praxis, ursprünglich als normal bewertete MRT-Aufnahmen neuerlich zu beurteilen, nachdem der Anfallsursprung mittels hochwertiger Daten, z. B. kombinierten Video-EEG-Untersuchungen lokalisiert wurde.

Re-Inspektion vorhandener MRTs bei neuer lokalisatorischer Hypothese

Auch die Wiederholung einer MRT-Untersuchung kann indiziert sein, um progredientes Tumorwachstum auszuschließen; um die Entstehung einer Hippokampussklerose nach (non-konvulsivem) Status epilepticus oder im Rahmen einer limbischen Enzephalitis zu dokumentieren; um den verschleiernden Einfluss der fortschreitenden Myelinisierung auf die Sichtbarkeit von FCD aufzuheben; um durch die zeitliche Replikation flauer Befunde diagnostische Sicherheit zu gewinnen; um nach fehlender Anfallsfreiheit nach Epilepsiechirurgie die Vollständigkeit der Resektion zu überprüfen und nach einer eventuellen zweiten Läsion zu suchen; und um durch den Einsatz höherer MRT-Feldstärken und erfahrener Befunder sensitiver beim Nachweis von Läsionen zu sein.

Wann wiederholt man eine MRT-Untersuchung?

15.5 Der MRT-Nachweis einer epileptogenen Läsion bei chronischer Epilepsie

3T-MRT sind 1,5T-MRT beim Nachweis epileptogener Läsionen überlegen – eine gesteigerte Ausbeute um ungefähr 5 % epileptogener Läsionen darf erwartet werden, die bei 1,5T nicht nachgewiesen, aber bei 3T identifiziert wurden (Winston et al. 2013).

Die MRT-Charakteristika der häufigen epileptogenen Läsionen (▶ Tab. 15.1) können mithilfe einer standardisierten Reihe von MRT-Sequenzen erfasst werden. Wellmer et al. (2013) identifizierten sechs MRT-Sequenzen (»essential six«), mit deren Hilfe die meisten Pathologien eines epilepsiechirurgisch tätigen Epilepsiezentrums erfasst werden konnten. Axiale und koronare FLAIR (Fluid-attenuation-inversion-recovery) sowie axiales Susceptibility-weighted imaging (SWI) oder axiale T2* werden als Suchtests eingesetzt; axiale und koronare T2 gelten als Bestätigungstest; 3D T1-gewichtete Bilder werden zur visuellen Beurteilung und zur quantifizierenden Bildnachbearbeitung genutzt. Die dabei vorgeschlagene koronare Angulierung im rechten Winkel zur Längsachse des Hippokampus ist unumstritten. Ob axiale Schichten optimalerweise am Unterrand des Corpus callosum – dies entspricht ungefähr der sogenannten Anterior-commissure-posterior-commissure-(ac-pc-)Linie – orientiert werden sollten oder am Hippokampus, hängt auch davon ab, wie man den Frontallappen betrachten möchte. Hinsichtlich der Voxeldimensionen (Schichtdicke,

Auflösung in der Fläche) empfehlen Wellmer et al. Schichtdicken von nicht weniger als 3 mm. Dabei argumentieren sie, dass eine Läsion sicher nachgewiesen werden kann, wenn sie unabhängig von der Raumrichtung mindestens 3 Voxel ausfüllt.

Die Liste häufiger Ätiologien umfasst Hippokampusklerosen, Dysplasien, Tumore, Kavernome und Narben.

Ein standardisiertes Vorgehen bei der visuellen Beurteilung dieser Bilder soll vermeiden, dass Läsionen übersehen oder vergessen werden (Vattipally und Bronen, 2006). In der klinischen Praxis werden die MRT-Bilder nach den häufigen Pathologien durchgemustert und seltene epileptogene Läsionen mit typischem MRT-Aspekt (▶ Tab. 15.2) listenartig abgearbeitet, um sie nicht zu vergessen.

FLAIR-Bilder vereinfachen als Suchtest den Nachweis häufiger Ätiologien.

Auf diese epileptogene Läsionen zugeschnitten, dienen axiale FLAIR-Bilder als Suchtest insbesondere im Frontallappen und koronare FLAIR insbesondere im Temporallappen dazu, FLAIR- bzw. T2-hyperintense Läsionen und Raumforderungen, Zysten und verwaschene Mark-Rindengrenze zu erfassen. Das heißt, dass axiale FLAIR als Suchsequenz für fokale kortikale Dysplasien (und damit verwandte Pathologien wie tuberöse Sklerose und Hemimegalenzephalie), Tumore und Narben genutzt werden. Koronare FLAIR werden außerdem zur Suche nach einer Hippokampussklerose eingesetzt. Diesbezüglich werden bisweilen 3D-FLAIR-Sequenzen wegen ihrer Reformatierbarkeit eingesetzt. Axiale und koronare T2-gewichtete Bilder dienen als Bestätigungstests bei FLAIR-hyperintensen Verdachtsdiagnosen. SWI-Aufnahmen oder T2*-gewichtete Bilder gelten als Suchtest für Blutabbauprodukte und Verkalkungen, z. B. bei Kavernomen (die zur Bestätigung auch auf T1- und T2-gewichteten Bildern visualisiert werden sollten). Der Kontrast zwischen grauer und myelinisierter weißer Substanz in 3D T1-gewichtete Bilder ermöglicht die Diagnose von Gyrierungsauffälligkeiten und Heterotopien grauer Substanz. Sagittale 3D T1-gewichtete Bilder werden in der Mittellinie auf Anlagestörungen hin untersucht (kallosale Hypo- oder Agenesie; Zyste in der hinteren Schädelgrube), die bisweilen von Malformationen kortikaler Entwicklung begleitet sein können; auf sagittalen T1-Bildern werden laterale, oft perisylvische Polymikrogyrien erkannt; in der Mittellinie mit Bezug zum Boden des 3. Ventrikels finden sich selten Hypothalamus-Hamartome; auf axialen T1-Bildern finden sich subependymale Heterotopien. Neben der Bestätigung von FLAIR-Verdachtsdiagnosen erlauben T2-gewichtete Bilder den hellen Liquor in kleinen knöchernen Aussackungen bei (oftmals temporo-anterioren) Meningoenzephalozelen zu erfassen. Axiale T2-gewichtete Bilder im Verlauf werden zum Nachweis eine progredienten Hemiatrophie bei Rasmussen-Enzephalitis gebraucht. Bei hemisphärischen Pathologien (Narben perinataler Territorialinfarkte, Rasmussen-Enzephalitis, Hemimegalenzephalie, Sturge-Weber-Syndrom) wird die kontralaterale vermeintlich gesunde Hemisphäre daraufhin untersucht, dass dort keine offensichtliche, potenziell epileptogene Läsion vorliegt. Kontrastmittelgestützte MRT-Untersuchungen sind in der Routine bei Epilepsiepatienten nicht üblich. In der prächirurgischen Epilepsiediagnostik vervollständigen KM-Untersuchungen die Charakterisierung einiger Läsionen.

KM-gestützte MRT bei chronischer Epilepsie nur selten notwendig.

Tab. 15.1: Häufige Pathologien und ihre MRT-Charakteristika

	Hippokampussklerose (HS)	fokale kortikale Dysplasie (FCD)	niedrig maligner Tumor	Narbe	Kavernom
Auch/Synonyme	Ammonshornsklerose, mesiotemporale Sklerose	unterschiedliche Histologie: FCD Typ 1 + 2a + 2b; FCD Typ 2b ~ transmantle dysplasia oder Taylor type dysplasia	gemischtzellige Tumoren: Gangliogliom (GG), dysembrioplastischer neuroepithelialer Tumor (DNT); gliale Tumoren: niedriggradiges diffuses Astrozytom (Astro)	Ätiologie je nach Vorgeschichte und Verteilung Z. n. SHT: bds. frontotemporal; Z. n. Mediainfarkt: unilateral fronto-parieto-lateral	Synonyme: kavernöses Hämangiom, kavernöse Malformation
MR-Charakteristika	hippokampale FLAIR-/T2-Hyperintensität, hippokampale Atrophie	verwaschene Markrindengrenze, verdickter Kortex FCD Typ 1: mit Atrophie der weißen Substanz; oft MRT-negativ FCD Typ 2A: flächige Auffälligkeit; FCD Typ 2b: transmedulläre, schweifartige Signalauffälligkeit (transmantle sign)	scharf begrenzte, oft kortikal-juxtakortikale Raumforderung (kein Ödem!); GG: typischerweise Zyste mit randständigem Knoten DNT: keilförmig, multizystisch-/nodulär; Astro: umschriebene subkortikal-kortikale Raumforderung	Atrophie, ggf. Defekt mit oder ohne gliale Septen; flächige FLAIR-Hyperintensität	beeren-, bzw. popcornartige Hyperintensität im Kern mit T2-hypointensem Saum
sonstige mögliche Befunde	ausgedehntere Atrophie (temporo-apikal, parahippokampal; ipsilateraler Fornix und Corpus mamillare); Atrophie-Epiphänomene (innere hippokampale Struktur aufgehoben; fehlende Digitationes hippocampi)	verplumpte Gyrierung; FCD Typ 2b: diskrete T1- und MT-Hyperintensität	DNT nicht progredient, kann aber multilobär sein; GG sehr selten progredient; Astro potentiell progredient	Blutabbauprodukte; assoziiert mit HS	oft assoziiert mit venöser Anomalie (developmental venous anomaly), die allleinstehend als Normvariante gilt

Tab. 15.1: Häufige Pathologien und ihre MRT-Charakteristika – Fortsetzung

	Hippokampussklerose (HS)	fokale kortikale Dysplasie (FCD)	niedrig maligner Tumor	Narbe	Kavernom
Suchsequenz	koronare FLAIR	axiale FLAIR bei frontalen FCDs; koronare bei temporo-lateralen FCDs	FLAIR, T2 – um liquorisointense Zysten zu erkennen; koronar, da oft temporal	FLAIR, T2	SWI/T2*
Beachte	ipsilaterale Amygdala und temporaler Pol auffällig; duale Pathologie (HS in Kombination mit einer der anderen Pathologien hier); Bilateralität (visuell bei fehlender Asymmetrie schwer zu erfassen)	multiple FCDs möglich; multiple FCDs Typ 2b verweisen auf tuberöse Sklerose; bei (multi-)lobärer Ausdehnung in lobäre Hemimegalencephalie	GG, DNT oder Astro können verwechselt werden; GG + Astro: KM-Anreicherung im Verlauf zeigt ggf. Malignisierung an	globale Groß- und Kleinhirnatrophie sehr häufig bei Patienten mit chronischer Epilepsie	nominelles jährliches Blutungsrisiko 0,1–0,7 %
abzugrenzende Normvarianten	Zyste der choroidalen Fissur; residuale Zysten der hippocampalen Fissur	Caput medusae einer venösen Anomalie (DVA) führt zu verwaschener Mark-Rinden-grenze	normvariante Zysten	Atrophie	Teleangiektasie
Differentialdiagnosen	HS als Anfallsfolge, z. B. nach Status epilepticus; bei Erkrankungsbeginn im fortgeschrittenen Alter limbische Enzephalitis; bilaterale HS unspezifisch (Asphyxiefolge; Alzheimer Demenz)	FCD 2b vs. niedrig maligne Tumore	nicht-KM-anreichernde kortikal-juxtakortikale, lokale Raumforderung oder Verplumpung (FCD, Tuber; angiozentrisches Gliom); Zyste mit randständigem Knoten mit oder ohne KM-Anreicherung (pilozytisches Astrozytom, pleomorphes Xanthoastrozytom)	bei Dynamik und Hemiatrophie Rasmussen-Enzephalitis erwägen	verkalkte oder eingeblutete Tumore

	MR-Charakteristika	Besonderheit
kleine temporoapikale Meningoenzephalozele(n)	kleine knöcherne Aussackungen mit T2-hyperintensem Liquorsignal und Bezug zum Temporallappengewebe	oft assoziiert mit empty sella; 3D T2 und CISS über den Temporallappen, sowie CT mit Knochenfenster indiziert
Polymikrogyrie	kleine Gyri mit flachen Sulci, oft perisylvisch und deshalb gut auf sagittalen 3D T1 zu sehen	oft bilateral; bei niedriger Bildauflösung Aspekt wie gyrale Verdickung (Pachygyrie)
subependymale Heterotopie	kleine knotige, auf T1 und T2 kortexisointense Auffälligkeit am Rand der Seitenventrikel	oft multipel und bilateral, manchmal als Konglomerate; bei Patienten mit Epilepsie mit ansonsten in der Normalbevölkerung häufigen Zysten in der hinteren Schädelgrube assoziiert
Hypothalamus-Hamartom (Synonym: Hamartom des Tuber cinereum, der zwischen Hypophysenstiel und Corpora mamillaria liegt)	T1-iso- bis hypointense, T2-iso- bis hyperintense, meist kleine, ~1 cm durchmessende Raumforderung mit Bezug zum Boden des 3. Ventrikels (Tuber cinereum)	kann im 3. Ventrikel liegen (sessil) oder in die Fossa interpeduncularis hängen; selten auch einmal riesig (Durchmesser 3–5 cm), aber nie größenprogredient
Rasmussen-Enzephalitis	progrediente Hemiatrophie, gut auf axialen T2 zu erkennen, oftmals mit maximalem Gewebeverlust in den ersten 12 Krankheitsmonaten; wechselnde, dynamische Ödeme im Verlauf (FLAIR)	Atrophie des N. caudatus auf einzeitigen MRTs hilfreich; kann mit mesiotemporaler Sklerose einhergehen

Tab. 15.2: Liste abzuarbeitender seltener Ätiologien mit typischen MRT-Charakteristika

CISS = Constructive Interference Steady State, stark T2-gewichtete Aufnahmen

Beim visuellen MRT-Nachweis und der Befundung der hier diskutierten Auffälligkeiten gelten folgende Grundsätze. Man sieht und findet nur, was man kennt (Training, z. B. mithilfe eines umfangreich bebilderten Lehrbuchs – Urbach 2013; Linn et al. 2011). Eine Läsion gefunden zu haben, bedeutet nicht, die Suche beenden zu können (mehr als eine Läsion – duale Pathologie bzw. Bilateralität). Flaue Läsionen sind nur dann keine Artefakte, wenn sie auf mehr als nur einer Schicht, in mehr als nur einer Orientierung (z. B. axial und koronar) und möglicherweise auch in MRT-Untersuchungen anderer Einrichtungen andernorts zur Darstellung kommen. Falsch positive Befunde bei bemüht hoher Sensitivität sind oft Folge von Artefakten: gekippte Orientierung von MRT-Schichten führt zu artifiziellen Volumenasymmetrien, z. B. der Hippokampi; Bewegungsartefakte und Partialvolumeneffekte verursachen den Eindruck einer verwaschener Mark-Rinden-Grenze; B1-Inhomogenitäten führen insbesondere auf FLAIR-Bildern und bei 3 Tesla zu Signalasymmetrien.

Von den häufigen Pathologien (▸ Tab. 15.1) werden Tumore, Kavernome und Narben auf MRT einfacher erkannt als Hippokampussklerosen und fokale kortikale Dysplasien (Woermann und Vollmar 2009; Woermann und Vezina 2013). Fokale kortikale Dysplasien können schwer zu erkennen sein (Wang et al. 2015). U. a. diese Beobachtung führte in der aktuellen DGN-Leitlinie zur Epilepsie zu folgender Feststellung (Elger et al. 2017): »Bei Diagnosestellung einer Epilepsie soll grundsätzlich eine MRT durchgeführt werden. Ist diese unauffällig, sollte bei fehlender Anfallskontrolle die MRT in einer speziellen Einrichtung mit Expertise wiederholt werden. Aufgrund der sehr speziellen und oft sehr wenig auffallenden Befunde stellt eine MRT bei schwer behandelbaren Epilepsiepatienten besondere Anforderungen an die Durchführung und Befundung.«

15.6 Quantifizierende Bildnachbearbeitung zum Nachweis struktureller Läsionen

Die visuelle Diagnose einer vorhandenen epileptogenen Läsion gelingt nicht immer. Eine hippokampale Volumenasymmetrie von weniger als 30 % entgeht dem ungeübten Auge. Man kann durch manuelle oder automatische hippokampale Volumetrie und T2-Relaxometrie subtile und bilaterale Hippokampussklerosen erfassen (Woermann et al. 1998). Voxelbasierte Morphometrie bei Gruppen von Epilepsiepatienten (Woermann et al. 1999) wurde zur Texturanalyse zum individuellen Nachweis von MR-Charakteristika einer fokalen kortikalen Dysplasie fortentwickelt (Huppertz et al. 2005); dies erhöht die Sensitivität für fokale kortikale Dysplasien (Wang et. 2015). Auch diese Erhöhung der Sensitivität geht mit der Gefahr falsch positiver Befunde einher.

15.7 Zusammenfassung

MRT ist die Bildgebungsmodalität der ersten Wahl zur Untersuchung von Menschen mit Epilepsie. Typische Befunde zeigen die Abbildungen 1–5. Häufige Läsionen sind Hippokampussklerosen und fokale kortikale Dysplasien. Gerade diese Läsionen werden immer wieder aus unterschiedlichen, mehr oder weniger vermeidbaren Gründen (Wahrnehmungsfehler, fehlendes Wissen) übersehen. Um vermeidbare Fehler zu minimieren, empfiehlt sich eine Standardisierung von Technik (mindestens 1,5T, besser 3T MRT), eine Standardisierung der MR-Sequenzen (»essential six« nach Wellmer) und eine standardisierte Befundung (nach Listen häufiger Pathologien und seltener, aber typischer Läsionen). Ein solches Vorgehen soll die Sensitivität des Läsionsnachweises bei Epilepsie erhöhen. Um zu verhindern, dass gleichzeitig mit der gestiegenen Sensitivität die Anzahl falsch positiver Befunde steigt, sollte möglichst Rückbezug genommen werden auf lateralisierende oder lokalisierende klinische Hypothesen (aus Anfallssemiologie, Epilepsiesyndrom und iktualem oder interiktualem EEG).

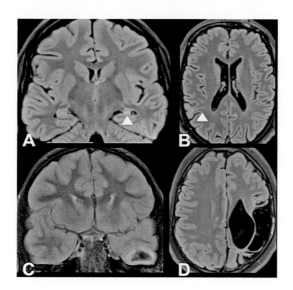

Abb. 15.1:
Auf FLAIR-Aufnahmen ist die graue Substanz relativ heller als die weiße Substanz und der Liquor ist schwarz. Pathologien sind oft hell (hyperintens) – deshalb wird diese Sequenz als Suchtest verwendet. Die häufigen, mit Epilepsie assoziierten Pathologien sind so zu erkennen: Hippokampussklerose links (A), fokale kortikale Dysplasie rechts parietal (B; mit transmantle sign), Tumor mit Zyste links temporo-basal (C) und Narbe links frontoparietal (D; hier Enzephalomalazie im Versorgungsgebiet der A. cerebri media links).

Abb. 15.2:
Auf T2-gewichteten Bildern ist die graue Substanz relativ heller als die weiße Substanz und der Liquor ist im Unterschied zur FLAIR hell. Hyperintense Parenchympathologien werden ggf. vom Liquorsignal überstrahlt – deshalb dient die T2 nach der FLAIR als Bestätigungstest. Unabhängig davon ist die hyperintense Liquordarstellung hilfreich. In einem Fall mit Rasmussen-Enzephalitis links (A) zeigt sie die progrediente Hemiatrophie links auf axialen T2-Aufnahmen, die im Abstand von 6 Monaten an der Zunahme der Weite der liquorgefüllten Sulci zu erkennen ist. Eine kleine temporo-apikale Meningoenzephalozele (B) zeigt die mit Liquor und Gewebesepten gefüllte knöcherne Aussackung.

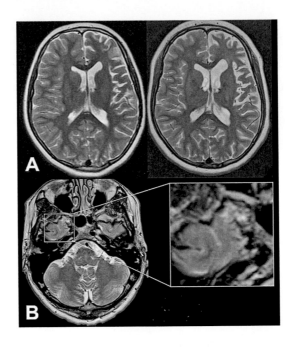

Abb. 15.3:
Die T2*-gewichtete SWI-Aufnahme zeigt Verkalkungen oder Blutabbauprodukte dunkel (hypointens) an. Rechts okzipitale girlandenförmige Verkalkung in einem Fall mit Sturge-Weber-Syndrom (A; SWI links) in Assoziation mit pialem Angiom, das KM anreichert (A; T1 nach KM rechts). Kavernome erscheinen auf SWI ebenfall auffällig dunkel (B; links) und stellen sich z. B. auf T2 typisch inhomogen dar (B; rechts: heller Kern mit dunklem Rand).

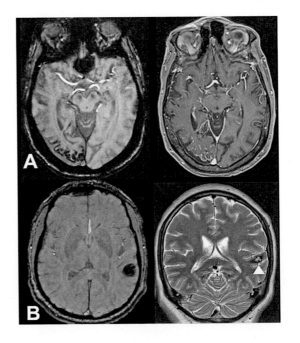

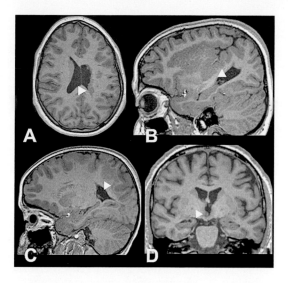

Abb. 15.4:
Auf den T1-gewichteten Bildern ist die graue Substanz dunkler als das Marklager; der Liquor ist schwarz. Kortex-isointense Pathologien werden aufgrund ihrer ungewöhnlichen Lage auffällig: subependymale Heterotopien (A), Bandheterotopie (C; Synonym double cortex), Hypothalamus-Hamartom (D). Die häufigste Gyrierungsstörung bei Patienten mit Epilepsie ist die Polymikrogyrie (B), die oftmals um die Sylvische Fissur herum liegt.

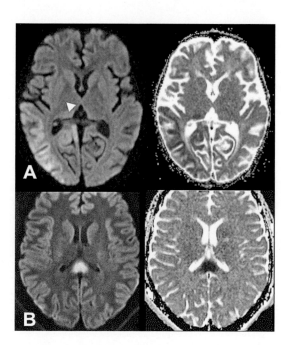

Abb. 15.5:
Diffusionsgewichtete Aufnahmen werden in der allgemeinen Neurologie meist zum Nachweis eines ischämiebedingten zytotoxischen Ödems eingesetzt. Bei Patienten mit chronischer Epilepsie kommt es selten infolge von Status epilepticus oder Serien von Anfällen zu oft transienten kortikalen und thalamischen DWI-Hyper- und ADC-Hypointensitäten (A; DWI links, ADC rechts). Runde Signalauffälligkeiten im Splenium sind ebenfalls transient und können die Folge prolongierten Medikamentenentzugs sein (etwa im Rahmen des Video-EEG-Monitorings).

Literatur

Bernasconi A, Cendes F, Theodore WH, Gill RS, Koepp MJ, Hogan RE, Jackson GD, Federico P, Labate A, Vaudano AE, Blümcke I, Ryvlin P, Bernasconi N (2019) Recommendations for the use of structural MRI in the care of patients with epilepsy: A consensus report from the International League Against Epilepsy Neuroimaging Task Force. Epilepsia 60:1054-1068.

Cross JH, Jayakar P, Nordli D, Delalande O, Duchowny M, Wieser HG, Guerrini R, Mathern GW; International League against Epilepsy, Subcommission for Paediatric Epilepsy Surgery; Commissions of Neurosurgery and Paediatrics (2006) Proposed criteria for referral and evaluation of children for epilepsy surgery: recommendations of the Subcommission for Pediatric Epilepsy Surgery. Epilepsia 47:952-9.

Deblaere K, Achten E (2008) Structural magnetic resonance imaging in epilepsy. Eur Radiol 18:119-29.

Elger CE, Berkenfeld R (geteilte Erstautorenschaft) et al (2017) S1-Leitlinie Erster epileptischer Anfall und Epilepsien im Erwachsenenalter. 2017. In: Deutsche Gesellschaft für Neurologie, Hrsg. Leitlinien für Diagnostik und Therapie in der Neurologie. (www.dgn.org/leitlinien, Zugriff am 11.11.2018).

Gaillard WD, Chiron C, Cross JH, Harvey AS, Kuzniecky R, Hertz-Pannier L, Vezina LG; ILAE, Committee for Neuroimaging, Subcommittee for Pediatric (2009) Guidelines for imaging infants and children with recent-onset epilepsy. Epilepsia 50:2147-53.

Huppertz HJ, Grimm C, Fauser S, Kassubek J, Mader I, Hochmuth A, Spreer J, Schulze-Bonhage A (2005) Enhanced visualization of blurred gray-white matter junctions in focal cortical dysplasia by voxel-based 3D MRI analysis. Epilepsy Res 67:35-50.

Hakami T, McIntosh A, Todaro M, Lui E, Yerra R, Tan KM, French C, Li S, Desmond P, Matkovic Z, O'Brien TJ (2013) MRI-identified pathology in adults with new-onset seizures. Neurology 81:920-7.

Jackson GD, Badawy RA (2011) Selecting patients for epilepsy surgery: identifying a structural lesion. Epilepsy Behav 20:182-9.

Jayakar P, Gaillard WD, Tripathi M, Libenson MH, Mathern GW, Cross JH; Task Force for Paediatric Epilepsy Surgery, Commission for Paediatrics, and the Diagnostic Commission of the International League Against Epilepsy (2014) Diagnostic test utilization in evaluation for resective epilepsy surgery in children. Epilepsia 55:507-18.

King MA, Newton MR, Jackson GD, Fitt GJ, Mitchell LA, Silvapulle MJ, Berkovic SF (1998) Epileptology of the first-seizure presentation: a clinical, electroencephalographic, and magnetic resonance imaging study of 300 consecutive patients. Lancet 352:1007-11.

Krumholz A, Wiebe S, Gronseth GS, Gloss DS, Sanchez AM, Kabir AA, Liferidge AT, Martello JP, Kanner AM, Shinnar S, Hopp JL, French JA (2015) Evidence-based guideline: Management of an unprovoked first seizure in adults: Report of the Guideline Development Subcommittee of the American Academy of Neurology and the American Epilepsy Society. Neurology 84:1705-13.

Linn J, Wiesmann M, Brückmann H (2011) Atlas - Klinische Neuroradiologie des Gehirns. 1. Aufl. Berlin, Heidelberg: Springer.

Semah F, Picot MC, Adam C, Broglin D, Arzimanoglou A, Bazin B, Cavalcanti D, Baulac M (1998) Is the underlying cause of epilepsy a major prognostic factor for recurrence? Neurology 51:1256-62.

Urbach H (ed.) (2013) MRI in Epilepsy. 1. Aufl. Berlin Heidelberg: Springer.

Vattipally VR, Bronen RA (2006) MR imaging of epilepsy: strategies for successful interpretation. Magn Reson Imaging Clin N Am 14:225-47.

Wang ZI, Jones SE, Jaisani Z, Najm IM et al (2015) Voxel-based morphometric magnetic resonance imaging (MRI) postprocessing in MRI-negative epilepsies. Ann Neurol 77:1060-75.

Wellmer J, Quesada CM, Rothe L, Elger CE, Bien CG, Urbach H (2013) Proposal for a magnetic resonance imaging protocol for the detection of epileptogenic lesions at early outpatient stages. Epilepsia 54:1977-87.

West S, Nolan SJ, Cotton J, Gandhi S, Weston J, Sudan A, Ramirez R, Newton R (2015). Surgery for epilepsy. Cochrane Database of Systematic Reviews, Issue 7. Art. No.: CD010541. DOI: 10.1002/14651858.CD010541.pub2.

Winston GP, Micallef C, Kendell BE, Bartlett PA, Williams EJ, Burdett JL, Duncan JS (2013) The value of repeat neuroimaging for epilepsy at a tertiary referral centre: 16 years of experience. Epilepsy Res 105:349-55.

Woermann FG, Barker GJ, Birnie KD, Meencke HJ, Duncan JS (1998) Regional changes in hippocampal T2 relaxation and volume: a quantitative magnetic resonance imaging study of hippocampal sclerosis. J Neurol Neurosurg Psychiatry 65:656-64.

Woermann FG, Free SL, Koepp MJ, Ashburner J, Duncan JS (1999) Voxel-by-voxel comparison of automatically segmented cerebral gray matter–A rater-independent comparison of structural MRI in patients with epilepsy. Neuroimage 10:373-84.

Woermann FG, Vollmar C (2009) Clinical MRI in children and adults with focal epilepsy: a critical review. Epilepsy Behav 15:40-9.

Woermann FG, Vézina G (2013) Structural imaging in children with chronic focal epilepsy: diagnostic algorithms and exploration strategies. Handb Clin Neurol 111:747-57.

Stichwortregister

A

B